Crashkurs MedAT
Chemie

Anton Huber
Denise Schaffer

Mit 98 farbigen Abbildungen und 26 Tabellen

1. überarbeitete Auflage

tokastudent

Zuschriften und Kritik bitte an:
Tokastudent, Datfar Karal GesbR, Laurinweg 1, 6911 Lochau,
Email: info@tokastudent.at

1. Auflage 2014

Programmleitung: Toofan Datfar, Aaron Karal
Planung: Toofan Datfar, Aaron Karal
Lektorat: Philipp Laßnig
Layout: Andrea Jäger
Bilder und Grafiken: Andrea Jäger
Herausgeber: Tokastudent

Vorwort

Um in Österreich an einer öffentlichen Universität Medizin studieren zu können, muss man unter anderem einen Wissenstest, der auch unter dem Namen „Basiskenntnistest für medizinische Studiengänge" (BMS) bekannt ist, absolvieren. Dieser ist ein Teil des Aufnahmeverfahrens MedAT.

Konzipiert aus den Fächern Biologie, Chemie, Physik und Mathematik testet der BMS auf das Wissensniveau der BewerberInnen. Nach mehrjähriger Erfahrung in diesem Bereich wurden wir als Lerninstitut oft mit der Frage konfrontiert wie tief der Stoff beim BMS gelernt werden sollte. Dieses Buch soll die Antwort auf diese Frage endgültig beantworten und den Leitfaden beim Lernen durch die offizielle Stichwortliste darstellen.

In diesem Buch wird der Stoff so angenehm wie möglich beigebracht. Dazu haben wir Gebrauch von vielen farblichen Abbildungen und Tabellen gemacht. Der Text ist einfach gehalten, damit die Konzentration beim Verständnis erhalten bleibt. Weiterhin wird nach jedem Kapitel der gesamte Stoff als Zusammenfassung wiederholt. Zudem tauchen regelmäßig Tipps und Tricks auf, die das Lernen lustiger und effektiver gestalten! Das ist besonders bei der Chemie wichtig, da sie quantitativ nach der Biologie das wichtigste Fach beim BMS-Teil des MedAT darstellt.

Jetzt wünschen wir nur noch viel Spaß und Erfolg beim Lernen!

Lochau, Oktober 2014
Tokastudent

Autoren

Denise Schaffer

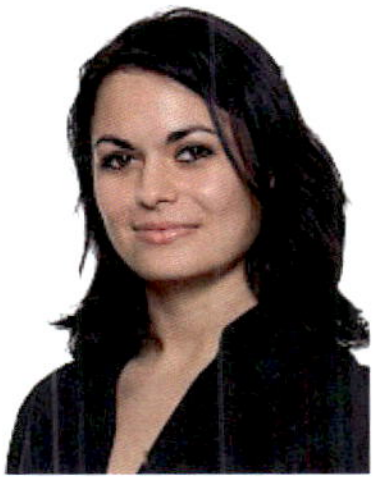

Frau Schaffer, geboren 1991 in Wien, erreichte mit 17 Jahren die Hochschulreife und studiert derzeit Technische Chemie an der Technischen Universität Wien. Sie wurde für die Amtsperiode 2013-2015 als Studienrichtungsvertreterin gewählt und lehrt seit Herbst 2013 an der Austrian International Schools Vienna das Fach Chemie. In ihrer Freizeit geht sie ihrem Hobby, dem Tanzsport, nach. Neben Chemie und dem Tanzen interessiert sie sich außerdem für NLP und Psychologie. Frau Schaffer ist die Autorin dieses Buches.

Ao.Univ.-Prof. Dr.phil. Anton Huber

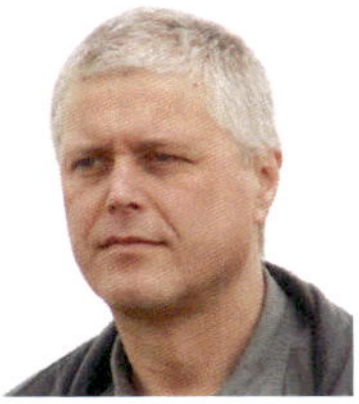

Prof. Huber, geboren 1958, habilitierte 1999 für physikalische Chemie an der Karl-Franzens-Universität in Graz. Er ist regelmäßig in Forschungsarbeiten im Bereich makromolekularer Chemie, Polymer- und Kolloidchemie tätig. Er lehrt über seine Forschungsarbeiten, die Grundlagen der Chemie und Biochemie jeweils an der Universität Graz und der FH Joanneum Graz. Neben den Forschungs- und Lehrtätigkeiten ist Prof. Huber als Vorsitzender der Curricula-Kommission für Umweltsystemwissenschaften an der Gestaltung der Studienpläne der Universität Graz beteiligt. Die vorliegende Auflage wurde von Prof. Huber kritisch durchleuchtet.

Inhaltsverzeichnis

SYMBOLERKLÄRUNG

Tipps: Vereinfacht das Lernen mithilfe von Merksprüchen und kurzen Zusammenfassungen.

Übungen: Erleichtert das Verständnis durch Rechenbeispiele. Auflösungen sind ab **Seite 185** zu finden.

Versuche: Um tiefer in die Materie einzutauchen, können einfache Versuche durchgeführt werden.

Exkurse: Die grün markierten Abschnitte werden beim BMS nicht abgefragt, sind jedoch für ein Grundverständnis der Chemie essentiell.

Einleitung

1 Kapitel

Chemie ist die **Lehre der Stoffe und ihrer Zusammensetzung, Charakterisierung und Umwandlung bzw. Veränderung.** Sie ist eine Naturwissenschaft, die sich über Jahrhunderte zu dem entwickelte was sie heute ist. Die Chemie beschäftigt sich mit der strukturellen Zusammensetzung von Substanzen sowie den Kräften, die sie zusammenhalten. Dabei sind die Untersuchungen der physikalischen Eigenschaften ein wichtiger Gegenstand dieser Naturwissenschaft, da sie essenzielle Auskünfte über die Struktur liefern. Allerdings liefern sie ebenso einen wichtigen Beitrag zur Identifizierung und Klassifizierung sowie Möglichkeiten zur Anwendung.

Das Hauptanliegen der Chemie sind jedoch die chemischen Reaktionen, also Umwandlungen von zwei oder mehreren Stoffen ineinander. Hierbei werden vor allem die Bedingungen für diese Stoffumwandlungen untersucht. Aber auch wie schnell eine Reaktion ablaufen kann, wie man sie fördern und unerwünschte unterdrücken kann, wie viel Energie umgesetzt wird und wie man in der Natur vorkommende, als auch nicht vorkommende Stoffe künstlich herstellen kann.

1.1 Die Geschichte der Chemie

Die Geschichte der Chemie beginnt bereits 1000 v.Chr. in den Gebieten Vorderasiens, Ägyptens und Griechenlands, in denen die **Handwerkskunst** ein wichtiger Bestandteil des Alltags war. Man konnte bereits Metalle und Legierungen (Bronze aus Kupfer und Zinn, Messing aus Kupfer und Zink) aus Erzen herstellen. Ton, Steingut, Glas und Porzellan waren ebenso bekannt wie Kosmetikartikel wie Seifen, Salben, ätherische Öle oder Lebensmittel wie Milch und Milchprodukte, Essig und Öle. Auch die Wein- und Bierherstellung, die Lederherstellung und das Färben von Stoffen mit Indigo, Krapprot, Safran, Henna oder Pigmenten, als auch einige Arzneimittel, wie Kupfervitriol (heute Kupfersulfat genannt) als Brechmittel, Alaun (Kaliumaluminiumsulfat) zum Gurgeln, Mohnextrakt als Schlafmittel und Skopolamin zur Betäubung kannte man bereits. So sind die Metallherstellung, Töpferei, Brauerei, Backkunst, die Farbstoffherstellung und Heilmittelherstellung alte Handwerkskünste. Diese Prozesse

beruhen auf chemischen Reaktionen, die jedoch rein empirisch, also allein durch praktische Erfahrung und ohne theoretischem Konzept weiterentwickelt wurden. Erst ab 600 v.Chr. suchten griechische Philosophen erstmals nach Prinzipien, die die Natur verständlich machen sollten (**Naturphilosophie**). Dabei kristallisierten sich vor allem zwei Theorien heraus, die in den folgenden Jahrhunderten einen wesentlichen Einfluss hatten. Zum einen stand der griechische Philosoph **Empedokles von Agrigent**, der, wie auch später Aristoteles, überzeugt war, dass alle irdischen Stoffe aus den vier Elementen Feuer, Wasser, Luft und Erde zusammengesetzt seien und aus einem Urstoff bestünden. Nach diesem Konzept könnten die vier Elemente ineinander umgewandelt werden. Die daraus gebildeten Stoffe bestünden wiederum alle aus derselben Ursubstanz, die es zu finden galt. Aus dieser Lehre entwickelte sich in weiterer Folge die Alchemie.
Zum anderen stand der Schüler des Parmenides, **Leukipp** mit seinem Schüler **Demokrit**. Sie beide waren überzeugt, dass alle Stoffe aus definierten kleinsten Teilchen, den **Atomen**, bestünden. Sie gründeten somit den **Atomismus**, dem auch Platon zugehörig war.

Ab 300 v.Chr. bis etwa 1650 n.Chr. entwickelte sich in Alexandria aus den Lehren des Empedokles und den Handwerkskünsten die **Alchemie**. Der Atomismus wurde indes verdrängt. Die Alchemisten versuchten mithilfe der Handwerkskünste ihre Theorien zu untersuchen und nannten anstelle der vier Elemente zwei Grundstoffe der Materie: Schwefel und Quecksilber. Ein dominierendes Ziel der Alchemisten war jedoch das Finden eines Agens, welches Grundstoffe wie Blei oder Eisen in Gold verwandeln könne. Als die Araber im 7. Jahrhundert n.Chr. die hellenistische Kultur eroberte, übernahmen sie die Künste der Alchemie und übersetzten die Lehren ins Arabische. Sie nannten das zu suchende Agens **El-Iksir** (Elixier) und glaubten, dass man damit nicht nur Metalle veredeln, sondern auch Krankheiten heilen könne. Dieses Elixier, später der **Stein der Weisen** genannt, zu finden, blieb lange Zeit ein Hauptziel der Alchemisten.

Mit der Zeit entwickelten sich aus der Alchemie einige Hauptzweige, wie beispielsweise die **Iatrochemie**. Dieser medizinisch/orientierte Zweig wurde im 16.Jahrhundert von **Paracelsus** begründet. Er versuchte einen Zusammenhang zwischen einem Medikament und einer Krankheit herzustellen und formulierte seine Lehre vom Mikrokosmos, dem Mensch, und dem Makrokosmos, der Umwelt. Nach seiner Theorie würde ein Mensch krank werden, wenn ein Mineral aus der Umwelt seinen Zwilling im Menschen entzünde. Wenn dies

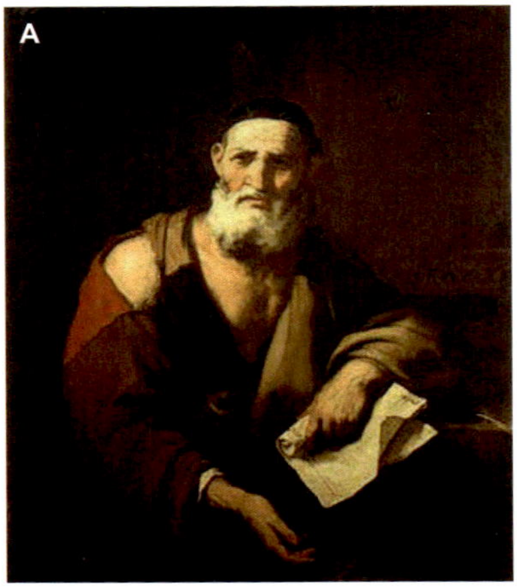

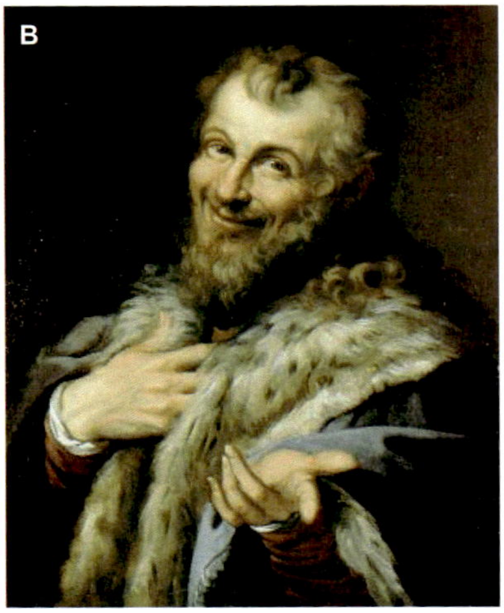

Abbildung 1
Gründer des Atomismus **A** Leukipp und **B** Demokrit

passierte, müsse man dem kranken Menschen ein Heilmittel aus dem verursachenden Mineral verabreichen. Die Theorie setzte sich nicht durch, da nicht klar wurde, wie eine Krankheit einer mineralischen Ursache zuzuordnen sei. Jedoch wirkten viele seiner Rezepturen und das toxikologische Zitat „Die Dosis macht das Gift" ist bis heute berühmt. Da Paracelsus jedoch auch giftige Stoffe zur Bekämpfung von Krankheiten einsetzte, weil er meinte, dass die richtige Dosis für die Gesundung ausschlaggebend sei, wurde seine Heilkunde von vielen Kritikern bekämpft.

1667 wurden die mineralischen Stoffe und Erden im Werk „Physica Subterranea" vom Chemiker **Johann Joachim Becher** eingeteilt. Er nannte die **terra fluida**, flüssige Erde, welche den Stoffen Flüssigkeit, Feinheit, Flüchtigkeit und metallische Eigenschaften verleihe und für Quecksilber stand. Des Weiteren wurde die **terra pinguis**, die fettige Erde, welche den Stoffen ölige, schwefelige und brennbare Eigenschaften verleihe, und dem Schwefel zugeteilt wurde. Die **terra lapidea**, oder auch glasige Erde, steht für Salz und das Prinzip der Schmelzbarkeit. Im späten 17. Jahrhundert ersetzte **Georg Ernst Stahl** das Schwefelprinzip terra pinguis mit dem **Phlogiston, dem Feuerprinzip**. Nach Stahl enthalte jede Art von brennbarem Körper Phlogiston und würde sich bei der Verbrennung in flüchtiges Phlogiston zerlegen. Demnach würde Holz aus Asche und Phlogiston und nach Verbrennung nur noch aus Asche bestehen. Das würde einen Gewichtsverlust bedeuten, der auch eintritt. Die Kalzinierung (trockenes Erhitzen) eines Metalls hingegen ist mit einem Gewichtszuwachs verbunden.

Als Anfangspunkt der **modernen Chemie** stehen die Arbeiten von **Antoine Laurent de Lavoisier** Ende des 18. Jahrhunderts, der zusammen mit seiner Frau Marie mithilfe von genauen Wägungen von Verbrennungsprozessen die Phlogistontheorie ein für alle Mal verwarf. Er ersetzte sie durch die **Oxidationstheorie**, nach welcher Verbrennungsprozesse durch Aufnahme eines Gases aus der Luft, dem **Sauerstoff** (Oxygène), stattfinden würden. Er entdeckte u.a. die reinen Elemente Sauerstoff, Kohlenstoff, Wasserstoff, Schwefel und Phosphor und einige Metalle, entwickelte das **Gesetz von der Erhaltung der Masse** (Bei stofflichen Umsetzungen wird weder Masse erzeugt noch vernichtet) und eine neue Nomenklatur zur Bezeichnung von chemischen Stoffen.

Die seit Lavoisier gesammelten Erkenntnisse sind Gegenstand dieses Buchs und werden daher hier nicht weiter erörtert.

1.2 Begriffsdefinition

Der Ursprung des Begriffs „Chemie“ ist umstritten. Womöglich ist es eine Abkürzung von Alchemie. Im Griechischen existiert das Wort χυμεία (Chymeia), welches “Saft” oder “Feuchtigkeit”, aber auch “Schmelzen” oder „Gießen“ bedeutet. Nach den Griechen bedeutet Alchemie die “Lehre des Schmelzens”. Im Arabischen ist das Wort Al nichts anderes als ein bestimmter Artikel. Keme oder chemi ist altsemitisch bzw. ägyptisch und bedeutet “das Schwarze”, “schwarze Kunst” oder auch “schwarze Nilerde”. Somit bedeutete Alchemie im Nahen Osten also “Die schwarze Kunst”.

1.3 Chemie im Alltag

Man erkennt anhand der Namensgebung, dass die Chemie schon früh als verwerflich angesehen wurde – ungerechtfertigter Weise! Denn die Chemie bestimmt, wie man heute weiß, unser gesamtes Leben. Wenn wir in der Früh aufstehen und die Zähne putzen, verwenden wir Zahnpasta mit Fluoriden um Karies vorzubeugen. Beim Frühstück machen wir uns Tee oder Kaffee und extrahieren dabei die Inhaltsstoffe der Gewürzmischung im Teebeutel bzw. die der Kaffeebohne. Dabei verwenden wir Tassen aus Keramik, die durch Sinterung hergestellt wurden und Maschinen, die Strom, in dem Elektronen vorhanden sind, gebrauchen. Chemie umgibt uns, wenn wir die Milch öffnen und die Nase rümpfen, weil die Milch aufgrund von chemischen Reaktionen sauer geworden ist oder wenn wir uns abends ein Bier gönnen, welches durch Gärung von Hefe hergestellt wurde.

Auch die Herstellung von Metallen, Kunststoffen und Medikamenten sind Teilbereiche der Chemie. Heilpflanzen wurden bereits in der Antike verwendet um Symptome von Krankheiten zu lindern, deren Inhaltsstoffe chemische Prozesse im Körper auslösen. Diese Wirkungen im Körper werden heutzutage vor allem in der Biotechnologie erforscht und genutzt, um die körperliche Gesundheit zu wahren.

Chemiker sind heutzutage dank der enormen Entwicklung in den letzten Jahrhunderten dazu in der Lage, chemische Vorgänge zu verstehen, zu analysieren und zu beeinflussen.

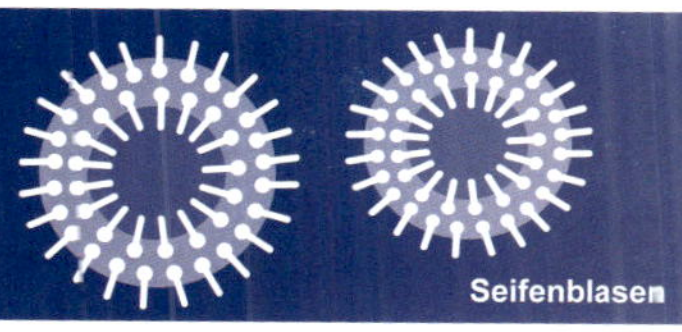

Reinstoffe & Gemische

2 Kapitel

2.1 Phasen

Die Aggregatzustände bezeichnen jene Zustandstypen eines Stoffs, die sich durch Änderung der Temperatur oder des Drucks ineinander umwandeln können.

Es existieren drei Aggregatzustände: Fest, Flüssig, Gasförmig. Die Bezeichnungen der Umwandlungen, den sogenannten Phasenübergängen, werden in Abb. 2 dargestellt.

In **festen Stoffen** (s = solid) besitzt die Materie den höchsten Ordnungszustand. Feststoffe, die auch als feste Phasen bezeichnet werden, zeichnen sich durch eine stabile Außenform sowie ein definiertes Volumen aus. Aufgrund ihrer starken Anziehung besteht nur ein sehr geringer Abstand zwischen den regelmäßig geordneten Teilchen (Hohe Packungsdichte). Aufgrund der regelmäßigen Anordnung, aber auch der schwachen Bewegung der Teilchen, besitzen die meisten festen Reinstoffe eine regelmäßige, **kristalline Struktur**, wie beispielsweise Eis oder Kochsalz. Nur einige wenige besitzen eine **amorphe Struktur**, welche sich vor allem durch ungeordnete Strukturen auszeichnen. Ein typisches Beispiel für amorphe Feststoffe ist Glas.

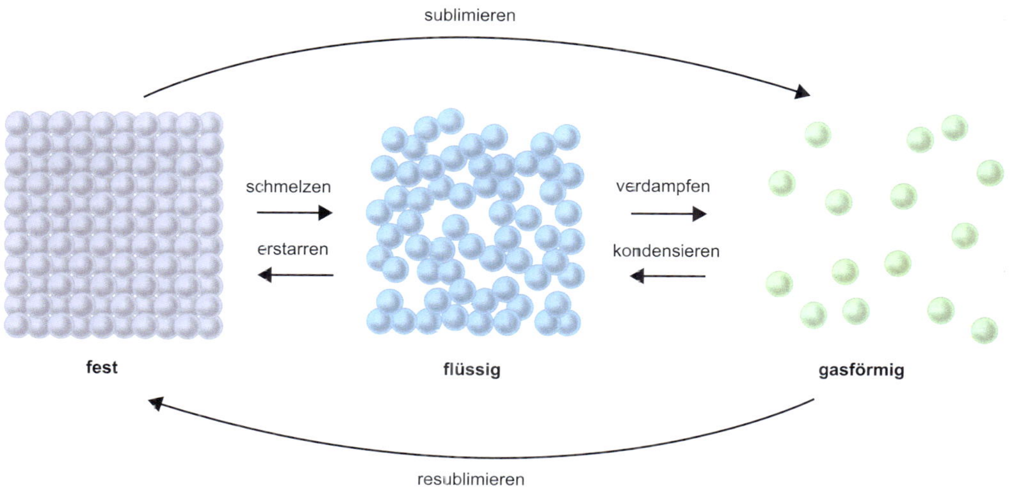

Abbildung 2
Die drei Zustände (fest, flüssig, gasförmig) und ihre Phasenübergänge

Flüssigkeiten (l = liquid) besitzen im Gegensatz zu Feststoffen keine stabile Form, jedoch ein definiertes Volumen. Die Teilchen sind nicht wie bei der festen Phase ortsfest, sondern können sich gegeneinander verschieben. Trotz dieser ständigen Neuanordnung der Teilchen kann jedoch eine gewisse Ordnung festgestellt werden. Im Gegensatz zu Feststoffen ist der Abstand zwischen den Teilchen in Flüssigkeiten etwas größer, jedoch so klein, dass sie immer noch aneinander hängen. Solche Stoffe werden als flüssige Phase bezeichnet. Wasser ist ein typisches Beispiel für eine Flüssigkeit.

Gase (g = gas) besitzen weder eine stabile Form noch ein stabiles Volumen und werden auch als gasförmige Phase beschrieben. Sie breiten sich aufgrund der schnellen, ungeordneten Bewegung der Teilchen rasch aus und füllen den zur Verfügung stehenden Raum immer vollständig aus. Aufgrund der hohen Bewegungsenergie sind die Teilchen in einem Gas relativ weit voneinander entfernt. Obwohl es hier und da zu Zusammenstößen kommt, bleiben sie im Vergleich zu den Teilchen in Flüssigkeiten auf großer Distanz. Die Luft besteht aus einer Mischung mehrere Gase, aber auch der Dampf von siedendem Wassers wird als Gasphase bezeichnet.

Wichtige Charakteristika für den Aggregatzustand sind die **Schmelz**- und **Siedepunkte**. Der Schmelzpunkt (Abk. Smp) beschreibt jene Temperatur, bei der ein Feststoff schmilzt. Der Siedepunkt (Abk. Sdp) beschreibt analog jene Temperatur, bei der eine Flüssigkeit anfängt zu verdampfen.

Eine **Phase** ist ein räumlicher Bereich, in dem physikalische Parameter und chemische Zusammensetzung homogen [*Homo* … griech. *gleich*, *gen…beschaffen*], also gleichartig sind. In einem Zweiphasensystem sind die physikalischen Parameter und chemische Zusammensetzung heterogen [*hetero*… griech. *unterschiedlich*, *gen…beschaffen*] (Tab.1).

Tabelle 1 Übersicht über die Phasenbezeichnungen für die drei Aggregatzustände

	Flüssig	Gas	Fest
Flüssig	flüssig in flüssig **Emulsion**	gasförmig in flüssig **Schaum**	fest in füssig **Suspension**
Gas	flüssig in gasförmig **Nebel (Aerosol)**	gasförmig in gasförmig **Gasmischung**	fest in gasförmig **Rauch (Aerosol)**
Fest	Flüssig in fest **Fester Schaum**	gasförmig in fest **Fester Schaum**	fest in fest **Festes Gemisch**

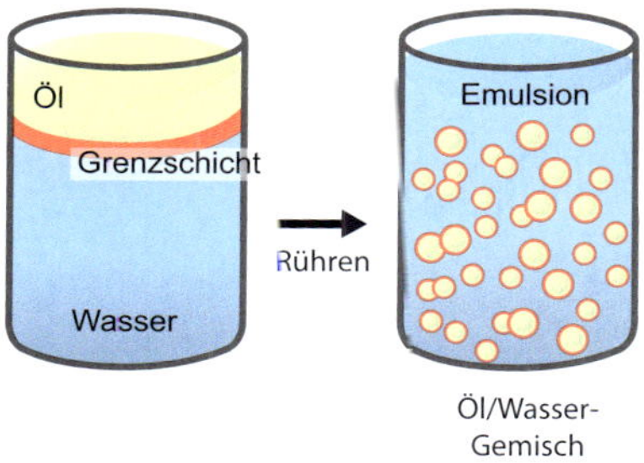

Abbildung 3
Emulsion - Ein Gemsich aus zwei Stoffen mit unterschiedlicher Polarität

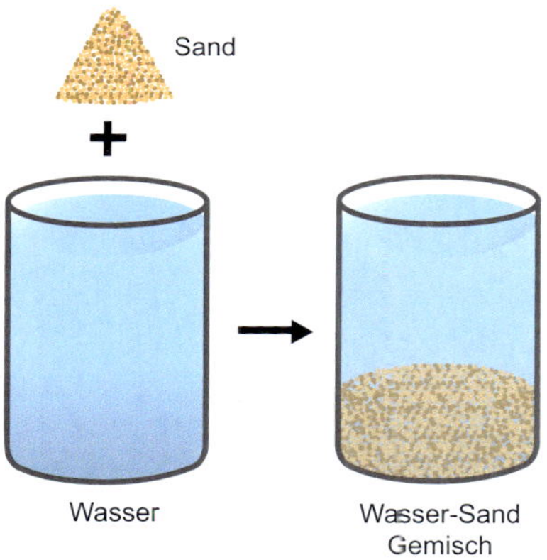

Abbildung 4
Suspension - Ein Zwei-Phasen-Gemisch aus einem Feststoff in einer Flüssigkeit

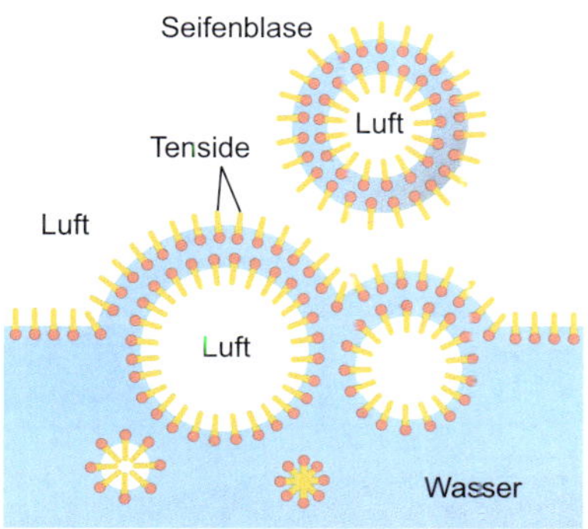

Abbildung 5
Schaum - Ein Gemisch aus Gasblasen innerhalb einer Flüssigkeit, zusammengehalten aufgrund von Tensiden

Um diese Begriffe verständlicher zu machen, nehme man zur Veranschaulichung einige Zwei- oder Mehrphasensysteme.

- ***Emulsion (Öl/Wasser Gemisch)***
  In Abb.3 beschreibt das Wasser eine und das Öl die zweite Phase. Es handelt sich dabei um zwei Flüssigkeiten, die sich aufgrund ihrer Polarität nicht mischen lassen und daher zwei Phasen bilden (Zweiphasensystem). Wenn man das Gefäß schüttelt, entsteht ein Öl/Wasser-Gemisch (Emulsion).

- ***Suspension (Wasser/Sand-Gemisch)***
  In Abb.4 sieht man wieder ein Zweiphasensystem. Die erste Phase besteht aus einer Flüssigkeit, Wasser, die zweite aus einem Feststoff, dem Sand. Ein solches Gemisch wird auch Suspension genannt. Bei Gemischen mit zwei unterschiedlichen Aggregatzuständen erhält man immer mindestens zwei Phasen.

- ***Schaum und Festschaum***
  Schaum besteht aus gasförmigen Bläschen, die in der Flüssigkeit voneinander getrennt sind (Abb.5). Sie entstehen zumeist durch Tenside, wie zum Beispiel Seife. Mit **festem Schaum** sind hingegen poröse Festkörper gemeint, in welchen entweder gasförmige Bläschen in einem Feststoff eingeschlossen werden, oder Feststoffe durchfeuchtet sind. Als Beispiel dafür können Schaumstoffe genannt werden. In beiden Fällen handelt es sich um Zweiphasensysteme.

- ***Aerosole (Rauch und Nebel)***
  Rauch entsteht durch Verbrennungsprozesse (Bsp. Zigarettenrauch) und besteht aus einem Gas, in dem feste Staubpartikel wie Ruß oder Flugasche enthalten sind. Damit handelt es sich um ein Zweiphasensystem. Im Nebel, auch ein Zweiphasensystem, sind flüssige Tropfen in einem Gas enthalten, wobei die flüssige Phase aus Wasserdampf, Öldampf oder Säuredampf bestehen kann. Solche Systeme, in denen feste Partikelstoffe oder flüssige Tröpfchen in einem Gas enthalten sind, werden auch Aerosole genannt.

- ***Festes Gemisch***
  Lockergestein besteht aus nicht verfestigten Haufwerk: Seine Gemengeteile besitzen keinen festen Zusammenhalt. Ein festes Gemisch kann z.B. aus mehreren Arten von Lockergestein: Sand, Kies, Schotter und Geröll bestehen. Somit ist dieses Gemenge ein Mehrphasensystem. Auch Müsli ist so ein festes Gemisch; Man erkennt sofort, dass es aus verschiedenen Feststoffen besteht: Haferflocken, Trockenobst, Nüssen, Getreide sind darin enthalten.

2.2 Stoffbegriff

Man unterscheidet zwischen Reinstoffen und Gemischen. **Reinstoffe** sind Stoffe, welche einheitlich aus nur einem Element oder einer Verbindung bestehen. Beispiele für Elemente sind Sauerstoff (O), Helium (He), Wasserstoff (H), Natrium (Na), usw. Alle **Elemente** sind im Periodensystem der Elemente gelistet. **Verbindungen** bestehen aus mindestens zwei Elementen, wie beispielsweise deionisiertes Wasser (H_2O), welches aus 2 Wasserstoffatomen und einem Sauerstoffatom besteht, oder Kochsalz (NaCl), das aus einem Natriumion und einem Chloridion besteht. Andere Verbindungen sind beispielsweise Kalk ($CaCO_3$), welches aus den 3 Elementen Calcium, Kohlenstoff und Sauerstoff besteht, und Traubenzucker (Glucose $C_6H_{12}O_6$), welches aus den Elementen Kohlenstoff, Wasserstoff und Sauerstoff besteht.

Gemische bestehen aus mindestens zwei Reinstoffen. Hier unterscheidet man zwischen homogenen und heterogenen Gemischen.

Homogene Gemische sind vollständig gemischt und besitzen daher nur eine Phase. Beispiele dafür sind Meerwasser, in dem Kochsalz (NaCl) im Wasser gelöst ist, und Luft, welches ein Gemisch aus Stickstoff, Sauerstoff, Kohlendioxid und Edelgase ist. Auch Legierungen wie Edelstahl, welches aus Eisen und Chrom besteht, oder Ethanol-Wasser Gemische, welche sich vollständig ineinander lösen, sind homogene Gemische.

Abbildung 6
Stoffsystematik - Einteilung der Stoffe in Reinstoffe und Gemische

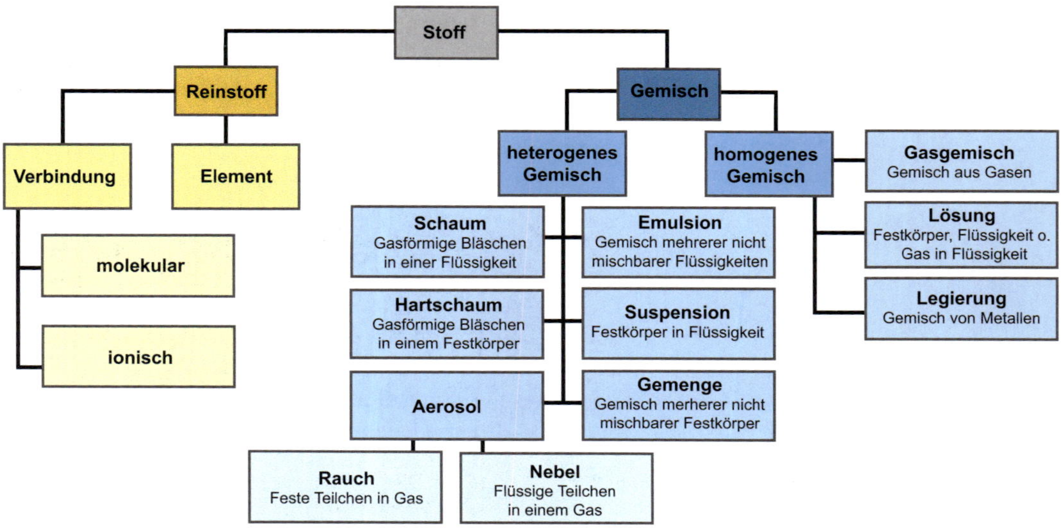

Heterogene Gemische sind uneinheitlich zusammengesetzt bzw. unvollständig gemischt und besitzen daher eine oder mehrere Phasen, die durch sogenannte Grenzflächen voneinander abgegrenzt werden. Im Gegensatz zu homogenen Gemischen können sich die Eigenschaften von heterogenen Gemischen an ihren Grenzflächen sprunghaft ändern. Ein weiterer Unterschied zu homogenen Gemischen besteht darin, dass die einzelnen Bestandteile von heterogenen Gemischen mit dem Auge oder unter dem Mikroskop betrachtet werden können. Sand oder Eis in Wasser, beides Zweiphasen-Gemische aus Feststoff und Flüssigkeit, sowie Zigarrenrauch, welcher aus festen Partikeln in Gas besteht, sind Beispiele für heterogene Gemische. Auch zwei Flüssigkeiten, welche sich nicht ineinander lösen, wie Öl und Wasser (Emulsion), sind heterogene Gemische.

Übung Reinstoffe und Gemische

Ordne folgende Stoffe den Reinstoffen oder Gemischen dazu.
Um welche Art Reinstoff/Gemisch handelt es sich dabei?

Aluminium *Messing* *Schwefelsäure* *Milch* *Schaumgummi* *Destilliertes Wasser*

Polystyrol *Wein* *Mineralwasser* *Ammoniak* *Wolken* *Diamant*

Orangensaft mit Fruchtfleisch *Löschschaum der Brandklasse B*

2.3 Trennung von Stoffen

Um Gemische in ihre Reinstoffe aufzutrennen, werden physikalische Trennungsverfahren angewendet. Hingegen werden mittels chemischen Verfahren Verbindungen in ihre Elemente aufgetrennt (Tab. 2).

Tabelle 2 Trennung von Stoffen			
Reinstoff	Trennung nur chemisch möglich	Elemente	Metalle
			Nichtmetalle
		Verbindungen	
Gemisch	Trennung mit physikalischen Methoden möglich		

Im Folgenden werden einige Trennverfahren erläutert.

- ***Filtration***
  Es handelt sich hierbei um die Trennung von heterogenen Gemischen, die sich aus Feststoff und Flüssigkeit oder Feststoff und Gas zusammensetzen (= Suspension). Die Ursache der Auftrennung ist die unterschiedliche Partikelgröße: Größere Partikel werden vom Filter aufgefangen, während kleinere hindurchwandern. Beispiele wären das Abseihen von gekochten Nudeln durch ein Sieb oder die Filterung von Feinstaubpartikeln aus der Luft.

- ***Destillation***
  Die Destillation ist ein Verfahren zur Auftrennung von Flüssigkeitsgemischen aufgrund der unterschiedlichen Siedetemperaturen. Das Gemisch wird erhitzt, bis die Flüssigkeit mit der niedrigeren Siedetemperatur anfängt zu verdampfen. Der Dampf wird oberhalb des Gefäßes aufgefangen, kondensiert und wird über eine Destillationsbrücke/Kühlrohr in einem neuen Gefäß aufgefangen. Ein typisches Beispiel ist die Schnapsherstellung in einer Brennerei.

- ***Extraktion***
  Die Extraktion ist ein Verfahren zur Abtrennung von Stoffen aus einem festen oder flüssigen Gemisch. Dem zu trennenden Gemisch wird ein Lösungsmittel hinzugesetzt, welches die gewünschten Stoffe aus der Mischung herauslöst. Diese Stoffe „wandern" also aus dem Gemisch in das Lösungsmittel. Dementsprechend ist die Extraktion ein Trennverfahren anhand der Löslichkeit. Die Lösung wird abgetrennt und kann anschließend weiter verarbeitet werden. Beispiele: Tee- und Kaffeeherstellung im Alltag.

- ***Chromatographie***
  Dieses Verfahren wird zur Auftrennung von kleinen Mengen verwendet. Dabei wird die zu trennende Mischung auf eine stationäre Phase gebracht und mittels mobiler Phase transportiert. Die stationäre Phase kann dabei ein Feststoff oder eine Flüssigkeit sein. Bei der mobilen Phase handelt es sich entweder um einen Flüssigkeits- oder Gasstrom. Die Komponenten der Mischung lösen sich unterschiedlich stark in der mobilen Phase, bzw. haften unterschiedlich stark an die stationäre Phase. So treten die Komponenten zeitlich versetzt aus und können in unterschiedlichen Gefäßen aufgefangen werden. Es gibt viele unterschiedliche Verfahren. Im Labor wird häufig die Dünnschichtchromatographie verwendet, da sie den Fortschritt einer Reaktion zeigt und innerhalb von 5 Minuten fertig ist.

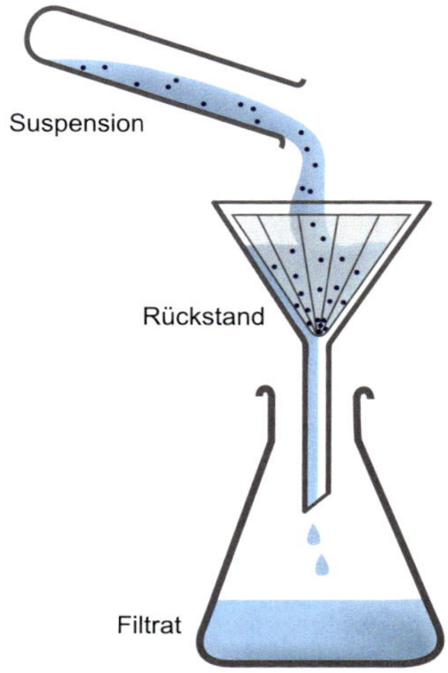

Abbildung 7
Filtration im Labor - Trennung von heterogenen Gemischen aus festen und flüssigen Partikeln

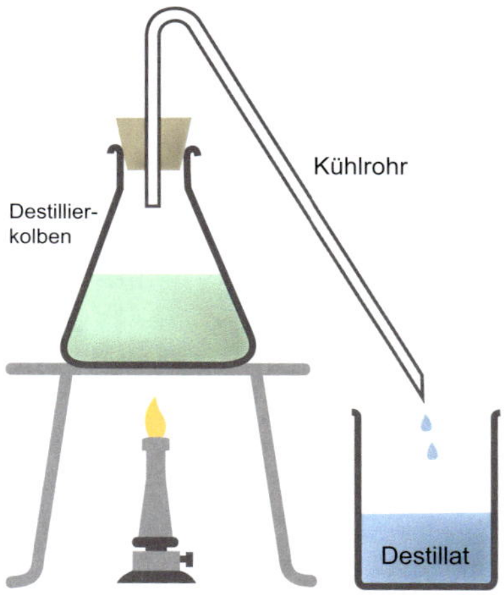

Abbildung 8
Destillation - Auftrennung von heterogenen Gemischen aus Flüssigkeiten mit unterschiedlichen Siedenpunkten

2.4 Zusammenfassung

Stoffe bestehen entweder aus einem Reinstoff oder einem Gemisch. Reinstoffe bestehen einheitlich aus einem Element oder einer Verbindung, während Gemische Mischungen aus mindestens zwei Reinstoffen sind. Gemische können homogen, also einheitlich, oder heterogen, uneinheitlich, zusammengesetzt sein. Während homogene Gemische sich also vollständig mischen, sind die Phasenunterschiede von heterogenen Gemischen mit dem freien Auge oder unter dem Mikroskop sichtbar.

Phasen sind räumliche Bereiche, die physikalisch und chemisch homogen, also gleichartig, beschaffen sind. Physikalisch können sich Phasen aufgrund des Aggregatzustandes, also fest, flüssig oder gasförmig, unterscheiden. Während Feststoffe regelmäßige Anordnungen und stabile Außenformen mit definiertem Volumen besitzen, sind die Teilchen in Flüssigkeiten nicht ortsfest und können sich ineinander verschieben. Gase besitzen kein definiertes Volumen, sondern füllen den zur Verfügung stehenden Raum aufgrund der schnellen und unregelmäßigen Bewegung der Teilchen vollständig aus.

Demnach können Phasensysteme aus mehreren Phasen bestehen. Ein geschlossener Behälter, der mit Sand und Wasser gefüllt ist und einen kleinen Luftraum besitzt, ist beispielsweise ein Dreiphasensystem; es besitzt eine feste (Sand), eine flüssige (Wasser) und eine gasförmige (Luft) Phase. Einige Zweiphasensysteme besitzen eigene Benennungen. So sind Suspensionen Zweiphasensysteme aus einer festen Phase innerhalb einer Flüssigkeit (Bsp. Orangensaft mit Fruchtfleisch). Aerosole hingegen bestehen aus einer gasförmigen und einer festen (Rauch) bzw. einer flüssigen (Nebel) Phase. Bei Emulsionen handelt es sich um zwei Flüssigkeiten, die sich nicht ineinander lösen.

Stoffgemische werden physikalisch getrennt, während Verbindungen nur chemisch trennbar sind. Ein typisches physikalisches Trennungsverfahren ist die Filtration, wobei beispielsweise eine Suspension mithilfe eines Filters in ihre feste und flüssige Phase getrennt werden kann. Andere physikalische Trennverfahren sind die Destillation (Trennung aufgrund von unterschiedlichen Siedepunkten), die Extraktion (Trennung aufgrund von unterschiedlichen Löslichkeiten) und die Chromatographie (Trennung aufgrund von unterschiedlicher Absorption und Löslichkeit).

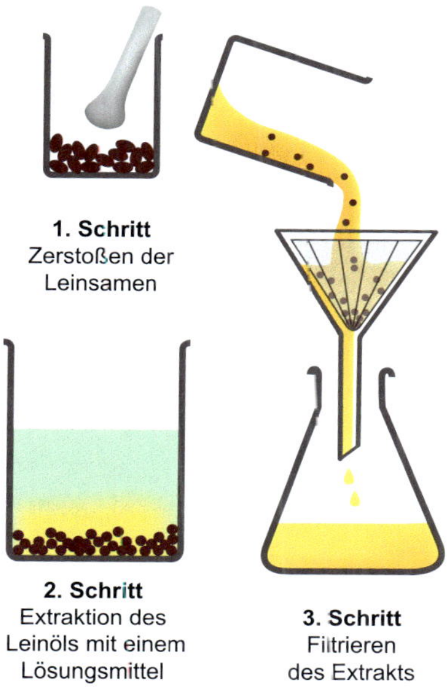
1. Schritt
Zerstoßen der Leinsamen
2. Schritt
Extraktion des Leinöls mit einem Lösungsmittel
3. Schritt
Filtrieren des Extrakts

Abbildung 9
Extraktion (Schritt 2) - Lösen von Bestandteilen eines Feststoffes in eine Flüssigkeit

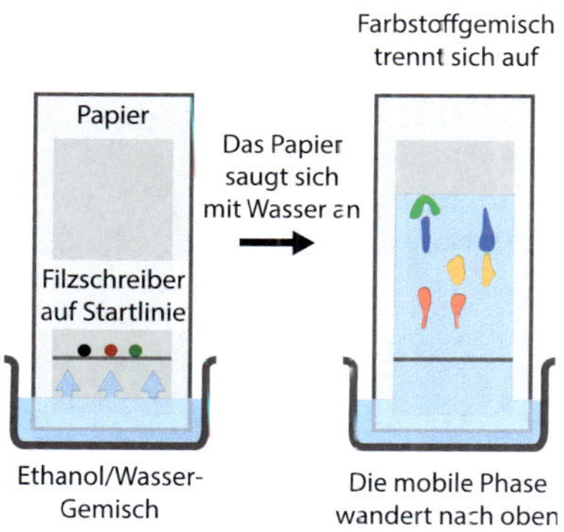

Abbildung 10
Papierchromatographie - Auftrennung nach der Löslichkeit/Polarität

Versuch Papiercromatographie

Du kannst auch deine eigene Chromatographie machen. Dazu benötigst du folgende Materialien:

- Kaffeefilter
- Filzstifte (am besten von Jolly)
- Glas/Becher
- Wasser

Schneide aus dem Kaffeefilter zwei große Kreise aus. In einem der beiden Kreise machst Du in der Mitte ein kleines Loch. Um das Loch zeichnest Du nun einen Kreis mit einer Filzstiftfarbe (am besten in Schwarz). Anschließend rollst du den zweiten Kreis ein und steckst den eingerollten Filter durch das Loch des zweiten.
Den gesamten Aufbau stellst du, mit dem Docht nach unten in ein Glas mit Wasser. Dabei muss der Docht das Wasser berühren! (Achtung: Die bemalte Seite sollte nach oben schauen)

Wie sieht die Auftrennung aus? Aus welchen Farben besteht die Filzstiftfarbe?
Was passiert, wenn Du Fineliner verwendest?
Was passiert, wenn Du für die mobile Phase ein Gemisch aus Ethanol und Wasser verwendest?
Vergleiche die Auftrennung von zwei unterschiedlichen Filzstiftfarben, wie in Abb. 10 gezeigt.

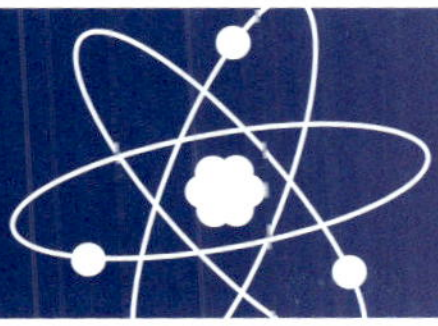
Lithium Li

Atomaufbau

3 Kapitel

3.1 Atommodell

Schon in der Antike nahmen die Philosophen **Demokrit** und **Leukit** an, dass die Materie aus kleinsten, nicht weiter zerlegbaren Teilchen bestehen müsse. Allerdings wurde dieser Gedanke durch die Überlegungen von Aristoteles verdrängt. Er meinte, dass die gesamte Natur und somit auch die Materie, aus den vier Elementen Luft, Wasser, Feuer und Erde bestünde. Die **Elemente-Lehre** wurde durch **Platon** ausgebaut und führte zu weiteren Modellvorstellungen, wie beispielsweise der **Transmutationsidee**. Sie besagt, dass es möglich sei, Substanzen mittels chemischen Mitteln in andere zu verwandeln. Dieses Modell führte unter anderem dazu, dass die Alchemisten im Mittelalter verzweifelt nach einer Möglichkeit suchten, Blei in Gold zu verwandeln. Mit ihren Versuchen setzten sie den Grundstein für die heutige Chemie und brachten **Dalton** im 19.Jahrhundert dazu, das Atommodell von Demokrit und Leukit mit den experimentellen Ergebnissen der Zeit zu verknüpfen. Er begründete schließlich das **Atommodell**, welches besagt:

- Jedes Element besteht aus Atomen, den kleinsten, nicht weiter teilbaren Teilchen.
- Atome eines Elements besitzen dieselbe Größe und Masse, Atome verschiedener Elemente unterscheiden sich in ihrer Masse.
- Atome sind unzerstörbar, sie können weder vernichtet noch erzeugt werden.
- Bei chemischen Reaktionen werden die Atome der Ausgangsstoffe neu angeordnet und in bestimmten Zahlenverhältnissen miteinander verbunden.

3.2 Das Kern-Hülle-Modell

Dass Atome nicht die kleinsten, nicht weiter teilbaren Teilchen sind, zeichnete sich Ende des 19.Jahrhundert ab. Mittels Elektrolyse von wässrigen Lösungen und Schmelzen, sowie

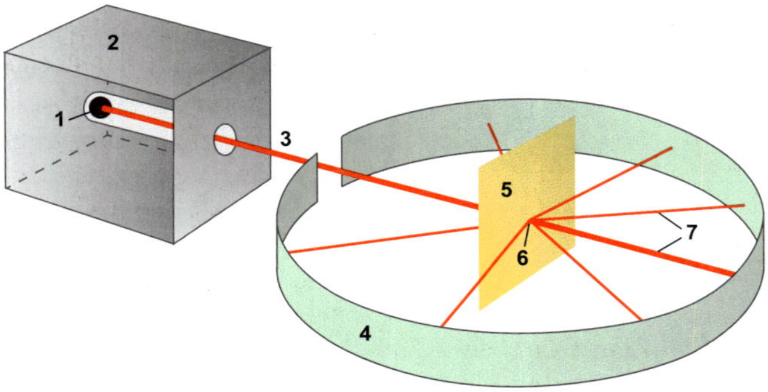

Abbildung 11
Streuversuch von Ernest Rutherford (1910) - Das radioaktive Material **1** wurde in einem Bleiblock **2** platziert und die Strahlung wurde mittels Elektromagnetismus getrennt. Die damit entstandene α-Strahlung **3** wurde auf eine 0,5 µm dicke Goldfolie **5** eingestrahlt **6** und die daraus resultierte Streuung **7** mittels Leuchtschirm **4** sichtbar gemacht.

Streuversuchen mit radioaktiver Strahlung wurden zu der Zeit die sogenannten Elementarteilchen entdeckt. In seinem berühmten **Streuversuch** untersuchte Ernest Rutherford 1910 die Streuung von Alpha-Teilchen an Gold-Atomkernen. Er beobachtete dabei, dass einige wenige Teilchen um bis zu 90° abgelenkt oder gar zurückgestrahlt wurden. Rutherford interpretierte daraus, dass sich in den Atomen ein sehr kleines positiv geladenes Massenzentrum (Atomkern) befinden müsse, dass die positiv geladenen Alpha-Teilchen abstoßen und daher ablenken bzw. zurückstrahlen würden. Da jedoch die meisten Teilchen die Goldfolie ungehindert passierten, musste zwischen den einzelnen Atomkernen ein größerer Freiraum sein. Die Gold-Atome wirken jedoch nach außen hin neutral. Rutherford interpretierte daher, dass die Elektronen im Atom die positive Ladung ausglich und daher neutral erscheinen ließ. Dies führte zum, bis heute gültigen, **Kern-Hülle-Modell**, welches Ernest Rutherford schließlich 1911 entwickelte.

Atome bestehen aus Atomkern und Hülle, die wiederum aus Elementarteilchen aufgebaut sind. Elementarteilchen sind die kleinsten Bausteine der Materie.

In der Chemie sind folgende Teilchen von Bedeutung:

Protonen

Protonen p+ [altgriech. *Das erste*] sind positiv geladene Teilchen. Sie sind im Atomkern anzutreffen und besitzen eine Masse von etwa 1 u. Die Einheit u steht für die Atommasseneinheit (**u**nified **a**tomic **m**ass **u**nit, veraltete Bezeichnung: amu für atomic mass unit). Die Ladung eines Protons beträgt:

$$q = +e = 1{,}6022 \cdot 10^{-19}\ C$$

Die Einheit C steht hierbei für **Coulomb**, benannt nach dem französischen Physiker Charles Augustin de Coulomb. Sie ist

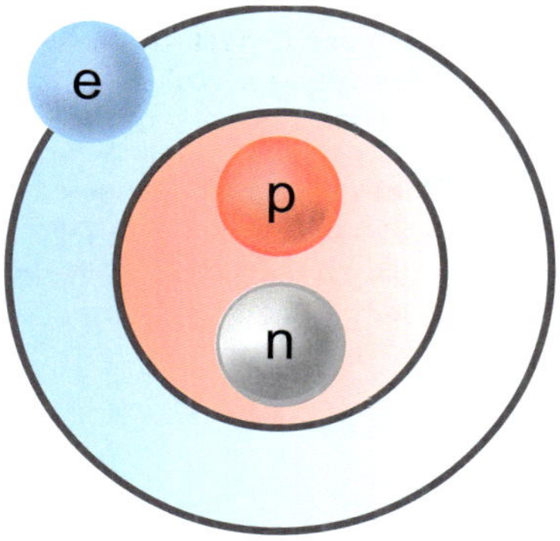

Abbildung 12
Einfache Darstellung eines Atoms
Proton und Neutron befinden sich im Kern und das Elektron in der Hülle

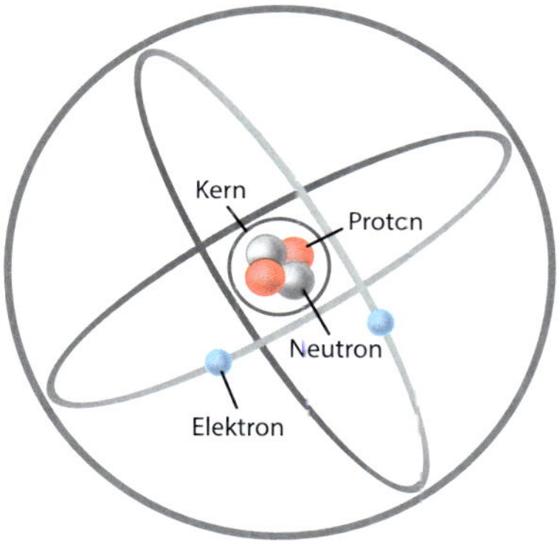

Abbildung 13
Komplexe Darstellung eines Atoms
Die Elektronen kreisen um den Atomkern

die abgeleitete SI-Einheit für die elektrische Ladung. Der Wert e wird Elementarladung genannt. Ein Proton hat damit eine Elementarladung von +1.

Elektronen

Elektronen e- [altgriech. *Bernstein*] sind negativ geladene Teilchen und tragen so gut wie keine Masse. Sie umgeben den Atomkern in einer Art Elektronenhülle, welche aus mehreren Schalen aufgebaut ist. Die Elektronen in der äußersten Schale heißen **Valenzelektronen**. Die Ladung eines Elektrons hat denselben Betrag wie das Proton, jedoch mit einem negativen Vorzeichen. Somit beträgt seine Ladung:

$$q = -e = -1{,}6022 * 10^{-19}\ C$$

Die Ladungen der Elektronen und Protonen gleichen einander aus, sofern gleich viele Protonen im Kern vorhanden sind wie die Hülle Elektronen hat.

Atome mit gleicher Anzahl an Protonen und Elektronen werden als elektrisch neutral bezeichnet. Atome, die eine ungleiche Zahl an positiven und negativen Elementarteilchen besitzen, werden als Ionen bezeichnet.

Neutronen

Die Neutronen wurden von **James Chadwick**, einem englischen Physiker, 1932 experimentell durch Beschuss eines Berylliumatoms mit Alphateilchen nachgewiesen. Die αStrahlung ging dabei durch das seltene Metall und traf schließlich auf ein Paraffinwachs, in welchem Wasserstoff-Atome eingeschlossen waren. Die daraus resultierende Strahlung wurde in einer Ionisationskammer aufgefangen und mittels Oszilloskop detektiert. Das so nachgewiesene Neutron n, welches in den Theorien von Rutherford vorhergesagt wurde, besitzt keine Ladung, ist allerdings etwa gleich schwer wie das Proton. Neutronen sind Bestandteile aller Atomkerne mit Ausnahme des häufigsten Isotops von Wasserstoff, dem **Protium**, welches

Tabelle 3 Eigenschaften der Elementarteilchen

	Proton	Neutron	Elektron
Symbol	p^+	n	e^-
Vorkommen	Kern	Kern	Hülle
Ladung/ e	+1	0	-1
Masse/ u	1,0073 u	1,0086	0,0005 u
Masse/ g	1,67x10-24	1,68x10-24	9,11x10-28

als einziges Atom kein einziges Neutron im Kern besitzt. In Tabelle 3 sind die Eigenschaften der vorhin beschriebenen Elementarteilchen aufgelistet.

> **Tipp**
>
> Du kannst dir ein Atom auch wie eine Galaxie vorstellen: Im Inneren ist die *Sonne (Kern)* und darum kreisen die *Planeten (Elektronen)* in *Bahnen (Schalen)*.

Somit besteht der Atomkern aus Protonen und Neutronen, den Nukleonen [*nucleus* altgriech. *Der Kern*], und die Hülle aus Elektronen. Aufgrund der elektromagnetischen Anziehung von positiven und negativen Teilchen, werden Kern und Hülle zusammengehalten. Diesen Effekt kann man mit zwei Magneten vergleichen, die sich gegenseitig anziehen.

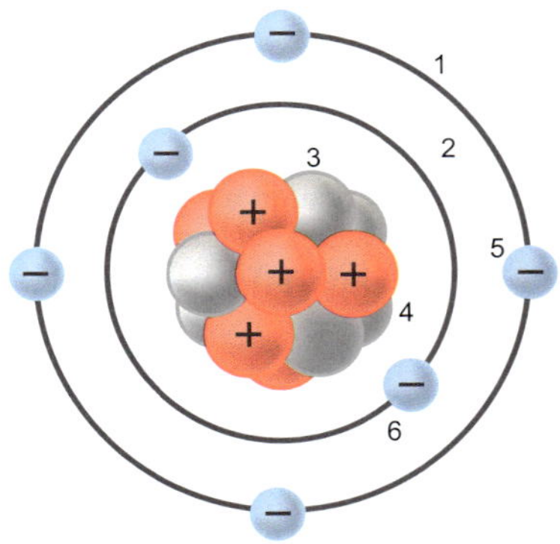

Abbildung 14
Ladungsverteilung - Die Elektronen (6) befinden sich in der Elektronenhülle (1) und die Protonen (4) und die Neutronen (3) im Kern. Als Valenzelektronen (5) werden die Elektronen der äußersten Hülle (2) genannt.

Die Anzahl der Protonen im Kern heißt auch **Kernladungszahl**. Durch diese Zahl wird eindeutig festgelegt, zu welchem Element ein Atom gehört. Somit entspricht die Kernladungszahl der **Ordnungszahl** eines Elements im Periodensystem. Die Anzahl an Nukleonen bestimmt ungefähr die **Massenzahl** eines Atoms, auch Atommasse genannt. Darauf wird im Kapitel 4. Periodensystem näher eingegangen.

Folgende Schreibweise wird symbolisch für den Aufbau eines Atoms verwendet:

$^{7}_{3}\text{Li}$ Massenzahl / Kernladungszahl **Elementsymbol**

Isotope sind Atomarten derselben Ordnungszahl, aber mit unterschiedlicher Massenzahl. Die Anzahl an Protonen bei allen Atomen eines Elements bleibt jedoch immer gleich. Allein die Neutronenzahl ist variabel. Die Massenzahl für Atome mit Isotopen ist immer ein Mittelwert aus allen auf der Erde vorkommenden Isotopen. So existieren beim Wasserstoff drei Isotope: Neben dem Wasserstoffatom $^{1}_{1}H$, welches nur ein Proton im Kern besitzt und das am meisten verbreitete

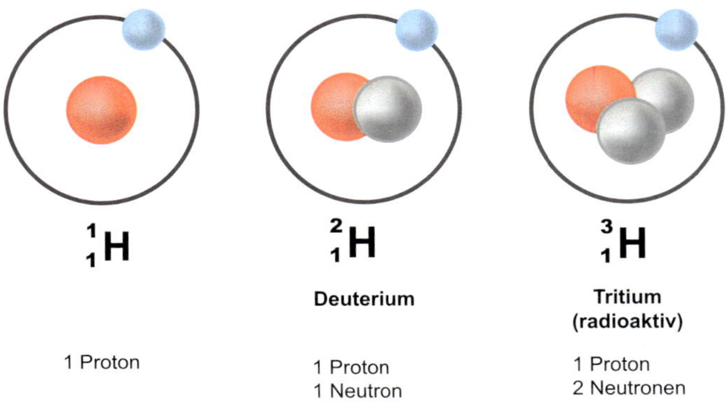

Abbildung 15
Isotope - Die Isotopvariation anhand von Wasserstoff

Wasserstoffisotop ist, gibt es auch das Deuterium [griech. *Das Zweite*] $^{2}_{1}H$ mit einem Neutron und das Isotop Tritium [griech. *Das Dritte*] $^{3}_{1}H$ mit 2 Neutronen. Isotope können radioaktiv sein. So sind beispielsweise alle Isotope von Uran **radioaktiv**, jedoch existiert nur ein radioaktives von insgesamt fünf Palladium-Isotopen.

Die bereits erwähnte **Atomare Masseneinheit „u"** wird im Folgenden genauer besprochen:

1 u beträgt 1/12 der Masse des Atoms ^{12}C im Grundzustand, also $1{,}661 * 10^{-27}$ kg. Das ist 1839-mal größer als die Masse eines Elektrons. Ein ^{12}C-Atom enthält 12 Nukleonen. Das bedeutet, dass 1 u annähernd die gleiche Masse hat, wie ein Nukleon. Das heißt nichts anderes, als dass ein ^{1}H-Atom (Protium) ebenfalls nur eine Masse von 1 u besitzt, da es nur ein einziges Nukleon, ein Proton, besitzt. In der Biochemie spricht man im Falle der Atomaren Masseneinheit von Dalton (Einheitszeichen: Da), jedoch ist diese Bezeichnung nicht DIN-Norm gerecht und kommt nur im deutschen Sprachraum vor. In dem Fachgebiet der Biochemie wird die Atomare Masseneinheit heute noch verwendet, um die Porengröße von Membranen mit der Masse zu vergleichen. Dies wird vor allem für folgende Filtrationsverfahren benötigt: Umkehrosmose, Nanofiltration, Ultrafiltration und Mikrofiltration. Des Weiteren kommt die Atomare Masseneinheit u als Maßeinheit für die Analyse von Proteingemischen in der SDS-Page zur Verwendung. Letzteres ist ein Verfahren, bei dem Proteine mittels SDS (Natriumdodecylsulfat) denaturiert werden und in einem elektrischen Feld durch ein Gel mit Poren definierter Größe wandern, um sie nach Größe zu zerlegen.

Das Kern-Hülle-Modell kann heute mittels der Elementarteilchen der Physik sehr genau erklärt werden.

Übung Kern-Hülle-Modell

1. Bestimme die Anzahl der Protonen, Neutronen und Elektronen in den ungeladenen Atomen folgender Nuklide:

$^{32}_{16}S$ $^{31}_{15}P$ $^{13}_{6}C$ $^{40}_{20}Ca$ $^{63}_{29}Cu$ $^{66}_{30}Zn$

2. Bestimme die Elementsymbole und stelle fest, welche Nuklide Isotope zueinander sind.

$^{33}_{16}E$ $^{121}_{51}E$ $^{123}_{51}E$ $^{147}_{62}E$ $^{31}_{15}E$ $^{34}_{16}E$

3.3 Elektronenhülle

Das Modell der Elektronenhülle wurde von **Niels Bohr** erstmals entwickelt. Er meinte, dass die Elektronen vom positiv geladenen Kern elektrostatisch angezogen werden müssen und sich auf einer Bahn um den Kern bewegen, ähnlich wie die Planeten um die Sonne.
Letzteres kann jedoch nicht der Fall sein, da die Elektronen geladene Teilchen sind und die Kreisbewegung eine ungleichförmige Bewegung. Nach dem Grundgesetz der Physik müssten die Elektronen einen hochfrequenten Wechselstrom erzeugen und elektromagnetische Wellen, also nichts anderes als Energie, an die Umgebung abgeben. Nach dem Energieerhaltungssatz müssten die Elektronen diese abgegebene Energie aus ihrer potentiellen und kinetischen Energie entnehmen. Dies ist jedoch nicht der Fall. Heute weiß man außerdem, dass das sogenannte Bohr'sche Atommodell der **Heisenberg'schen Unschärferelation** widerspricht. Diese besagt: *„Es ist prinzipiell unmöglich, Ort und Impuls eines Teilchens zugleich exakt anzugeben."* Oder anders gesagt: Je genauer der Ort eines Teilchens bestimmt wird, desto ungenauer ist sein Impuls und damit seine Energie bestimmt und umgekehrt.

Vergleicht man die Unschärferelation mit dem Bohr'schen Modell, so bemerkt man, dass in einer Kreisbahn der Ort eines Teilchens immer genau bestimmt werden kann und die Energie des Elektrons vollkommen exakt festgelegt ist. Somit wurde das Bohr'sche Modell verworfen.

Heutzutage wird das sogenannte **Schalenmodell** verwendet. Hierbei stellt man sich Schalen rund um den Kern vor, in denen

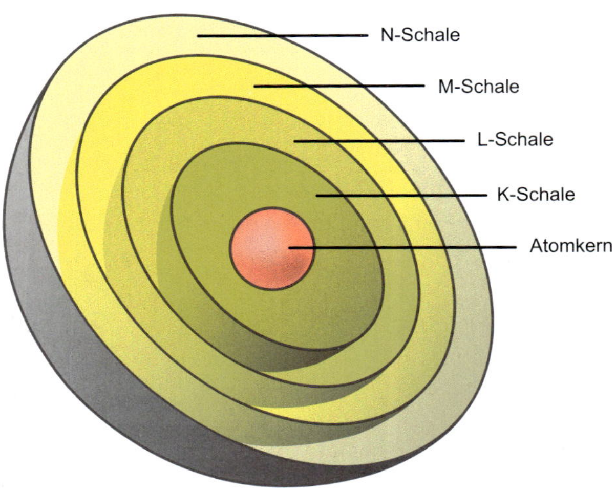

Abbildung 16
Schalenmodell - Diffuse Raumbereiche um den Kern, abgegrenzt in Schalen, in denen sich die Elektronen aufhalten

sich die Elektronen frei bewegen können. Anders als beim Bohr'schen Atommodell nimmt man jedoch keine Kreisbahnen an, sondern **diffuse Raumbereiche**, in denen die Elektronen nicht lokalisiert werden können. Die Schalen, auch **Perioden** - Gruppen von Energiezuständen der Elektronen - genannt, werden von innen beginnend nummeriert und den Hauptquantenzahlen n mit den Werten n = 1, 2, 3, … zugeordnet (Tab. 4). Zudem werden die Schalen mit Großbuchstaben bezeichnet. Jede Schale kann dabei nur eine gewisse Anzahl an Elektronen aufnehmen, das heißt es haben nur eine bestimmte Anzahl Elektronen pro Schale Platz. Die Schalen sind begrenzt auf $2n^2$ Elektronen (n = Hauptquantenzahl).

Die Schale bzw. die Periode kann aus dem PSE abgelesen werden.

So sind die Elemente Wasserstoff und Helium in der ersten Periode zu finden, Lithium gehört hingegen bereits zur zweiten Schale. Je höher die Schale, desto höher ist sein Energiewert. Die Eigenschaften aller Stoffe haben ihre Ursache im Aufbau der Atomhülle. So kann man anhand der Hülle auf die Reaktivität, Farbe und Lichtdurchlässigkeit rückschließen.

Wie das möglich ist, wird erst mit dem Welle-Teilchen-Modell klar.

Tabelle 4 Hauptquantenzahl und Elektronenanzahl der Schale

Schale	Hauptquantenzahl	max. Elektronenanzahl
K	n=1	2
L	n=2	8
M	n=3	18
N	n=4	32
O	n=5	50
P	n=6	72
Q	n=7	98

3.4 Der Welle-Teilchen-Dualismus

Als im 17.Jahrhundert die Eigenschaften von Lichtstrahlen, v.a. Beugung und Interferenz, erforscht wurden, entstanden zwei konkurrierende Theorien. Zum einen stellte **Christiaan Huygens** Licht als eine Welle dar und begründete damit die **Wellenoptik**. **Isaac Newton** hingegen stellte Licht als einen Strom leichter Teilchen dar (**Korpuskelvorstellung**).

Aufgrund der Unvereinbarkeit der beiden Theorien setzte sich zunächst nur Newton's Theorie durch.

Dies änderte sich jedoch im Jahre 1802, als **Thomas Young** den Wellencharakter des Lichts mithilfe des **Doppelspalt-experiments** nachwies. Dazu ließ er monochromatisches Licht durch zwei Spalten einer Blende strahlen und beobachtete die dadurch auftretende Beugung. Er erkannte, dass innerhalb der beiden Schlitze starke Beugungsmuster auftraten, während außerhalb eher leichte Beugungsmuster entstanden. Daraus folgerte Young, dass, um so ein Muster zu bilden, sich Licht wie Wellen ausbreiten müssten. Wie in Abb. 17 ersichtlich, überschneiden sich die Wellen des Lichts nach den Spalten. Die Überschneidung der Wellem und ihre Verstärkung oder Abschwächung wird **Interferenz** genannt. Eine Verstärkung tritt ein wenn ein Phasenunterschied zwischen den Wellen besteht. Umgekehrt löschen sich Lichtwellen durch Interferenz aus, sobald kein Phasenunterschied zwischen ihnen besteht. Klassische Teilchen sind nicht interferenzfähig.

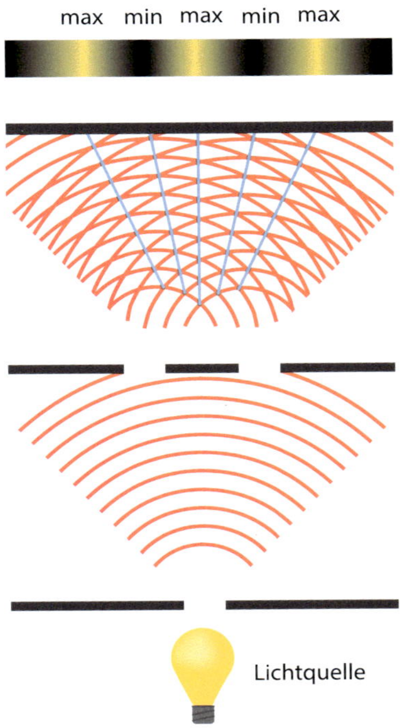

Abbildung 17
Doppelspaltversuch nach Thomas Young (1802) - Monochromatisches Licht wird durch zwei Spalten einer Blende gestrahlt. Innerhalb der beiden Schlitze treten starke Beugungsmuster auf.

Max Planck um 1900 entdeckte schließlich, dass der Energieübertrag zwischen Wärmestrahlung und Materie (Wände) nur als Teilchen, sogenannte **Quanten**, stattfinden kann und das Planck'sche Wirkungsquantum als das Verhältnis von Energie und Frequenz ($E = h * f$) postulierte. Albert Einstein wies 1905 nach, dass der Energieübertrag mittels Quanten auch beim photoelektrischen Effekt der Fall war. Bei diesem Effekt werden Ladungsträger wie Elektronen aus Materie, meist einem blanken Metall, durch Licht freigesetzt. Aufgrund dieser Entdeckungen forderte Einstein nach der Entwicklung einer Theorie, in der Licht sowohl Welle als auch Teilchencharakter besitzt und begründete damit den Welle-Teilchen-Dualismus.

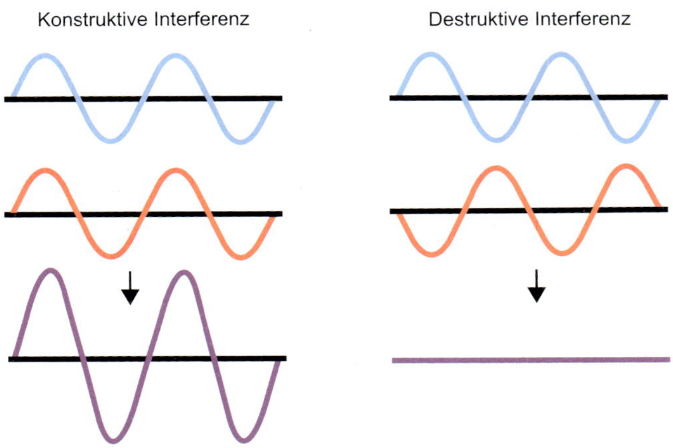

Abbildung 18
Interferenz - Konstruktive Interferenz führt zu einer Verstärkung der Wellen. Destruktive Interferenz hingegen zur Auslöschung der Wellen

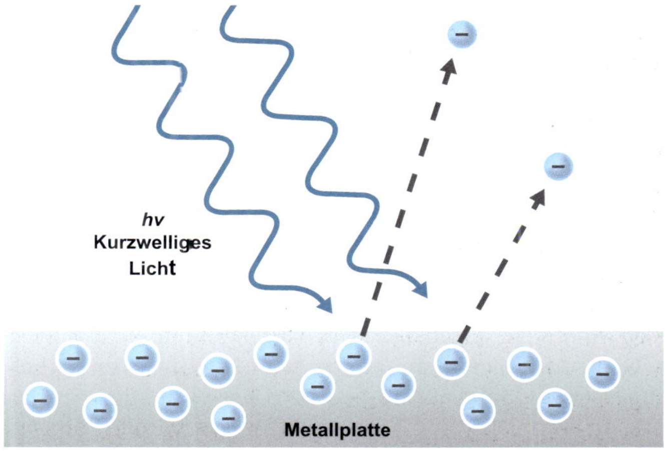

Abbildung 19
Photoelektrischer Effekt - Nach einer gewissen Zeit unter Bestrahlung besitzt die zuvor aufgeladene Platte keine Ladung mehr, da die geladenen Teilchen durch das Licht freigesetzt werden.

Licht und der Welle Teilchen Dualismus

Der Welle-Teilchen-Dualismus besagt, dass Lichtquanten (**Photonen**) die Eigenschaften der klassischen Welle als auch die der klassischen Teilchen zugeschrieben werden müssen. Teilchen können prinzipiell zu einem bestimmten Zeitpunkt nur an einem Ort sein, an dem sie mit ihrer gesamten Energie und Ladung wirken. Wellen hingegen breiten sich im Raum aus und können sich gegenseitig je nach Frequenz durch Überlagerung verstärken oder abschwächen. So können Photonen gleichzeitig an verschiedenen Stellen mit unterschiedlicher Stärke wirken. Zur Erklärung des **Photoeffekts**, bei dem ein Elektron ein Photon absorbiert, dadurch freigesetzt wird und seine Energie ändert, postulierte Einstein, dass Licht aus Teilchen, sogenannte **Quanten** oder **Photonen**, besteht. Er stellte Photonen dabei als Energieportionen dar, die Licht aufnehmen oder abgeben können. Die Energie E wird mittels folgender **Planck'scher Formel** beschrieben:

$$E = h * f$$

h …Planck´sche Wirkumsquantum = 6,62608 * 10^{-32} J * s

f …Frequenz

Louis de Broglie entdeckte 1924, dass auch massebehaftete Teilchen Wellencharakter besitzen können. Das Beugungsverhalten von solchen Teilchen kann mit folgender Formel beschrieben werden:

$$\lambda = \frac{h}{p}$$

p …Impuls

λ …Wellenlänge

Demnach besitzt jedes Teilchen auch gleichzeitig Wellencharakter und wird durch eine Wellenfunktion dargestellt. Das Quadrat dieser Funktion bestimmt dabei die Aufenthaltswahrscheinlichkeit der Teilchen. Bezogen auf den Atomaufbau können Elektronen demnach nicht, wie im Bohr'schen Atommodell angegeben, in festen Bahnen um den Kern kreisen. Elektronen halten sich, wie im Welle-Teilchen Modell klar wird, aufgrund ihres Wellencharakters nur in bestimmten Bereichen (**Orbitale**) um den Kern auf. In diesen Orbitalen besitzen sie unterschiedliche Energiestufen, sogenannte Schalen, um sich vom Kern abzuheben. Das ist notwendig, da die Elektronen sonst irgendwann in den Kern fallen würden. Dieses sogenannte Orbitalmodell wird im nächsten Kapitel genauer erklärt. Beispielsweise erfolgen Messungen in der Röntgenspektroskopie entweder nach der Teilchen- oder nach der Welleneigenschaft. Bei der sogenannten **energiedispersiven Methode** bestimmt man die Photonenenergien direkt, während bei der sogenannten **wellendispersiven Methode** die Wellenlängen der Röntgenstrahlen gemessen werden.

Allerdings zeigt sich der Wellencharakter der Teilchen nicht in jedem System. Makroskopische Gegenstände besitzen aufgrund ihrer hohen Masse viel zu kleine Wellenlängen, um sie

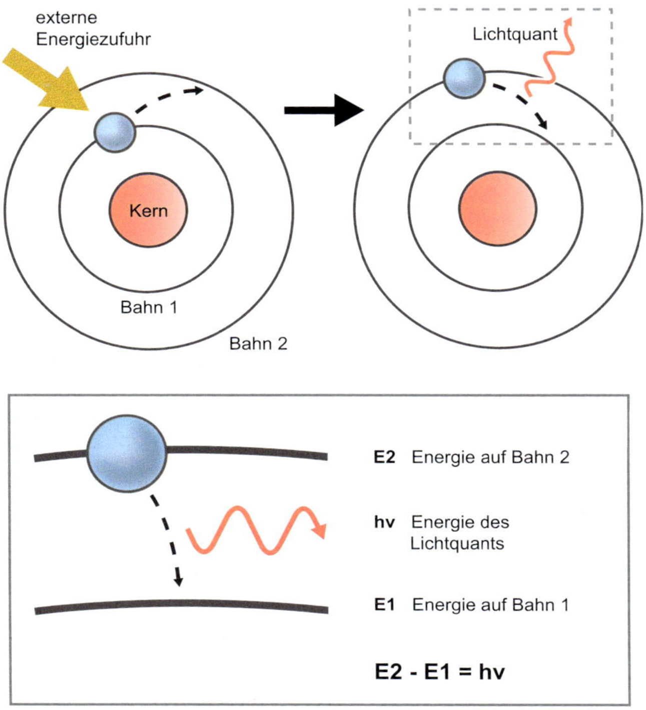

Abbildung 20
Spontane Emission von Licht
Die Elektronen werden durch externe Energiezufuhr angeregt und springen auf eine höhere Schale. Beim Rücksprung auf die ursprüngliche Schale wird Energie in Form von Lichtquanten frei.

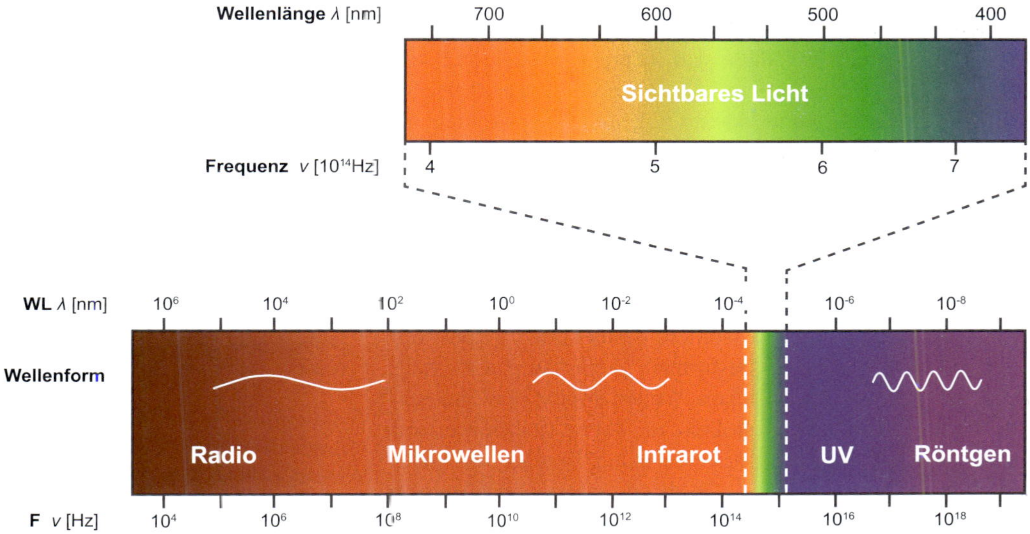

Abbildung 21
Elektromagnetisches Spektrum mit dem sichtbaren Licht zwischen 780 nm und 380 nm

als quantenmechanische Objekte zu behandeln. Außerdem werden permanent Photonen in Form von Wärmestrahlung mit der Umgebung ausgetauscht. Dadurch ist das System nicht mehr interferenzfähig und führt dazu, dass es keinen Wellencharakter mehr hat.

Elektromagnetische Spektren

Photonen entstehen, wenn Elektronen durch Zufuhr von Energie so angeregt werden, dass sie auf eine Schale höherer potentieller Energie springen. Beim Rücksprung des Elektrons auf die ursprüngliche Schale wird Energie in Form von einem Photon ausgestrahlt. Die Energie einer Welle hängt von ihrer Frequenz und ihrer Amplitude ab. So können durch Steigerung der Amplitude beliebig hohe Energien übertragen werden, jedoch ist die Wellenlänge für die Energiestärke entscheidend. Dies wird dadurch erklärt, dass nach dem Planck'schen Wirkungsquantum ($E=h*f$) die Frequenz einer Welle f und die Wellenlänge λ aus der Impulsgleichung von de Broglie ($\lambda=h/p$) zueinander indirekt proportional sind. Daher besteht kurzwellige Strahlung aus energiereichen und langwellige aus energiearmen Photonen.

Die elektromagnetischen Wellen lassen sich nach ihrer Wellenlänge in ein elektromagnetisches Spektrum ordnen. Daran kann man feststellen, dass das für den Menschen sichtbare Licht nur ein sehr kleiner Teilbereich des Spektrums ist. Hochfrequente elektromagnetische Wellen, wie z.B. Gammastrahlung, die eine Wellenlänge von 10^{-13} bis 10^{-14} m besitzt, bestehen aus energiereichen Photonen und können allein durch ihre Energie chemische Bindungen aufbrechen und Atome ionisieren. Wenn man weißes Sonnenlicht durch ein Prisma zerlegt, erhält man ein kontinuierliches Spektrum. So ein Spektrum enthält keine diskreten Linien oder Banden, da es Licht in allen Wellenlängen aufweist. Ein **kontinuierliches Spektrum** wird auch durch glühende Festkörper (z.B. Glühlampe, Metallschmelze) erzeugt.

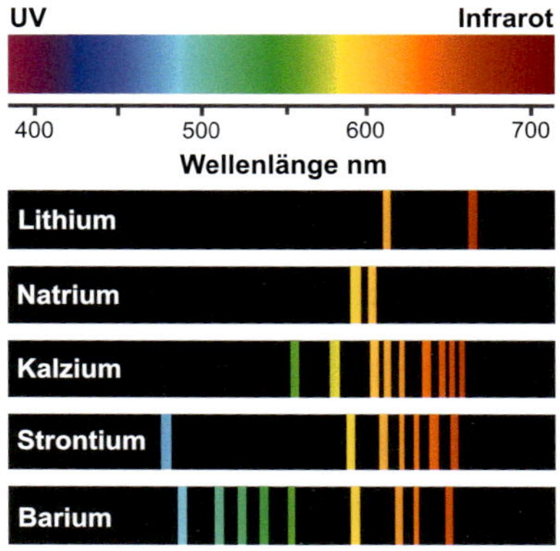

Abbildung 22
Emissionspektrum einiger Metalle der ersten zwei Hauptgruppen

Hingegen erzeugt beispielsweise Wasserstoff-Gas in einer Leuchtröhre kein kontinuierliches Spektrum, sondern ein **Linienspektrum**. Der Unterschied besteht darin, dass ein Linienspektrum nur ganz bestimmte Wellenlängen enthält, in diesem Fall die spezifischen Wellenlängen von Wasserstoff. Wasserstoff-Atome stoßen in der Leuchtröhre mit Elektronen zusammen und nehmen dabei Energie auf. Hier passiert dasselbe wie in Abb. 20 gezeigt: Die Elektronen in den Wasserstoff-Atomen werden auf ein höheres Energieniveau gebracht, verweilen dort eine kurze Zeit (etwa 10^{-8} s) und springen dann wieder in die ursprüngliche Schale zurück. Beim Rücksprung wird dabei die Energiedifferenz in Form von Licht der entsprechenden Wellenlänge abgegeben. Man nennt dieses Linienspektrum auch **Emissionsspektrum**, da hierbei Atome aufgrund von Anregung ihrer Elektronen Licht emittieren. Das Emissionsspektrum ist für das jeweilige Element charakteristisch.

Das Gegenstück zum Emissionsspektrum ist das **Absorptionsspektrum**. Schickt man weißes Licht durch ein Gas (z.B. Metalldampf) und zerlegt es anschließend mittels Prisma in seine Spektrallinien, so erkennt man, dass bestimmte Wellenlängen fehlen. Die fehlenden Wellenlängen wurden von den Atomen im Gas absorbiert. Der Grund besteht darin, dass die Wellenlängen genau die Energie besitzen, die zur Energieniveau-Differenz der Elektronenhülle passen, um ein Elektron auf ein höher energetisch liegendes Niveau zu bringen. Somit

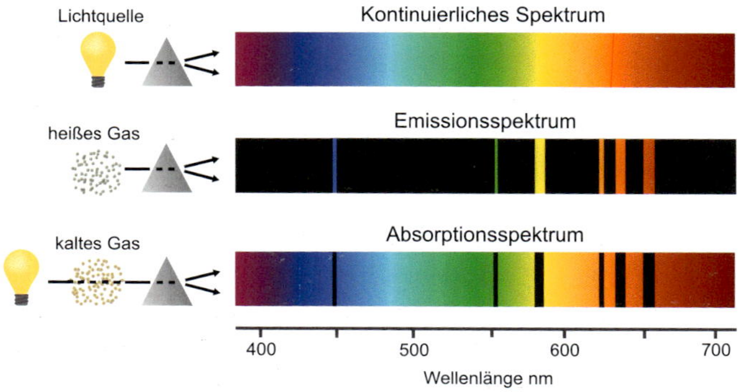

Abbildung 23
Vergleich unterschiedlicher Spektren

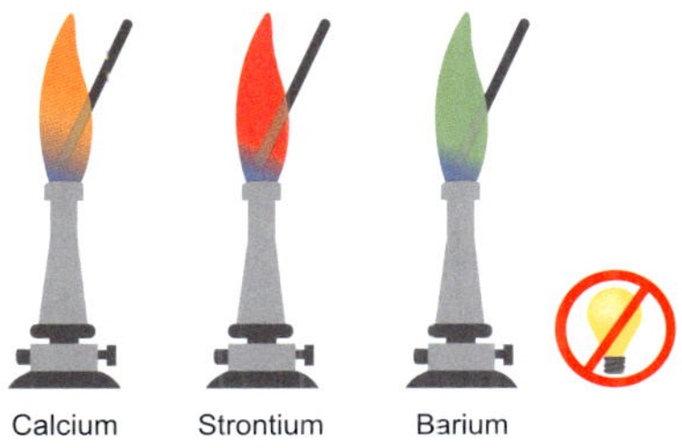

Abbildung 24
Flammenfärbung - Die Salze einiger Metalle färben die Flamme

verschlucken die Elektronen diese bestimmten Wellenlängen, die dann anschließend im Absorptionsspektrum fehlen. Anregung durch Erhitzen nennt man **Flammenfärbung**. So haben vor allem Alkali- und Erdalkalimetalle ganz spezifische Flammenfärbungen. Wenn ein Photon eine Anregung über mehrere Stufen vornimmt, bewirkt dies, dass das Elektron nur schrittweise in den Grundzustand zurückfällt. Darauf beruht die Phosphoreszenz.

Mithilfe von Absorptions- und Emissionsspektren, sowie der Flammenfärbung lassen sich Atome identifizieren.

Zusammenfassung

Licht besitzt sowohl die Eigenschaften von Wellen, und kann dementsprechend Interferenz zeigen, als auch die der Teilchen, wodurch es ihm ermöglicht Energie mittels sogenannter Lichtquanten (Photonen) zu übertragen. Aufgrund dessen ist Licht in der Lage an verschiedenen Stellen gleichzeitig mit unterschiedlicher Stärke wirken zu können. Als Teilchen sind die Photonen v.a. für den Photoeffekt wichtig, wobei Elektronen in einer Metallplatte die Photonen absorbieren und dadurch freigesetzt werden. Als Welle kann Licht in Form der Wellenfunktion dargestellt werden. Das Quadrat dieser Funktion bestimmt dabei die Aufenthaltswahrscheinlichkeit der Teilchen, welches für das Orbitalmodell im nächsten Kapitel essenziell ist. Photonen können freigesetzt werden, wenn Elektronen in einer Schale so angeregt werden, dass sie auf ein höheres Niveau mit höherer potentieller Energie springen und anschließend wieder zurückspringen. Bei diesem Rücksprung zur ursprünglichen Schale wird Energie in Form von Photonen ausgestrahlt. Die Energie, die dabei ausgestrahlt wird, ist abhängig von der Frequenz und damit von der Wellenlänge. Während langwellige Strahlung aus energiearmen Photonen besteht, ist kurzwellige energiereich. Die unterschiedlichen Wellenlängen wurden im elektromagnetischen Spektrum zusammengefasst und geordnet. In der Spektroskopie befasst man sich v.a. mit der Emission von Licht aufgrund von angeregten Elektronen (Emissionsspektrum), sowie der Absorption von Lichtwellen durch Elektronen (Absorptionsspektrum). Mit diesen spektroskopischen Analysen können Atome identifiziert werden, da Emission und Absorption spezifisch sind.

3.5 Das Orbitalmodell

Die mathematische Beschreibung des Energiezustands des Elektrons ist die Wellenfunktion ψ, obwohl es sich beim Elektron um ein Teilchen handelt. Diese Beziehung wurde

erstmals 1924 von **Louis de Broglie** aufgestellt. Nach seiner Theorie können nicht nur Photonen, sondern auch Teilchen einer Wellenlänge zugeordnet werden. Das Elektron wurde dabei als stehende Welle beschrieben. Kurz nach Veröffentlichung seiner Theorie konnten die Chemiker **Clinton Davisson** und **Lester Germer** die Welleneigenschaften des Elektrons experimentell nachweisen, indem sie Elektronen beim Durchgang durch einen Kristall beugten und daraus die Wellenlänge bestimmten. Die Theorien von de Broglie, der die Wellenlänge der Elektronen mathematisch vorgerechnet hatte, wurden durch die Übereinstimmung der experimentell bestimmten Werte bestätigt.
Der deutsche Physiker **Max Born** interpretierte das Quadrat der Wellenfunktion ψ^2 als Aufenthaltswahrscheinlichkeit der Elektronen, da diese proportional zur Ladungsdichte ist. Diese spezifischen Raumbereiche, die später **Orbitale** genannt wurden, mussten jedoch erst mittels sogenannter Quantenzahlen genauer definiert werden. Diese werden im nächsten Abschnitt erklärt. Wie im vorherigen Kapitel angeschnitten, würden die Elektronen nach dem Bohr'schen Modell irgendwann in den Kern fallen. Da dies jedoch nicht der Fall ist, musste ein neues Konzept her. Im Orbitalmodell bezeichnen die Orbitale Aufenthaltsbereiche, die mithilfe von Schalen in unterschiedliche Energieniveaus aufgeteilt sind. Elektronen besitzen daher eine bestimmte Energie, um sie vom Kern wegzuhalten. Je niedriger diese Energie ist, desto näher sind die Elektronen dem Kern.

Es gibt vier verschiedene Orbitale, die sich in Form und Größe voneinander unterscheiden: s, p, d und f.

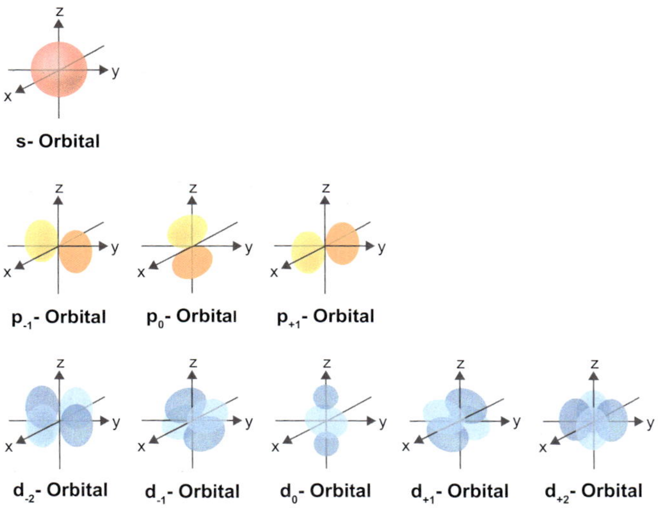

Abbildung 25
Orbitalformen von s, p und d

In Abb.25 werden die unterschiedlichen Formen der Orbitale gezeigt. Es ist ersichtlich, dass das s-Orbital die Form einer Kugel besitzt, während die p-Orbitale Hanteln gleichen. Die d-Orbitale sehen im Querschnitt aus wie Kleeblätter und die f-Orbitale wie Blüten. Die unterschiedliche Anzahl der vier Orbitaltypen geht aus der Abbildung gut hervor. Sie wird durch die Drehbarkeit der Orbitale bestimmt. So verändert sich das s-Orbital beim Drehen nicht, das p-Orbital hingegen kann in Richtung der drei Achsen x, y und z verschieden ausgerichtet werden. Daher existieren drei p-Orbitale. Aufgrund der größeren Orbitale haben die d- und f-Orbitale mehr Rotationsmöglichkeiten und daher auch mehr Orbitaltypen.

Elektronenkonfiguration

Die Aufenthaltswahrscheinlichkeiten der Elektronen können mittels vier unterschiedlicher sogenannter Quantenzahlen charakterisiert werden:

- ***Hauptquantenzahl n***

  Die Hauptquantenzahl n gibt die Schale bzw. Periode und damit auch den Energiezustand an (Tab.5).

Tabelle 5 Hauptquantenzahl n

Hauptquantenzahl n	Schalennummer
K	1
L	2
M	3
N	4
O	5
P	6
Q	7

- ***Nebenquantenzahl l***

  Die Nebenquantenzahl l, auch Drehimpulsquantenzahl genannt, kennzeichnet die Art und Form des Orbitals. Die Nebenquantenzahl l ist von der Hauptquantenzahl n in folgender Form abhängig:

$$l = n - 1$$

Tabelle 6 Nebenquantenzahl l

Nebenquantenzahl *l*	Orbital
l=0	s
l=1	p
l=2	d
l=3	f

Tabelle 6 zeigt, welche Nebenquantenzahl l für welches Orbital steht.

Die K-Schale, also die erste Schale mit der Hauptquantenzahl n=1, besitzt die Nebenquantenzahl l=0 und enthält

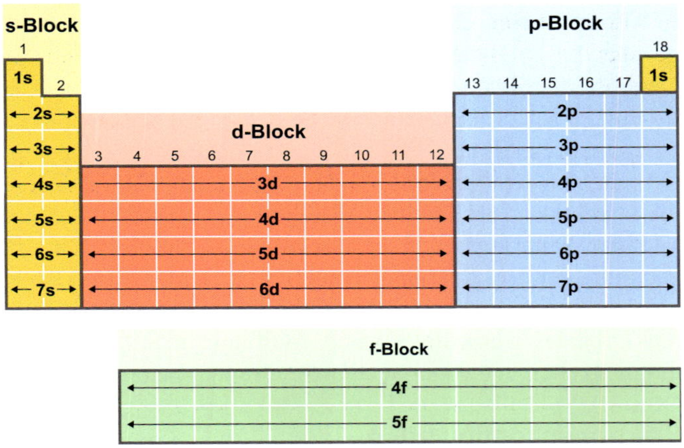

Abbildung 26
Orbitalaufteilung im Periodensystem

daher nur ein s-Orbital. Die L-Schale, die zweite Schale mit der Hauptquantenzahl n=2, besitzt die Nebenquantenzahlen l=0 und l=1. Demnach enthält die zweite Schale ein s-Orbital sowie ein p-Orbital.
In jeder Schale existiert ein s-Orbital. Das s-Orbital der 1. Schale wird mit 1s, das der zweiten Schale mit 2s bezeichnet. Die s-Orbitale in den darauffolgenden Schalen werden analog gekennzeichnet.
Ab der zweiten Schale existieren, wie auch im Periodensystem, p-Orbitale. Diese werden, wie schon die s-Orbitale zuvor, mit der Schalennummer gekenn- zeichnet: 2p, 3p, 4p, 5p und 6p.
Ab der dritten Schale sind d-Orbitale, die 3d-Orbitalen möglich, allerdings besitzen diese eine höhere Energie als das 4s-Orbital, weswegen diese im Periodensystem erst in der vierten Schale vorkommen. In der Elektonenkonfiguration werden sie aufgrund der energetischen Höherwertigkeit nach dem 4s-Orbital aufgelistet, aber dennoch mit 3d und nicht mit 4d bezeichnet. Die d-Orbitale der 5.Schale werden analog mit 4d und die der 6.Schale mit 6d gekennzeichnet.
f-Orbitale kommen im Periodensystem aufgrund ihrer energetischen Höherwertigkeit in der 6. und 7. Schale vor, gehören jedoch der 4. und 5. Schale an. Analog zu den d-Orbitalen werden diese in der Elektronenkonfiguration erst in der 6. bzw. 7.Schale gelistet, jedoch mit 4f bzw. 5f bezeichnet.

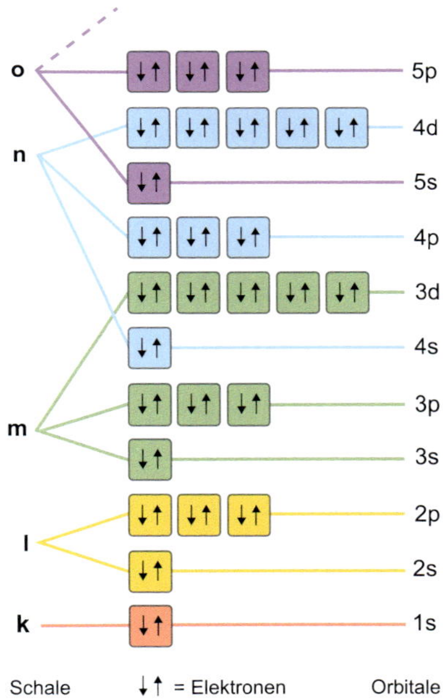

Abbildung 27
Auffüllung der Schalen mit Elektronen
(Termschema)

■ *Magnetquantenzahl m*

Die Magnetquantenzahl m charakterisiert die potentielle Energie eines Elektrons in z-Richtung bei Anlegung eines Magnetfeldes. Sie beschreibt des Weiteren die räumliche Orientierung des Bahndrehimpulses und kann innerhalb eines Orbitals betragsmäßig nicht größer als die Nebenquantenzahl werden. Die Magnetquantenzahl ist die Anzahl an energiegleichen Orbitalen.

Tabelle 7 Magnetquantenzahl

Orbital	m	l	Orbitalanzahl
s	0	0	1
p	-1,0,+1	1	3
d	-2,-1,0,+1,+2	2	5
f	-3,-2,-1,0,+1,+2,+3	3	7

Das s-Orbital enthält nur einen Orbitaltyp. Pro Orbitaltyp und Schale können zwei Elektronen, die sich in ihrem **Spin** unterscheiden, aufgenommen werden. Das s-Orbital kann dementsprechend maximal zwei Elektronen pro Schale enthalten. Es existieren drei p-Orbitaltypen mit einer maximalen Elektronenanzahl von 6 pro Schale. Die p-Orbitale werden p_x, p_y und p_z genannt, da sie auf den jeweiligen Richtungsachsen ausgerichtet sind, und sind energetisch gleichwertig. Im d-Orbital gibt es 5 unterschiedliche, jedoch energetisch gleichwertige d-Orbitaltypen, weswegen die maximale Anzahl an Elektronen im d-Block auch zehn beträgt. Das f-Orbital schließlich unterteilt sich in sieben energetisch gleichwertige Typen und kann damit maximal 14 Elektronen aufnehmen.
Abb. 28 zeigt wie s, p und d-Orbitale im Raum orientiert sind. Für die p-Orbitale ist zu beachten, dass die drei p-Orbitaltypen den m-Werten -1, 0, +1 entsprechen und demnach in den Richtungen x, y und z ausgerichtet sind.

Abbildung 28
Raumrichtungen der Orbitale s, p und d

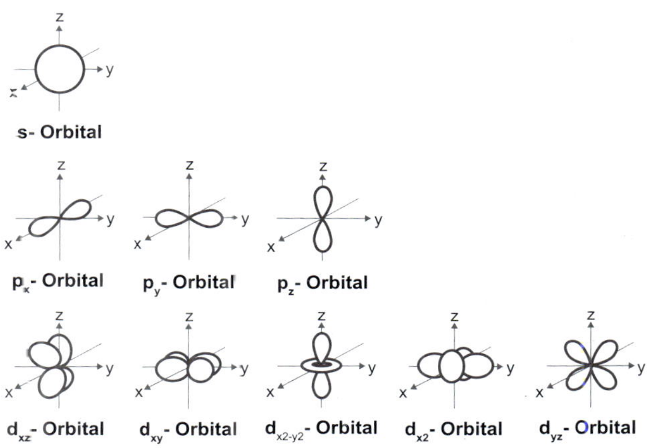

- ***Spinquantenzahl s***
  Jedes Orbital kann mit zwei Elektronen besetzt werden, die sich im **Spin (= Eigenrotation)** unterscheiden müssen. Das heißt, dass sich ein Elektron im Uhrzeigersinn, das andere gegen den Uhrzeigersinn dreht. Dabei kann der Spin s die Werte + ½ und – ½ annehmen.

Die genaue Zuordnung der Elektronen in die Orbitale und in weiterer Folge die Zuordnung der Atome im Periodensystem nennt man **Elektronenkonfiguration**. Dazu existieren **drei wichtige Regeln zur Besetzung der Orbitale** durch Elektronen:

- ***Pauli Prinzip***
  Nach diesem Prinzip werden Orbitale immer nur mit zwei Elektronen besetzt, die sich voneinander im Spin unterscheiden müssen.

- ***Hund'sche Regel***
  Die Hund'sche Regel besagt, dass energiegleiche Orbitale immer zuerst einfach besetzt werden müssen. Erst nachdem alle energiegleichen Orbitale einfach besetzt wurden, werden diese doppelt besetzt und es kommt zur Ausbildung von Elektronenpaaren.

- ***Energieprinzip***
  Energieärmere Orbitale (s < p < d < f) werden zuerst besetzt. Aus dem Energieprinzip wird ersichtlich, dass die Orbitale unterschiedliche Energieniveaus besitzen.

Prinzipiell gibt es zwei Arten, die Elektronenkonfiguration darzustellen. Entweder erfolgt die Zuordnung der Elektronen graphisch als **Term-Schema** oder als **Schreibweise**. In Abb.29 sieht man ein leeres Term-Schema, auch Energieniveaudiagramm genannt. Ein Elektron wird im Term-Schema mit einem Pfeil dargestellt. Dabei werden die Elektronen nach

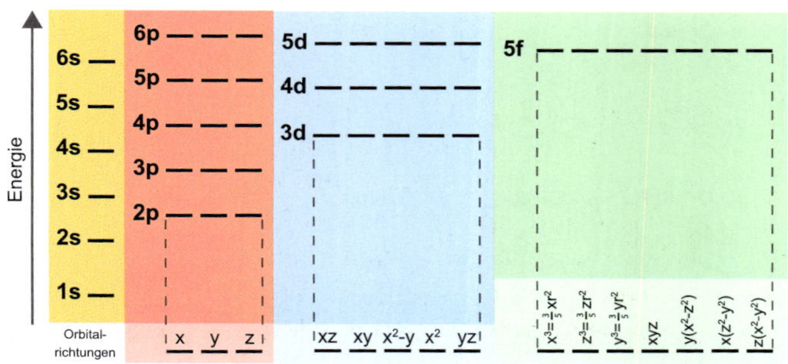

Abbildung 29
Aufteilung der Energieniveaus im sogenannten, hier unbesetztenTerm-schema

Abbildung 30
Graphische Darstellung der Elektronenkonfiguration

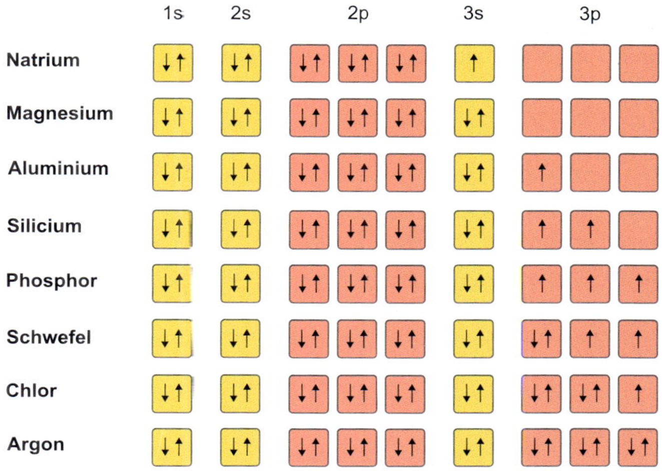

den drei Regeln, Pauli Prinzip, Hund'sche Regel und dem Energieprinzip den vier Orbitalen zugeordnet. Ein Orbital kann maximal zwei Elektronen, die sich in ihrem Spin unterscheiden müssen, aufnehmen. Um die unterschiedlichen Spins darzustellen, zeigt ein Elektron innerhalb eines Orbitaltyps nach oben und eins nach unten.

In Abb. 30 werden die Elektronenkonfigurationen der Elemente graphisch dargestellt, wobei der Energieunterschied hier nicht zu sehen ist.

Als Schreibweise wird der Elektronenkonfiguration das letzte Element der vorhergehenden Schale (= Edelgas) in Klammer vorangestellt, damit klar ist, um welche Periode es sich handelt und welche Elektronen bereits vorhanden sind. Anschließend folgt die Zahl der Periode, der Buchstabe des Orbitals und in Hochzahl die Elektronenanzahl im besagten Orbital. Hier werden jedoch die unterschiedlichen Orbital-Typen, wie p_x, p_y und p_z, zu einem zusammengefasst. Als Beispiel wird hier die Elektronenkonfiguration des Lithium Atoms dargestellt.

$$Li: 1s^2 2s^1$$

Hier stehen die Werte vorm Orbitaltyp für die Schalennummer, die Hochzahlen hingegen für die Elektronenanzahl. Da es in der ersten Schale nur ein s-Orbital gibt, beginnt mit dem vollständig aufgefüllten Orbital von zwei Elektronen bereits die neue zweite Schale. Da das Lithium in der zweiten Schale in der ersten Gruppe steht, wird klar, dass es nur ein Elektron besitzt. Dementsprechend beträgt die Elektronengesamtzahl in der zweiten Schale auch nur 1.

Da die Elektronenkonfiguration mit der Ordnungszahl immer länger wird und zur Bestimmung des Elements, aber auch für die weiteren Eigenschaften und Bindungsverhältnisse, nur die Valenzelektronen von Bedeutung sind, kann die Elektronenkonfiguration auch abgekürzt werden, indem man von dem letzten Element aus der vorhergehenden Schale ausgeht. Die Elemente der letzten Gruppe im Periodensystem werden Edelgase genannt, deren Eigenschaften und Verwendung in einem eigenen Kapitel behandelt werden (siehe Kapitel 5.5). Dementsprechend schreibt man bei der abgekürzten Elektronenkonfiguration das vorangegangene Edelgas in Klammer an und schließt mit der Besetzung der Valenzelektronen daran an.

Die gekürzte Form für die Elektronenkonfiguration des Lithiums sieht daher wie folgt aus.

Li: **[He]** $2s^1$

In Klammer steht He für Helium, da dies das vorangegangene Edelgas ist und von diesem Element ausgegangen wird. Der Wert 2 steht für die Schalennummer, s für das Orbital und die Hochzahl 1 steht für die Anzahl der Elektronen in dem jeweiligen Orbital.

Im Folgenden werden weitere Beispiele dargestellt:

Na: $1s^2\,2s^2\,2p^6\,3s^1$ oder [Ne] $3s^1$

P: $1s^2\,2s^2\,2p^6\,3s^2\,3p^3$ oder [Ne] $3s^2\,3p^3$

Ga: $1s^2\,2s^2\,2p^6\,3s^2\,3p^6\,4s^2\,3d^{10}\,4p^1$ oder [Ar] $4s^2\,3d^{10}\,4p^1$

Pb: $1s^2\,2s^2\,2p^6\,3s^2\,3p^6\,4s^2\,3d^{10}\,4p^6\,5s^2\,3f^{14}\,4d^{10}\,5p^6\,6s^2\,4f^{14}\,5d^{10}\,6p^2$ oder [Xe] $6s^2\,4f^{14}\,5d^{10}\,6p^2$

Die d- und die f-Orbitale stellen, wie man sieht, in der Schalennummerierung eine Ausnahme dar. Dies liegt daran, dass sie bezogen auf ihrer Schale höher energetisch sind und daher, wie schon im Absatz der Nebenquantenzahl beschrieben, die d-Orbitale der 4. Schale mit 3d und die f-Orbitale der 6. Schale mit 4f bezeichnet werden.

Bisher wurden Atome im sogenannten Grundzustand betrachtet, also mit der Elektronenaufteilung, wie im Periodensystem beschrieben. Dies wird auch als die energetisch niedrigste Elektronenkonfiguration bezeichnet. Es existiert jedoch auch der sogenannte angeregte Zustand. Es handelt sich dabei um einen Zustand, in dem Elektronen auf ein höheres Energie-

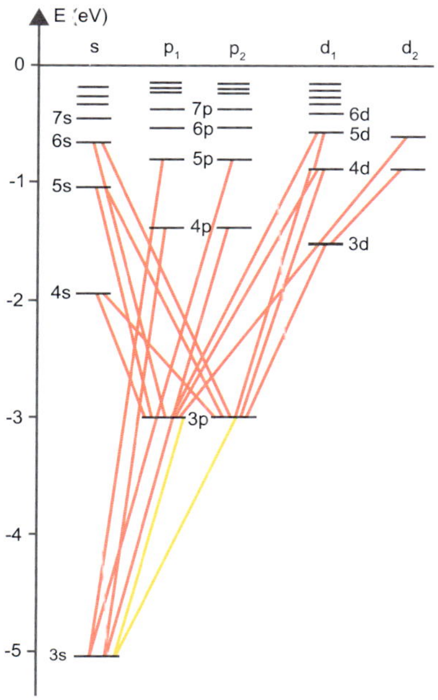

Abbildung 31
Termschema und energetische Anregung von Natrium

niveau gebracht werden. Dies geschieht durch Erhitzen, Lichteinwirkung oder chemische Reaktion. Die Flammenfärbung kann demnach im Termschema als optisches Spektrum dargestellt werden. Bei der Anregung von Natrium wird das energetisch höchste 3s Elektron auf ein höheres Energieniveau gehoben. Beim Rücksprung wird die für Natrium typische gelbe Strahlung bei 588 nm emittiert.

Lewis Elektronenschreibweise

Um die Atome mit ihren Valenzelektronen darzustellen existiert die **Elektronenschreibweise** nach Lewis, benannt nach dem Amerikaner **Gilbert Newton Lewis**, der sie vorgeschlagen hat. Dabei werden einfach besetzte Orbitale mit einem Punkt, doppelt besetzte Orbitale mit einem Strich gekennzeichnet.

Ein Punkt zeigt also ein Elektron. Man nennt solche Elektronen auch **Radikale**, das heißt, dass sie wesentlich schneller mit anderen Atomen oder Molekülen reagieren. Die Anzahl der Radikale gibt die Anzahl an Bindungsmöglichkeiten an, die ein Atom besitzt.
Striche deuten auf **Elektronenpaare** hin. Diese sind in ihrer Bindung schwer aufzubrechen, weswegen sie auch kaum andere Bindungen eingehen. Anhand der Elektronenpaare wird auch klar, dass beispielsweise Edelgase keine Verbindungen eingehen und in der Natur einatomig vorkommen.

Zusammenfassung

Das Orbitalmodell beschreibt die Aufenthaltswahrscheinlichkeit von Elektronen in den sogenannten Orbitalen. Das sind Raumbereiche die durch Quantenzahlen definiert werden und in unterschiedliche Energieniveaus, den Schalen, unterteilt sind, wobei gilt: Je niedriger das Energieniveau, desto näher sind die Elektronen darin dem Kern.

Die Quantenzahlen charakterisieren die Aufenthaltswahrscheinlichkeiten der Elektronen näher. Die Hauptquantenzahl n

Abbildung 32
Lewis Schreibweise von Lithium, Bor, Sauerstoff und Fluor

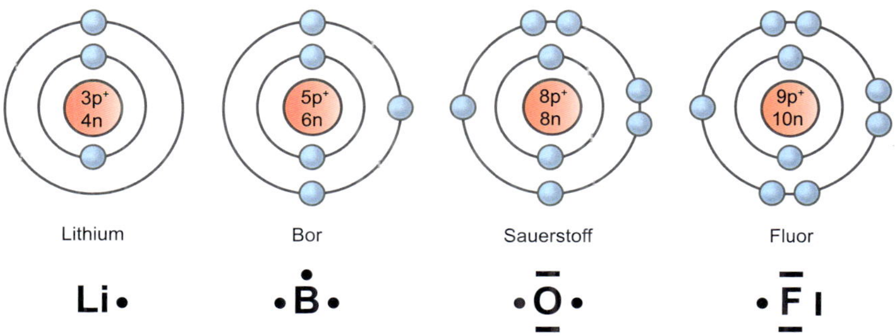

gibt dabei die Schalennummer und damit den Energiezustand an. Die Nebenquantenzahl l gibt für die Hauptquantenzahl an, welche Orbitale vorhanden sind. Es existieren vier unterschiedliche Orbitale: s-, p-, d- und f- Orbital, wobei in der ersten Schale nur ein s-Orbital (1s), in der zweiten Schale s- und p-Orbitale (2s, 2p) zu finden sind. Somit wird klar, dass in jeder Schale ein s-Orbital vorhanden ist. Ab der dritten Schale existieren d-Orbitale, wobei diese im Periodensystem erst in der vierten Schale auftauchen. Das liegt daran, dass die 3d-Orbitale energetisch höherwertig sind, als die 4s-Orbitale. Gleiches gilt für die f-Orbitale, die bereits ab der vierten Schale (4f) existieren, jedoch im Periodensystem erst in der 6.Schale auftauchen.

Die Magnetquantenzahl m gibt die räumliche Orientierung des Bahndrehimpulses und damit die unterschiedlich räumlich orientierten, jedoch energiegleichen Orbitaltypen an. Während das s-Orbital aus nur einem Orbitaltyp besteht, kann das p-Orbital sich in x-, y-, und z-Richtung orientieren. Somit existieren 3 verschiedene p-Orbitaltypen. Von den d-Orbitalen gibt es fünf und von den f-Orbitalen sieben gleichwertige Orbitalarten. Zusammen mit der Spinquantenzahl s erklärt sie die Zusammensetzung des Periodensystems. Pro Orbitaltyp können zwei Elektronen aufgenommen werden, die sich in ihrem Spin unterscheiden müssen. Im Periodensystem erkennt man 10 Elemente im d-Block, und 14 im f-Block. Dies erklärt sich dadurch, dass sie sich anhand der Elektronenanzahl (und damit auch anhand der Protonenanzahl!) um eins unterscheiden.

Die genaue Zuordnung der Elektronen erfolgt mittels der Elektronenkonfiguration oder in einem Termschema. Dabei muss das Pauliprinzip, die Hund'sche Regel und das Energieprinzip beachtet werden. Wenn Orbitaltypen einfach besetzt sind, handelt es sich um sogenannte Radikale, einfache Elektronen, die leicht Bindungen eingehen. Im doppelt besetzten Zustand, spricht man dagegen von unreaktiven Elektronenpaaren. Anhand der Elektronenkonfiguration bzw. dem Termschema können Atome schließlich mit ihren Valenzelektronen, den Außenelektronen, dargestellt werden, wobei man ein Punkt-Strich System verwendet, in dem ein Punkt ein einzelnes Elektron (Radikal) und ein Strich ein Elektronenpaar darstellt. Diese Schreibform wird Lewis Elektronenschreibweise genannt.

Übung Das Orbitalmodell

1. Ermittle die Elektronenkonfiguration folgender Elemente graphisch und als Schreibweise aus ihrer Stellung im PSE

   Mn As P W Sn O Cl

2. Stelle folgende Elemente in Lewis-Schreibweise dar.

   Mg N Ne Na B H

3. Bestimme die unten angeführten Kennzahlen der Elemente: *Ag, Ni, Sn, Zr, Ce, Rb, Kr*

   - *Ordnungszahl*
   - *Protonenzahl*
   - *Anzahl der Gesamtelektronen*
   - *Anzahl der Außenelektronen*

3.6 Kernchemie

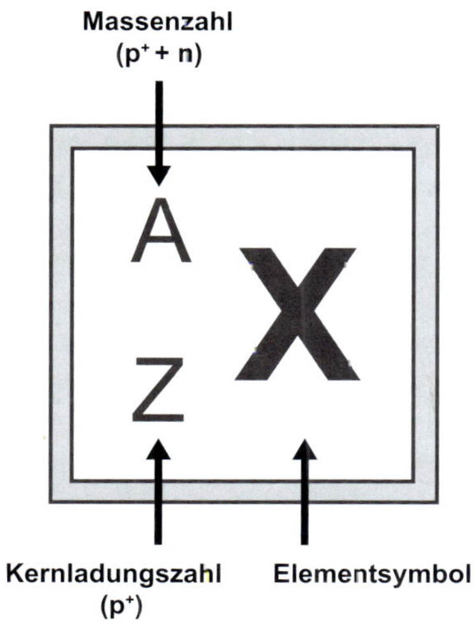

Abbildung 33
Symbolerklärung - Darstellung von Isotopen.

Wie bereits erklärt besteht ein Atom aus einem zentralen Kern in dem sich die Protonen und Neutronen befinden, sowie einer Hülle, die aus bestimmten Energieniveaus besteht und Elektronen enthält. Dabei enthalten neutrale Atome immer dieselbe Anzahl an Protonen und Elektronen, die Neutronenanzahl hingegen kann variieren. Es gibt daher Atome des gleichen Elements, die sich allein durch die Neutronenanzahl unterscheiden. Solche Atome werden Isotope genannt. Abb.33 zeigt nochmals die Darstellung von Isotopen: das X repräsentiert das Element als Symbol, Z ist die Kernladungszahl, also die Anzahl aller Protonen im Kern, und A stellt die Massenzahl, also die Summe aller Protonen und Neutronen im Kern, dar. Die Anzahl der Neutronen erhält man daher durch die Subtraktion der Kernladungszahl mit der Massenzahl.
Die Chemie befasst sich im Wesentlichen mit chemischen Reaktionen. Dabei handelt es sich um das Verhalten der Valenzelektronen in einem Atom, also ob sie abgegeben, aufgenommen oder mit einem anderen Atom geteilt werden. Der Atomkern hingegen ist bei solchen Reaktionen weitestgehend nicht beteiligt.

In der **Kernchemie,** auch Nuklearchemie genannt, hingegen erfährt der Kern sehr wohl Änderungen. Der Gegenstand dieser Fachrichtung ist die **Radioaktivität** und der **radioaktive Zerfall**. Der Kernzerfall, besser bekannt als der radioaktive Zerfall, ist die spontane Spaltung eines instabilen Kerns in zwei oder mehrere andere Partikel unter Freigabe von Energie. **Die Kernreaktion** hingegen ist eine induzierte Spaltung, bei der die Umwandlung mindestens eines Kerns in ein anderes Nuklid nach dem Zusammenstoß eines Atomkerns mit einem anderen Kern oder Teilchen stattfindet.

Zur Aufstellung einer Kernreaktion muss erst die allgemeine Darstellung einer Reaktion erklärt werden. Diese sieht wie folgt aus:

Reaktanden → Produkte

Die **Reaktanden**, auch Edukte genannt, sind jene Ausgangssubstanzen, mit denen die Reaktion gestartet wird. Produkte sind die neu gebildeten Substanzen. Der Pfeil dazwischen wird Reaktionspfeil genannt und zeigt das Stattfinden einer Reaktion an.

Eine Kernreaktion muss ähnlich wie eine chemische Reaktion ausgeglichen werden. Im Gegensatz zu einer chemischen Reaktion betrachtet man hierbei jedoch die Massenzahlen und Kernladungszahlen der an der Reaktion teilnehmenden Substanzen. In anderen Worten: Eine Kernreaktion ist dann ausgeglichen, wenn die Summe aller Kernladungszahlen auf der linken Seite der Summe aller Kernladungszahlen auf der rechten Seite entspricht. Dasselbe gilt für die Summen der Massenzahlen. Dieses Prinzip wird auch als der Erhaltungssatz der Baryonenzahl bezeichnet.
Um das Ausgleichen an einem Beispiel zu zeigen, nehme man an, man habe eine Kernreaktion zwischen einem ^{6}Li-Isotop und einem ^{2}H-Isotop. Man weiß, dass dabei zwei Nuklide entstehen, bekannt ist jedoch nur das ^{4}He-Isotop und man will herausfinden welches das andere Isotop ist. Die Kernreaktion wird wie folgt aufgestellt:

$$^{6}_{3}\mathrm{Li} + ^{2}_{1}\mathrm{H} \rightarrow ^{4}_{2}\mathrm{He} + \mathrm{Is}$$

In der Gleichung steht Is für das unbekannte Isotop. Die Summe der Kernladungszahlen auf der linken Seite beträgt 4 (3+1), somit muss die Summe der Kernladungszahlen auf der rechten Seite ebenfalls 4 ergeben. Da das ^{4}He-Isotop bereits eine Kernladungszahl von 2 hat, muss das zweite, unbekannte Isotop ebenfalls eine Kernladungszahl von 2 haben. Das bedeutet, dass es sich beim unbekannten Isotop ebenfalls um ein ^{4}He-Isotop handelt. Die Reaktion kann daher wie folgt aufgestellt werden.

$$^{6}_{3}Li + ^{2}_{1}H \rightarrow ^{4}_{2}He + ^{4}_{2}He$$

Wenn wir in der nun aufgestellten Reaktion die Massenzahlen betrachten, so erkennen wir, dass die Summe der Massenzahlen auf der linken Seite denen der rechten Seite entsprechen, nämlich 8. Somit handelt es sich um eine ausgeglichene Kernreaktion. Eine Kernreaktion ist, ebenso wie die Kernspaltung, demnach nichts anderes als eine Kernumwandlung. Die Alchemisten versuchten Jahrhundertelang eine Möglichkeit zu finden, ein Element in ein anderes, vorzugsweise Gold, umzuwandeln. Heutzutage ist dies mittels der Kerntechnik möglich, allerdings mit einer, wirtschaftlich gesehen, viel zu geringen Ausbeute.

Der radioaktive Zerfall

Die Kerne instabiler Isotope zerfallen spontan. Es gibt jedoch zwei Isotope, die einen ganzen Zerfallsprozess durchlaufen. Dabei handelt es sich um die Isotope ^{235}U und ^{239}Po. ^{235}U zerfällt zuerst in ^{234}Th, welches zu ^{234}Pa weiterzerfällt und aus welchem dann nach 14 weiteren Zerfallsschritten ^{206}Pb (Blei) entsteht. Da ^{206}Pb ein stabiles Isotop ist, nimmt der Zerfall hier ein Ende. Stabil sind Isotope dann, wenn sie ein für die Protonenanzahl angemessene Zahl an Neutronen im Kern besitzen. Für die ersten 20 Elemente handelt es sich dabei um eine etwa gleiche Anzahl an Protonen und Neutronen. Schwerere Isotope können mehr Neutronen aufnehmen, so besitzt das schwerste, stabile Isotop, ^{208}Pb, 82 Protonen und 126 Neutronen. Weicht die Zahl der Neutronen jedoch ab, so wird das Isotop instabil und damit radioaktiv. Daher können einige Isotope eines Elements stabil sein, während andere es nicht sind.

Wenn instabile Isotope zerfallen, geben sie Energie in Form von Strahlung ab. Es existieren dabei drei Zerfallsarten:

- ***Alphastrahlung***
  Ein Alpha-Teilchen setzt sich aus zwei Protonen und zwei Neutronen zusammen. Daher kann es formal als He^{2+}-Kation bezeichnet werden. Große und schwere Elemente, wie Uran, Thorium und Radon neigen zur Alphastrahlung. Im Folgenden wird eine Beispielsreaktion gezeigt.

$$^{86}_{222}Rn \rightarrow ^{84}_{218}Po + ^{2}_{4}He$$

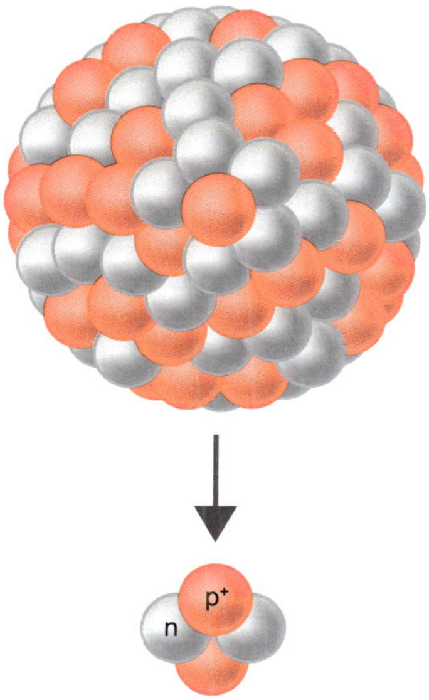

Abbildung 34
Alpha-Strahlung bestehend aus zwei Protonen und zwei Neutronen

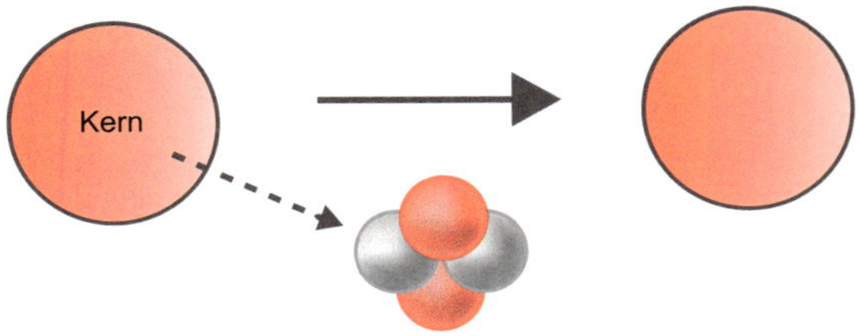

$$^{226}_{88}\text{Ra} \; - \; ^{4}_{2}\text{He} \; = \; ^{222}_{86}\text{Rn}$$

Abbildung 35
Bsp Alpha-Strahlung - Radioaktiver Zerfall von Radium Ra zu Radon Rn unter Emission von Alphastrahlung

Das ^{4}He-Isotop bezeichnet in dieser Reaktion formal ein Alpha-Teilchen. Da Radon ^{222}Rn ein Alphateilchen freigibt, muss das dabei entstehende Isotop das ^{218}Po (Polonium) sein. In Abb. 35 ist eine weitere Beispielreaktion mit Radon dargestellt.

- ***Betastrahlung***
  Bei der Betastrahlung wird ein Neutron in ein Proton umgewandelt und ein Elektron emittiert. Das bedeutet, dass ein Beta-Teilchen aus einem Elektron besteht. Ein für die Medizin wichtiger Betateilchenstrahler, also ein Isotop, das Betateilchen emittiert, ist das ^{131}I (Iod). Dieses wird zur Diagnose und Behandlung von Schilddrüsenkrebs eingesetzt. Ein anderer Betastrahler, das Strontium-Isotop ^{89}Sr, wird in der Strahlentherapie gegen die Knochenmetastasierung, also die Absiedelung von sogenannten Tochtertumoren, eingesetzt. In der Abb.37 wird der Zerfall von ^{137}Cs unter Emission von Betastrahlung gezeigt, wobei ^{137}Ba entsteht.

- ***Gammastrahlung***
  Die Gammastrahlung ist eine Begleitstrahlung zur Alpha- und Betastrahlung, die jedoch normalerweise nicht in der Gleichung einer Kernreaktion auftritt. Es handelt sich dabei um eine Art Röntgenstrahlung hoher Energie und kurzer Wellenlänge. Das Isotop ^{60}Co (Cobalt) leistet einen großen Beitrag an Gammastrahlung und wurde daher zwischen 1950 und 1970 bei der Strahlungsbehandlung zur Zerstörung von tieferliegenden Tumoren verwendet. Heutzutage wurden ^{60}Co-Bestrahlungsanlagen weitestgehend durch Elektronenlinearbeschleuniger ersetzt, sind jedoch aufgrund ihres einfachen Aufbaus v.a. in Entwicklungsländern nach wie vor im Einsatz.

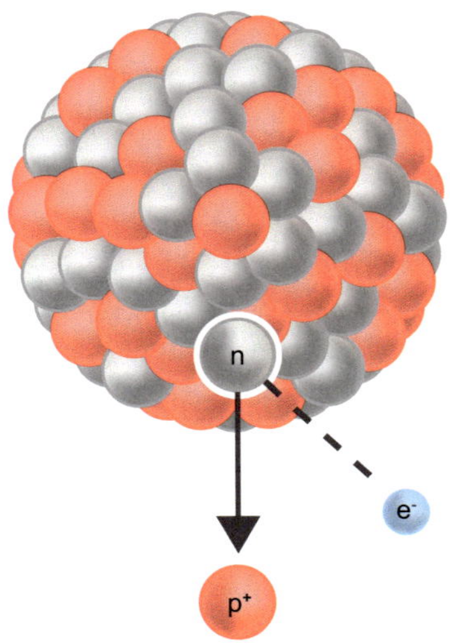

Abbildung 36
Betastrahlung als emittiertes Elektron nach Umwandlung eines Neutrons in ein Proton.

Strahlung kann grundsätzlich zwei Wirkungen auf den Körper haben: Sie kann einerseits Zellen durch Hitze

Abbildung 37 Bsp Beta-Strahlung
Radioaktiver Zerfall von Caesium Cs zu Barium Ba unter Emission von Beta-strahlung

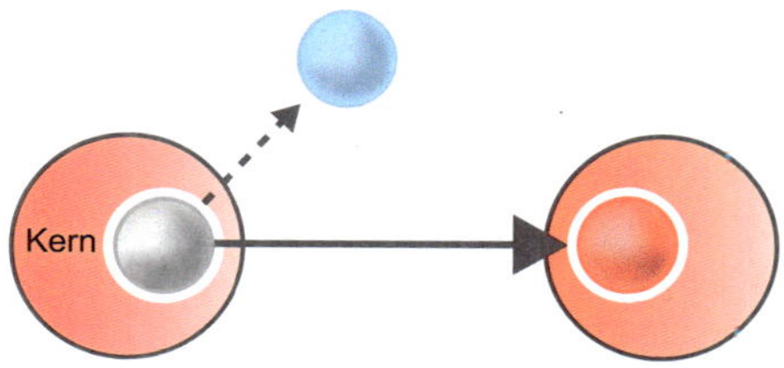

$$^{137}_{55}Cs \; - \; e^- \; = \; ^{137}_{56}Ba$$

zerstören und andererseits durch Ionisierung auflösen. Letzteres wirkt aufgrund von Zusammenstößen zwischen Zellen und Strahlung. Dabei werden Zellen durch Verlust von Elektronen ionisiert und zerfallen in kleinere Teile. Ionisierungen schwächen die Bindung und können zur Mutation oder zur vollständigen Zerstörung von Zellen führen.

Die Halbwertszeit

Wann ein bestimmtes radioaktives Isotop zerfällt, kann man an einem einzelnen Atom nicht vorhersagen. Es könnte sich dabei um Millisekunden bis zu Jahrhunderten handeln. Bei einer genügend großen Probe hingegen kann man die Zeit stoppen, die es braucht, bis die Hälfte der Atome in der Probe zerfallen sind. Diese Zeit wird Halbwertszeit genannt und trägt die Bezeichnung $t_{1/2}$. Sie kann durch Umformen folgender Gleichung berechnet werden:

$$\ln\left(\frac{N_0}{N}\right) = \left(\frac{0{,}6963}{t_{1/2}}\right)t$$

N_0 ...Betrag an radioaktivem Isotop
N ...Der Betrag nach einer bestimmten Zeit t
$t_{1/2}$ ...Halbwertszeit
t ...Zeit

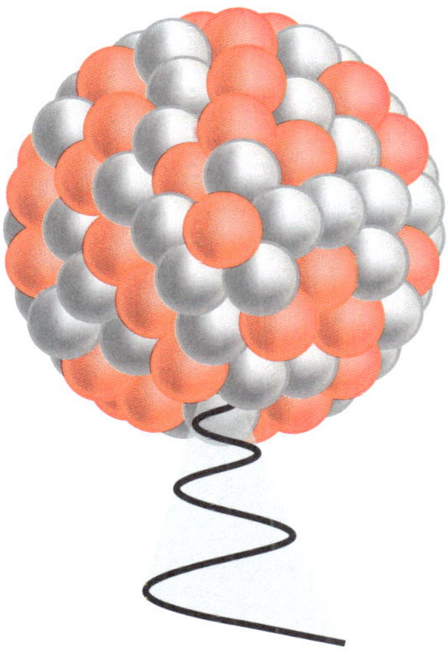

Abbildung 38
Gamma-Strahlung bestehend aus kurzer Wellenlänge und hoher Energie

Halbwertszeiten können wie bereits erwähnt sehr kurz oder sehr lang sein. In Tabelle 8 werden einige Halbwertszeiten von wichtigen radioaktiven Isotopen aufgelistet. Für die Medizin ist es sehr wichtig etwas über Halbwertszeiten zu wissen, da sie die Möglichkeit geben, vorherzusagen, wann eine Probe sicher verwertet werden kann. Dies tritt nach 10 Halbwertszeiten ein. Wenn beispielsweise radioaktives ^{131}I zur Behandlung von Schilddrüsenkrebs in den menschlichen Körper injiziert wird, wird es in zehn

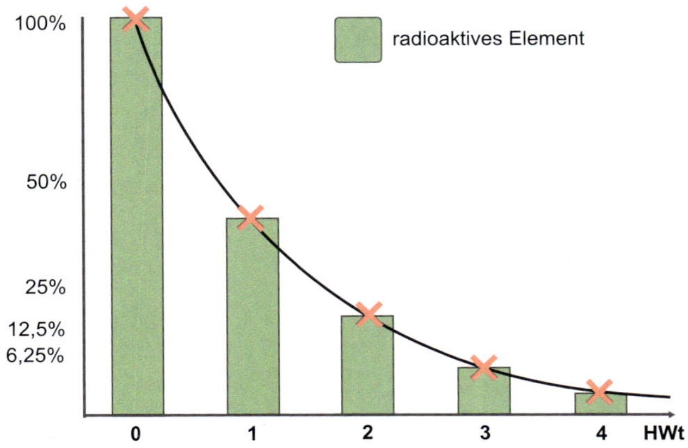

Abbildung 39
Halbwertszeit am Beispiel von ^{227}Ac, wobei die Hälfte der Teilchen nach 22 Jahren aufhört zu strahlen

Halbwertszeiten, also in 80 Tagen, aufhören zu strahlen. In Abb. 39 wird der Prozentgehalt an radioaktiven Material nach den ersten vier Halbwertszeiten von ^{227}Ac (Actinium) dargestellt. ^{227}Ac besitzt dabei eine Halbwertszeit von 22 Jahren.

Tabelle 8 Strahlungsart und HWZ verschied. Isotope

Radioaktives Isotop	Emittierte Strahlung	Halbwertszeit
^{94}Kr	Beta	1,4 Sekunden
^{222}Rn	Alpha	3,8 Tage
^{131}I	Beta	8 Tage
^{89}Sr	Beta	50,5 Tage
^{60}Co	Gamma	5,2 Jahre
^{3}H	Beta	12,3 Jahre
^{14}C	Beta	5,73 Jahre
^{235}U	Alpha	4,5 Milliarden Jahre
^{187}Re	Beta	70 Milliarden Jahre

Zusammenfassung

Die Kernreaktion ist eine induzierte Spaltung des Kerns durch Zusammenstoß mit einem Kern oder Teilchen. Eine chemische Reaktion läuft folgendermaßen ab: Reaktand -> Produkt. Bei Kernreaktionen werden die Massen- und Ordnungszahlen ausgeglichen, während beim radioaktiven Zerfall nur die Kernladungszahl, also die Ordnungszahl, sich verändert. Der radioaktive Zerfall ist die spontane Spaltung eines instabilen Kerns in zwei oder mehrere andere Partikel unter Freigabe von Energie in Form von Strahlung. Kerne sind dann instabil, wenn ihre Neutronenanzahl die für die Protonen im Kern angemessene Zahl überschreitet. Angemessen bedeutet bei Isotopen mit geringeren Ordnungszahlen als 20 die etwa gleiche Anzahl von Protonen und Neutronen im Kern. Isotope höherer Ordnungszahlen können hingegen mehr Neutronen aufnehmen, als Protonen vorhanden sind, um noch stabil zu bleiben. Wenn instabile Kerne zerfallen, geben sie Energie in Form von Strahlung ab, wobei man drei verschiedene Strahlungsarten unterscheidet. Alphastrahlung besteht aus zwei Protonen und zwei Neutronen und Betastrahlung aus einem Elektron. Die Gammastrahlung ist die Begleitstrahlung von Alpha- und Betastrahlung mit hoher Energie. Um vorauszusagen, wann radioaktives Material nicht mehr strahlt, wurde die Halbwertszeit eingeführt. Die Halbwertszeit ist die Zeit, die es braucht, damit die Hälfte aller Atome einer Probe zerfallen sind. Eine Probe ist für den Menschen strahlentechnisch nach 10 Halbwertszeiten sicher.

Kapitel 4 Periodensystem

4.1 Grundlagen

Anfang des 19. Jahrhunderts ordneten **Lothar Meyer** und **Dmitri Iwanowitsch Mendelejew** unabhängig voneinander erstmals die damals bekannten Elemente nach ihren Eigenschaften. Dabei entdeckten sie eine regelmäßige Periodizität und konnten damit die Elemente in einer tabellarischen Anordnung aufstellen, welches schließlich Periodensystem der Elemente, kurz PSE, genannt wurde. Die Entwicklung des PSE ermöglichte die Vorhersagung von weiteren, damals noch unentdeckten, Elementen. Heute dient sie vor allem der Übersicht.
Heute weiß man, dass das Ordnungsprinzip die Kernladungszahl, also die Ordnungszahl, ist. So steht Wasserstoff H mit der Ordnungszahl 1 an erster Stelle, Lithium mit der Ordnungszahl 3 steht an dritter Stelle.

Das Periodensystem wird in Perioden (Zeilen im PSE) und Gruppen (Spalten im PSE) unterschieden. Die Elemente, die als Gruppe untereinanderstehen, besitzen ähnliche chemische

Abbildung 40 Periodensystem

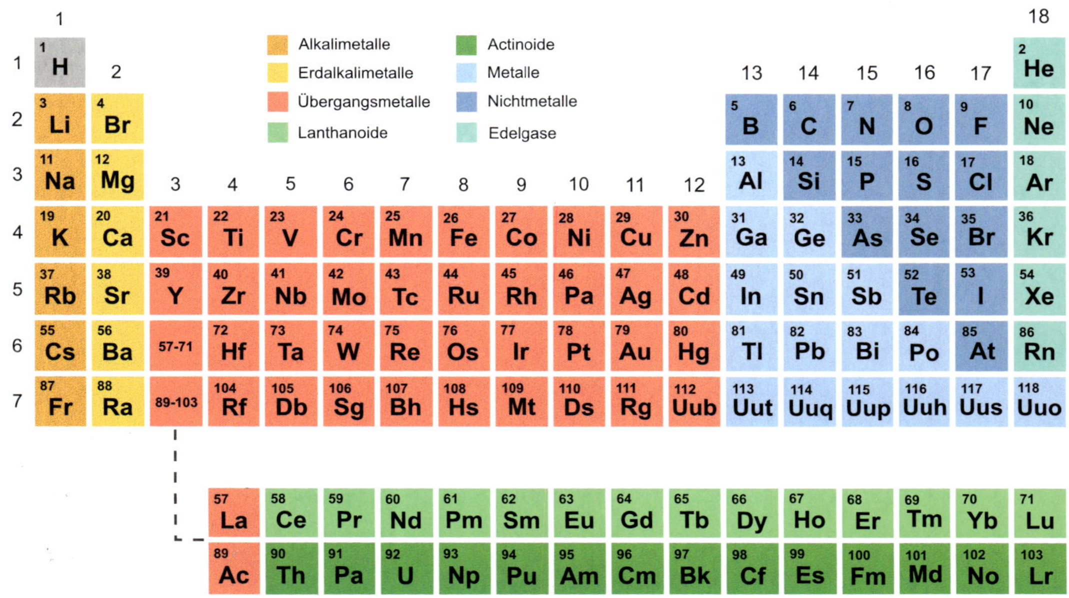

Eigenschaften. Anhand des PSE erkennt man, dass es 18 Gruppen gibt, sowie die Pseudogruppen der Lanthanoide und der Actinoide, die aus Platzgründen meist separat angeschrieben werden. Letztere beiden besitzen die Besonderheit, dass sie sich nur anhand der Elektronenanzahl in der sechsten bzw. siebten Periode voneinander unterscheiden. Da sie zudem einander sehr ähnliche Eigenschaften besitzen, werden sie als sogenannte Pseudogruppen extra genannt, obwohl sie theoretisch wie Lanthan und Actinium zur dritten Gruppe, der Scandiumgruppe, gehören.
Die Gruppen im PSE besitzen eigene Namen, die wie folgt benannt werden:

Alkalimetalle (1.Gruppe, Hauptgruppe)
Erdalkalimetalle (2.Gruppe, Hauptgruppe)
Scandiumgruppe (3.Gruppe, Nebengruppe)
Titangruppe (4.Gruppe, Nebengruppe)
Vanadiumgruppe (5.Gruppe, Nebengruppe)
Chromgruppe (6.Gruppe, Nebengruppe)
Mangangruppe (7.Gruppe, Nebengruppe)
Eisengruppe (8.Gruppe, Nebengruppe)
Kobaltgruppe (9.Gruppe, Nebengruppe)
Nickelgruppe (10.Gruppe, Nebengruppe)
Kupfergruppe (11.Gruppe, Nebengruppe)
Zinkgruppe (12.Gruppe, Nebengruppe)
Borgruppe (13.Gruppe, Hauptgruppe)
Kohlenstoffgruppe (14.Gruppe, Hauptgruppe)
Stickstoffgruppe (15.Gruppe, Hauptgruppe)
Chalkogene (16.Gruppe, Hauptgruppe)
Halogene (17.Gruppe, Hauptgruppe)
Edelgase (18.Gruppe, Hauptgruppe)
Lanthanoide (Pseudogruppe)
Actinoide (Pseudogruppe)

Die Perioden entsprechen den Schalen in der Elektronenhülle.

Somit besitzt ein Helium-Atom nur eine Schale, die K-Schale, ein Aluminium-Atom hingegen besitzt drei Schalen, die K-, L- und M-Schale.

Aus dem Periodensystem sind vielerlei Informationen herauslesbar. So ist für den Chemiker vor allem die **Molare Masse M** (siehe 5. Stöchiometrie), die in Masse pro Mol (g/mol) angegeben wird, von Bedeutung. Es handelt sich dabei um die Summe der relativen Atommassen eines Elements oder Moleküls bezogen auf 1 mol dieser Teilchen. Die **Atommasse**, ehemals auch Atomgewicht genannt, ist die Masse eines

Atoms und kann direkt aus dem PSE abgelesen werden. Sie entspricht fast genau der Anzahl der Nukleonen im Atomkern, da die Masse eines Elektrons vernachlässigbar klein ist. Eine geringe Abweichung ist jedoch dennoch vorhanden. Diese entsteht durch den geringen Massenunterschied zwischen den Protonen und den Neutronen.

Im PSE wird zumeist die relative Atommasse angegeben. Als Bezugsbasis für die relative Atommasse wurde 1961 das ^{12}C Atom gewählt. Sie gibt daher an, um wieviel mal schwerer ein Atom ist als 1/12 der Masse eines ^{12}C Atoms.

Die erste Tabelle mit den Atommassen der Elemente wurde von **John Dalton** 1805 veröffentlicht, der diese aus den Massenverhältnissen von verschiedenen chemischen Reaktionen herausfand. Dabei bezog er sich auf das leichteste Atom, dem Wasserstoff, und gab ihm eine Atommasse von 1. Heutzutage werden Atommassen einzelner Isotope mittels Massenspektrometer präzise bestimmt. Die gemittelten Atommassen kann daraus mithilfe des Isotopenverhältnisses ermittelt werden.

Auch die **Anzahl der Elektronen** können aus dem PSE ermittelt werden. Es handelt sich dabei formal um dieselbe Anzahl der Protonen. Somit entspricht die Ordnungszahl nicht nur der Protonenanzahl, sondern auch der Elektronenanzahl. Bei den **Valenzelektronen**, den sogenannten Außenelektronen, hingegen handelt es sich nur um jene Elektronen, die in der äußersten Schale eines Atoms auftreten. Somit besitzt ein ^{12}C Atom vier, ein ^{26}Fe hingegen acht Valenzelektronen.

Die Orbitale wurden bereits in Kapitel 3.5. dem PSE zugeordnet. Somit befindet sich der s-Block in den ersten beiden Hauptgruppen, der p-Block innerhalb der 13. und 18. Gruppe. Der d-Block enthält alle Nebengruppen zwischen der 3. und 12. Gruppe und im f-Block sind die Lanthanoide und die Actinoide.

Radioaktive Elemente, die kein stabiles Isotop besitzen, werden im PSE zumeist ebenfalls gekennzeichnet. Die Kennzeichnung variiert dabei je nach Darstellung. Dabei sind alle Elemente mit 84 oder mehr Protonen instabil, also radioaktiv und durchlaufen daher einen Zerfallsprozess. Auch werden in manchen Periodensysteme viele weitere Informationen wie beispielsweise **Dichte, Siedepunkt bzw. Schmelzpunkt, Atomradius, die Ionisierungsenergie und die Elektronegativität**, die **Oxidationszahlen**, die **Elektronenkonfiguration**, sowie die **Aggregatzustände bei 25°C** angegeben.

Tipp

Das ^{12}C Atom hat die *Ordnungszahl (= Protonenanzahl)* 6. Demnach enthält es 6 Protonen. Da die *Massenzahl (= Atommasse)* 12 u ist, muss das Atom noch zusätzliche 6 Neutronen im Kern besitzen.

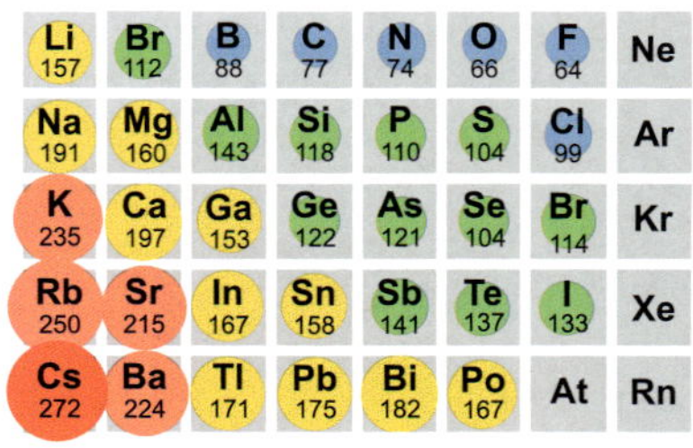

Abbildung 41
Atomradien-Vergleich im PSE

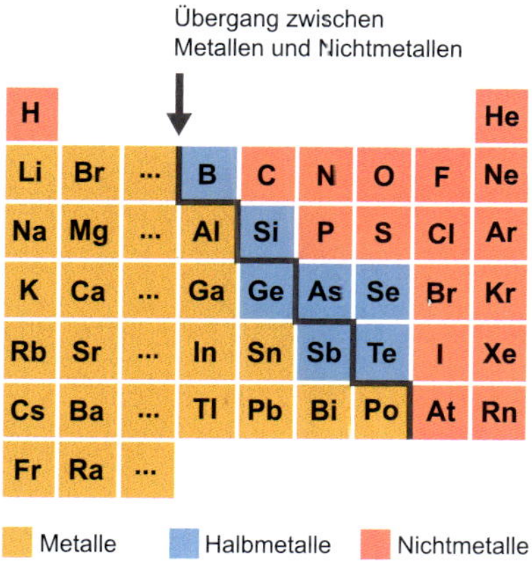

Abbildung 42 Metallcharakter im PSE

Der **Metallcharakter** ist ebenso eine wichtige Information. So nimmt dieser von links nach rechts im Periodensystem ab, jedoch von oben nach unten zu. Damit haben die Alkalimetalle Cäsium und Francium den höchsten Metallcharakter.

In folgender Tabelle sind weitere Trends dargestellt.

Tabelle 9 Trends im PSE

	Richung	
	Von Links nach Rechts	Von Oben nach Unten
Masse	Zunahme	Zunahme
Atomradius	Abnahme	Zunahme
Ionisierungsenergie	Zunahme	Abnahme
Elektronenaffinität	Zunahme	-
Elektronegativität	Zunahme	Abnahme
Metallcharakter	Abnahme	Zunahme

Demnach besitzt Ununoctium (Uuo) die größte Masse, jedoch nicht den größten Radius. Wasserstoff besitzt die kleinste Masse und Cäsium den größten Radius. Fluor besitzt die größte Elektronegativität, da die Edelgase aufgrund ihrer Trägheit und Stabilität keine Elektronegativität besitzen. Die Alkalimetalle Kalium, Rubidium, Cäsium und Francium besitzen hingegen die geringste Elektronegativität und ebenso die geringste Elektronenaffinität. Die 17. Gruppe, die Halogene, wirkt jedoch gegenüber Elektronen am Affinsten.

Wie man in der Abb. 42 und in der Tabelle 9 erkennt, kann man den Metallcharakter anhand des Periodensystems ablesen. So sind die Elemente der ersten Hauptgruppen Metalle und die Nichtmetalle die Elemente in den rechts liegenden Hauptgruppen.

Tipp

Sollte mal ein Periodensystem nicht zur Stelle sein, so helfen folgende Merksprüche.

1. Periode: He He

2. Periode:
Liebe Berta, Bitte Comm Nicht Ohne Frische Nelken

3.Periode:
Natürlich Mögen Alle Silkes Pudding. Schon Clar, Argon!

1.Gruppe:
Hallo Lieber Nachbar, Komm Rüber, Cäsar Friert!

4.2 Alkalimetalle

Die Alkalimetalle sind die Elemente der ersten Gruppe: Lithium, Natrium, Kalium, Rubidium, Caesium und Francium. Das Element Wasserstoff wird nicht zu der Gruppe gerechnet, da es kein Metall ist. Das Element Francium Fr ist ein Produkt der natürlichen, radioaktiven Zerfallsreihe. Da all seine Isotope radioaktiv sind und nur kurze Halbwertszeiten besitzen, ist das Element Francium extrem selten. Aufgrund dessen wird im Folgenden nur auf die Elemente Lithium Li, Natrium Na, Kalium K, Rubidium Rb und Cäsium Cs eingegangen.

Als Gruppe besitzen die Alkalimetalle einander ähnliche Eigenschaften. Sie sind sehr **unedle Metalle**, besitzen eine **geringe Dichte** und sind so **weich**, dass sie bereits mit einem Messer geschnitten werden können. Ihre Härte nimmt mit zunehmender Periode ab. So ist Caesium das weichste und Lithium das härteste der Alkalimetalle. Die Gruppe zeichnet sich aufgrund ihrer Metalleigenschaften durch gute **elektrische Leitfähigkeit** und **Wärmeleitfähigkeit** aus. Alkalimetalle sind alle bis auf Caesium, welches einen goldenen Schimmer besitzt, **silberglänzend**. Aufgrund ihrer Elektronenkonfiguration mit nur einem Elektron in der Außenschale sind Alkalimetalle die reaktivsten Metalle und kommen daher in der Natur nur in Form ihrer Salze als **einfach geladene Ionen** vor. Die **Reaktivität** nimmt innerhalb der Gruppe vom Lithium zum Caesium zu, während ihre **Ionisierungsenergie** abnimmt. Dies liegt daran, dass in einem kleinen Atom die Elektronen näher beim Kern liegen und daher elektrisch vom positiven Kern stärker angezogen werden und damit besser verbunden sind, als in einem Atom mit einem größeren Radius. Auch ihre **Schmelz- und Siedepunkte** nehmen innerhalb der Gruppe ab. Der Name Alkalimetall rührt daher, dass aus allen Elementen der Gruppe in Reaktion mit Wasser **Basen** (= Alkali) in Form von Metallhydroxiden entstehen.

$$2Me + 2H_2O \rightarrow 2MeOH + H_2$$

Me...Metall

Die Reaktionsfreudigkeit und Heftigkeit der Reaktion steigt dabei mit der Ordnungszahl. Alkalimetallhydroxide sind alle **ätzend, alkalisch, farblos, hygroskopisch** (= Wasser-entziehend) und **reagieren heftig mit Wasser.**
Ihre Basizität steigt dabei mit der Ordnungszahl. Natriumhydroxid NaOH ist das bekannteste und am meisten produzierte Alkalimetallhydroxid. Es ist eine wichtige Grundchemikalie für die chemische Industrie und wird in Lösung Natronlauge genannt. Es handelt sich dabei um eine stark ätzende Lauge, welche die Hornhaut so stark schädigen kann, dass es zur Erblindung führt.
Alkalimetalle sind leicht entzündbar und verbrennen unter heftiger Reaktion zu ihren Oxiden.

$$4Li + O_2 \rightarrow 2Li_2O$$
$$2Na + O_2 \rightarrow Na_2O_2$$
$$Me + O_2 \rightarrow MeO_2$$

für Me = K,Rb,Cs

Die **Flammenfärbung** ist ein typisches Merkmal für Alkalimetalle. Lithium bildet dabei eine rote, Natrium eine gelbe, Kalium eine violette, Rubidium eine rotviolette und Cäsium eine blauviolette Flamme. Aufgrund dieser Flammenfärbung werden die Alkalimetalle und ihre Verbindungen für Feuerwerke verwendet.

Tabelle 10 Trends der Alkalimetalle im PSE

	Richtung
	Von Oben nach Unten
Reaktivität	Zunahme
Schmelz-u. Siedepunkt	Abnahme
Basizität	Zunahme
Härte	Abnhame
Dichte	Zunahme

4.3 Erdalkalimetalle

Die Erdalkalimetalle sind die Elemente der zweiten Gruppe. Sie sind nach den Alkalimetallen die reaktivsten Metalle und daher fester gebunden als die Metalle der 1.Gruppe. Sie sind **gute elektrische Leiter**, **silberglänzend** und besitzen eine **schlechte Wasserlöslichkeit**.
Wie der Name bereits verrät, sind Erdalkalimetalle vor allem in der **Erdkruste (4,16 %)** zu finden. Die Elemente der Gruppe werden mit Ausnahme von Radium durch Schmelzflusselektrolyse aus Chloriden hergestellt. Radium ist ein Produkt der Zerfallsreihe und tritt mit all seinen Isotopen nur als solches auf. Daher ist es ein **seltenes Element.**

Zusammenfassung

Alkalimetalle: 1.Gruppe im Periodensystem bestehend aus reaktiven, weichen, unedlen Metallen mit geringer Dichte. Typisches Merkmal der Alkalimetalle ist ihr Hang zur Flammenfärbung. Der Name kommt von den Hydroxiden dieser Metalle, welche alle alkalisch sind.

Erdalkalimetalle: 2.Gruppe im Periodensystem, deren Hydroxide wie die Alkalimetallhydroxide basisch reagieren, jedoch hauptsächlich in der Erdkruste vorkommen. Es handelt sich um silberglänzende Metalle mit schlechter Wasserlöslichkeit.

4.4 Lanthanoide und Actinoide

Die Lanthanoide und Actinoide werden aufgrund ihrer Eigenschaften, wie bereits in der Einleitung zum Kapitel erwähnt, als eigene sogenannte Pseudogruppen aufgefasst. Es handelt sich bei beiden Gruppenelementen um silberweiße, reaktive Metalle.

Die **Lanthanoide** gehören mit den Elementen der dritten Gruppe (Scandium und Yttrium) zu den **Metallen der Seltenen Erden**. Die Namensgebung kommt von der Entdeckung und erstmaligen Isolierung aus seltenen Mineralien. Allerdings ist dieser Name missverständlich, da einige dieser Metalle, wie Cer oder Neodym, sogar öfter in der Erdkruste vorkommen als beispielsweise Blei, Molybdän oder Arsen. Die Lanthanoide sind am Aufbau der Erdkruste mit einem Massenanteil von 0,02 % beteiligt, dabei findet man das größte Vorkommen in China in der Inneren Mongolei. Seltene Erden werden vor allem in Schlüsseltechnologien eingesetzt. Samarium wird beispielsweise als Dauermagnet in Kopfhörern, Diktiergeräten und Festplattenlaufwerken eingesetzt. In weißen LEDs kommt hauptsächlich Cer dottiertes Yttrium-Aluminium-Granat Pulver zu Beleuchtungszwecken infrage. Für Plasmafernseher wird Europium zur Dotierung von rotem und blauem Leuchtstoff genutzt.

Aber auch in der Medizin finden Seltene Erden Verwendung: Erbium, Neodym und Holmium verwendet man zur Dotierung von Laserkristallen in Festkörperlasern, wie dem Er:YAG-Laser, der hauptsächlich in der Humanmedizin Gebrauch findet. Bei der Radiosynoviorthese, einer Behandlung von chronisch-entzündlichen Gelenkerkrankungen, wird das Erbium-Isotop ^{169}Er als reiner Beta-Strahler eingesetzt und Gadolinium-Komplexe werden als Kontrastmittel für die Kernspintomographie verwendet, da sie die Blut-Hirn-Schranke bei gesunden Menschen nicht überwinden und daher eine Blut-Hirn-Schrankstörung sichtbar machen können. Dies wäre ein pathologischer Hinweis auf eine Mangeldurchblutung, eine Entzündung oder einen Tumor.

Die **Actinoide** sind allesamt radioaktive Metalle. Am bekanntesten ist jedoch das Actinoid **Uran**, benannt nach dem

Abbildung 43
Lanthanoide und Actinoide

Lanthanoide	57 La	58 Ce	59 Pr	60 Nd	61 Pm	62 Sm	63 Eu	64 Gd	65 Tb	66 Dy	67 Ho	68 Er	69 Tm	70 Yb	71 Lu
Actinoide	89 Ac	90 Th	91 Pa	92 U	93 Np	94 Pu	95 Am	96 Cm	97 Bk	98 Cf	99 Es	100 Fm	101 Md	102 No	103 Lr

Planeten Uranus, dessen Isotop ^{235}U neben dem **Plutonium-Isotop** ^{239}Pu als einziges natürliches Nuklid zu einer Kernspaltungs-Kettenreaktion fähig ist und damit in Kraftwerken und in Kernwaffen infrage kommt. Eine Kernspaltung bezeichnet dabei einen Vorgang, bei dem ein Atomkern unter hoher Energieabspaltung in zwei oder mehrere sogenannte Spaltprodukte zerlegt wird, dabei wandelt sich das ursprüngliche Element in zwei unterschiedliche andere Elemente niedriger Ordnungszahl.
Als Beispiel sei folgende Reaktion gegeben.

$$^{95}_{239}\mathrm{Pu} + {}^{1}_{0}\mathrm{n} \rightarrow {}^{56}_{144}\mathrm{Ba} + {}^{38}_{94}\mathrm{Sr} + 2\,{}^{1}_{0}\mathrm{n}$$

In der beschriebenen Reaktion reagiert das Plutonium-Isotop ^{239}Pu mit einem thermischen Neutron 1n, einem sogenannten langsamen freien Neutron. Dabei spaltet sich das Plutonium-Isotop unter Energieabspaltung in ein Barium Isotop ^{144}Ba und einem Strontium-Isotop ^{94}Sr sowie zwei weitere Neutronen. Die Spaltprodukte Barium und Strontium haben einen hohen Neutronen-Anteil, weswegen sie sehr instabil sind und leicht weitere Neutronen abspalten können. So entstehen schließlich weitere Kernspaltungen und machen das Plutonium-Isotop daher zu einem wichtigen Ausgangsnuklid für Kernreaktoren.

Zusammenfassung

Lanthanoide: Gehören zu den Metallen der Seltenen Erde, obwohl der Name eher missverständlich ist, da einige dieser Elemente zu einem hohen Anteil in der Erdkruste vorkommen. Lanthanoide benötigt man für Schlüsseltechnologien, wie den Bau von LED- und Plasma-Bildschirmen, Kopfhörer oder Festplatten.

Actinoide: Sind radioaktive Metalle, wobei das bekannteste das Uran ist, welches für die Kernspaltung in Kernkraftwerken und Kernwaffen verwendet wird.

4.5 Halogene

Halogene [*halos*...griech. *Salz*; *gennáo*… griech. *erzeugen*] sind die Elemente der 17.Gruppe; Fluor F, Chlor Cl, Brom Br, Iod I und Astat As und sind, wie der Name schon sagt, **Salzbildner**. Halogene sind in der jeweiligen Periode die **reaktionsfreudigsten Elemente** aufgrund des fehlenden Elektrons zur Edelgaskonfiguration und wirken daher hauptsächlich **oxidierend**. Alle Halogene kommen in der Natur immer als **zweiatomige Moleküle** mit kovalenter Einfachbindung vor (F_2, Cl_2, Br_2, I_2). Fluor und Chlor kommen in der Natur als Gase, Brom als Flüssigkeit und Iod als Feststoff vor. Im Gegensatz zum Astat sind alle vier **in der Natur weit verbreitet.** Astat selbst ist ein radioaktives Element, welches aus dem natürlichen Zerfall von Uran entsteht. Da es auch sofort weiter zerfällt, gehört es zu den seltensten Elementen der Erde und muss bei Bedarf künstlich hergestellt werden. Das Kapitel befasst sich daher ausschließlich mit den anderen vier Halogenen.

Die Halogen-Atome besitzen dieselbe Elektronenkonfiguration und werden daher im Periodensystem zur Gruppe zusammengefasst. Wie bereits erwähnt, benötigen Halogene nur ein Elektron um die gewünschte Edelgaskonfiguration zu erreichen und haben daher eine starke Tendenz Elektronen aufzunehmen. Mit Ausnahme des Fluors können Halogene jedoch auch reduzierend wirken und Elektronen abgeben. Dies geschieht in der Reaktion mit Fluor selbst, da dieses Element die größte Elektronegativität aller Elemente besitzt und daher eines der stärksten Oxidationsmittel ist.

In Reaktion mit Wasserstoff reagieren Halogene zu **Halogenwasserstoffen.**

$$X_2 + H_2 \rightarrow 2HX$$

X...Halogen

Halogenwasserstoffe sind gasförmige, farblose, ätzende und starke Säuren. Fluorwasserstoff (HF) wird gelöst Flusssäure genannt. Sie ist eine farblose, stechend riechende, giftige Flüssigkeit und für die Fähigkeit bekannt, durch Glas und Knochen zu ätzen. Die Flüssigkeit kann daher nicht in Glas, sondern in Kunststoffflaschen aufbewahrt werden. Flusssäure wird vor allem in der Halbleiterproduktion verwendet.
Chlorwasserstoff heißt in Wasser gelöst Salzsäure (HCl) und ist eine Grundchemikalie in der anorganischen Chemie. Sie wird in der Industrie für vielfache Zwecke verwendet, wie beispielsweise zur Aufarbeitung von Erzen, im Bauwesen zur Entfernung von Mörtelresten, aber auch in der Lebensmittelindustrie als Zusatzstoff mit dem Kennzeichen E507 und in der Pharmaindustrie zur Überführung von apolaren Arzneistoffen in gut Wasserlöslichen Hydrochloride.
Bromwasserstoff (HBr) wird gelöst in Wasser Bromwasserstoffsäure genannt und wirkt stark ätzend. Iodwasserstoffsäure (HI) ist die flüssige Form von **Iodwasserstoff**. Da die Säurestärke innerhalb der Gruppe der Halogene mit der Ordnungszahl zunimmt, ist Iodwasserstoffsäure der stärkste Halogenwasserstoff, aber auch die stärkste sauerstofffreie Säure überhaupt. Sie wirkt auf die Haut, Atemwege und Schleimhäute stark reizend und kann lebendes Gewebe zerstören.

Durch Reaktion der Halogenwasserstoffe mit unedlen Metallen, Metalloxiden, -hydroxiden oder –carbonaten entstehen die sogenannten **Halogenide.**

$$2\,HX + Me \rightleftharpoons MeX_2 + H_2$$

Me...Metall

Es handelt sich dabei um Salze der Halogene. Elementare Halogene können ebenfalls Salze bilden, vor allem jedoch mit den Alkali- und Erdalkalimetallen.

$$X_2 + 2Me \rightarrow 2\,MeX$$

Halogenide haben sehr unterschiedliche Bindungsverhältnisse und physikalische Eigenschaften. Halogenide, die aus Metallen der ersten beiden Gruppen oder der Lanthanoide bestehen besitzen einen ionischen Charakter, der in der Reihenfolge

Fluoride > Chloride > Bromide > Iodide

abnimmt. Ein Beispiel ist **Natriumfluorid**, welches in der Natur als das seltene Mineral Villiaumit vorkommt. Es wird als Holzschutzmittel sowie als Konservierungsstoff für Klebstoffe verwendet. Außerdem wird es zur Fluoridierung von Speisesalz, Trinkwasser und Zahnpasta verwendet. In Zahnpasten wirkt Natriumfluorid als Kariesprophylaxe. **Natriumchlorid** ist nichts anderes als herkömmliches Speisesalz und wird vor allem in der Lebensmittelindustrie verwendet. **Kaliumbromid**, ebenfalls ein Halogenid mit einem Alkalimetall, wird in der Medizin als Narkose-, Beruhigungs- und Schlafmittel verwendet und **Kaliumiodid** wird in Form von Tabletten zum Schutz vor elektromagnetischen Strahlen eingesetzt.

Elementar sind Halogene farbig, giftig und wasserlöslich. Ihre Giftigkeit und Wasserlöslichkeit sinkt jedoch mit der Ordnungszahl. **Fluor**, das reaktivste Element, ist ein Gas mit blassgelber Farbe. Es ist stark ätzend und wirkt brandfördernd. **Chlor** ist als Gas grüngelb und nach Fluor das reaktivste Element. In der Natur kommt es (aufgrund seiner Reaktivität) sehr selten als giftiges Chlorgas Cl_2 vor, welches im ersten Weltkrieg als chemische Waffe diente, jedoch durch wesentlich wirksamere Giftgase, wie Phosgen, ersetzt wurde. Chlor hat eine desinfizierende Wirkung und wird daher zur Entkeimung von Wasser verwendet. Brom wird meist als Bromwasser, eine ätzende, rotbraune Flüssigkeit, verwendet, da die Feuchtigkeit seine Reaktivität erhöht. Iod ist ein violettes Gas und besitzt als Feststoff grauschwarze, metallisch glänzende

Schuppen. Das Element ist schlecht wasserlöslich, besitzt eine desinfizierende Wirkung und ist weniger aggressiv als Chlor. Iod kommt außerdem in der menschlichen Schilddrüse vor. Eine Iod-Unterversorgung führt zum Auftreten des soge-nannten Kropfs. Bei Schilddrüsenerkrankungen werden radioaktive Iod-Isotope zur Behandlung eingesetzt. Iod wird aufgrund seiner desinfiziernden Wirkung auch als Tinktur zum Auftragen auf Wunden verwendet.

Zusammenfassung

Fluor: Reaktivstes Element, größte Elektronegativität, blassgelbes Gas, brandfördernd, stark ätzend, in Form von Flusssäure HF kann es Knochen und Glas ätzen, in Form von Natriumfluorid wird es zur Kariesprophylaxe verwendet

Chlor: Zweitreaktivstes Element, grüngelbes Gas, desinfizierende Wirkung, als Chlorgas Cl_2 giftig, die ätzende Salzsäure HCl ist eine anorganische Grundchemikalie, Natriumchlorid NaCl ist Speisesalz.

***Brom*:** Ätzende, rotbraune Flüssigkeit, Feuchtigkeit erhöht seine Reaktivität, Kaliumbromid ist ein Arzneimittel (Narkose-, Beruhigungs- & Schlafmittel)

Iod: Violettes Gas, grauschwarzer, metallisch glänzender Feststoff, desinfizierend und weniger aggressiv als Chlor, Vorkommen in der Schilddrüse, Kaliumiodid-Tabletten wirken als Strahlenschutz, Iod-Isotope als Therapie bei Schilddrüsenerkrankungen, Iodwasserstoffsäure ist die stärkste sauerstofffreie Säure und kann lebendes Gewebe zerstören

4.6 Edelgase

Die 18. und damit letzte Gruppe besteht aus den Elementen **Helium, Neon, Argon, Krypton, Xenon** und **Radon.** Edelgase sind **gasförmig, Bestandteile der Luft** und sehr **reaktionsträge Nichtmetalle** und kommen daher in der Natur nur **einatomig** (= elementar) vor. Aufgrund ihrer Eigenschaft, **kaum Reaktionen** einzugehen, werden diese Elemente Edelgase genannt. In jeder Periode hat das Edelgas die **höchste Ionisierungsenergie.**

Edelgase besitzen außerdem **niedrige Schmelz- und Siedepunkte**. Das liegt an den schwachen Anziehungskräften zwischen den Atomen, die nur aus Van-der-Waals Kräften bestehen. Je höher die Ordnungszahl, desto schwächer sind die Valenzelektronen gebunden. Daher nimmt die Ionisierungs-

energie vom Helium zum Radon ab und erklärt auch die Zunahme der Schmelz- und Siedepunkte von Helium zum Radon.
Die Verwendung von Edelgasen findet sich hauptsächlich in **Leuchtröhren**. Helium bewirkt eine gelbe, Neon die bekannte scharlach-rote, Argon eine blaue, Krypton eine gelbgrüne und Xenon eine violette Farbe in den Leuchtröhren.

Helium [*Helios*… griech. *Sonne*] besitzt den niedrigsten Schmelz- und Siedepunkt aller Stoffe und kann als einziger Stoff unter Normaldruck nicht erstarren. Sein Siedepunkt unter Normaldruck liegt bei 4 K (= -269,15°C). Es ist nach Wasserstoff das zweithäufigste Element im Universum. Helium entsteht im Erdinneren laufend durch radioaktive Zerfallsprozesse aus Uran. Es ist außerdem ein Produkt aus der Kernfusion mittels Wasserstoff und damit ein wesentlicher Bestandteil der Sonne. Im **Linde-Verfahren** kann Helium verflüssigt werden. In diesem Verfahren wird zur Heliumverflüssigung minimal 0,84 K erreicht. Verflüssigtes Helium dient als **Kühlmittel** beim Einsatz von supraleitenden Magneten, um den Supraleiter unter seiner Sprungtemperatur zu halten. Supraleitung ist die Eigenschaft von Metallen, ab einer bestimmten tiefen Temperatur keinen elektrischen Widerstand mehr zu haben. Als Beispiel für supraleitende Magneten kann die Kernspintomographie, ein Verfahren zur bildlichen Darstellung von Gewebe und Organe im Körper, genannt werden. Helium-Sauerstoff Gemische (80:20) werden als **Atemgas** für Tiefseetaucher aber auch in der Intensivmedizin verwendet. Aufgrund seiner geringen Dichte wird es außerdem in **Luftschiffe und Wetterballone** gefüllt.

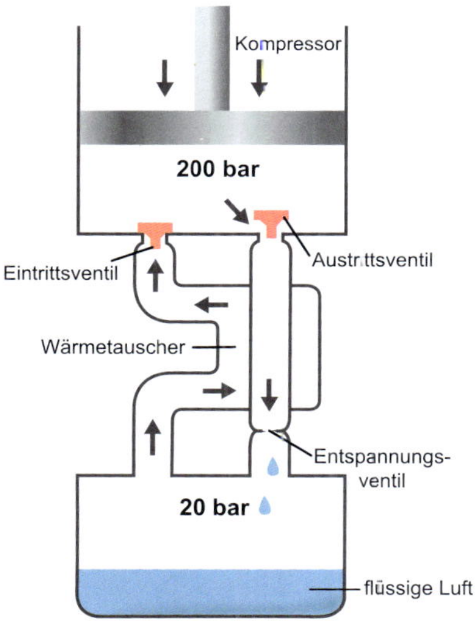

Abbildung 44
Linde-Verfahren zur Verflüssigung von Gasen wie Wasserstoff und Helium.

Xenon [*Xenos*… altgriech. *fremd*] ist das seltenste nicht-radioaktive auf der Erde vorkommende Element. Es wird als **Füllgas** für Xenon-Gasentladungslampen (Bsp.: Autoscheinwerfer) verwendet. Aufgrund seiner narkotisierenden Wirkung wird es auch als **Inhalationsanästhetikum** eingesetzt. Eine seiner Eigenschaften ist die Absorption von Röntgenstrahlung, daher wird reines Xenon als **Kontrastmittel** in der Computertomographie eingesetzt.

Argon [*Argos*… altgriech. *träge*] ist das häufigste auf der Erde vorkommende Edelgas und damit das dritthäufigste Element in der Erdatmosphäre nach Stickstoff und Sauerstoff. Argon ist chemisch inert und wird daher zum größten Teil als **Schutzgas** oder **Inertgas** verwendet.

Die Isotope von **Radon** [*radius*… lat. *Strahl, emanation*… lat. *Ausfluss*] sind alle **radioaktiv**. Die Gefahrenquelle der

Radioaktivität liegt nicht beim Edelgas, sondern bei seinen Zerfallsprodukten, wie beispielsweise dem Polonium-Isotop ^{218}Po, einem Alphastrahler, welcher sich in den Lungen absetzen kann. Trotz der geringen Durchdringung von Alphastrahlung wird das Zerfallsprodukt von Radon für das häufige Auftreten von Lungenkrebs verantwortlich gemacht. Ob dem so ist, wird allerdings nach wie vor untersucht. In der medizinischen **Radonbalneologie** wird Radon als Stimultans des menschlichen Immunsystems verwendet und soll dadurch Krankheiten lindern. Allerdings ist diese positive Wirkung nicht nachgewiesen.

Krypton zählt zu den seltensten Elementen der Erde. Das Edelgas wird zum größten Teil als **Füllgas** in Glüh- und Halogenlampen sowie Leuchtstoffröhren verwendet. Krypton absorbiert wie Xenon zu einem geringen Teil Röntgenstrahlung. Daher wird untersucht, ob **Krypton-Xenon-Gemische** als **Kontrastmittel** für die Computertomographie verwendet werden können.

Zusammenfassung

Edelgase sind reaktionsträge, gasförmig und kommen in der Natur nur einatomig vor.

Helium: Kann als einziges Element nicht gefrieren und hat seinen Siedepunkt bei 4 K. Helium-Luft-Gemische werden als Atemgase beim Tauchen, als auch in der Intensivmedizin genutzt.

Argon: Ist chemisch inert und wird daher als Schutzgas verwendet.

Krypton: Wird v.a. als Füllgas, als Gemisch mit Xenon aber auch als Kontrastmittel bei Computertomographien verwendet.

Xenon: Wird aufgrund seiner narkotisierenden Wirkung als Anästhetikum verwendet, aber auch in Reinform als Kontrastmittel für die Computertomographie.

Radon: Besitzt nur radioaktive Isotope und ist daher sehr instabil. Radon wird in der Radonbaneologie als Stimultans zur Linderung von Krankheiten verwendet, wobei der positive Effekt umstritten ist.

$$n\,(\text{mol}) = \frac{m\,(\text{g})}{M\,(\text{g/mol})}$$

Universalformel der Stöchiometrie

Stöchiometrie 5 Kapitel

5.1 Stoffmenge

Da es unterschiedliche Einheiten gibt, werden für mathematischen Formeln stets die sogenannten **SI-Einheiten** (frz.: Système international d'unités) verwendet. Es handelt sich dabei um ein Internationales Einheitensystem für physikalische und chemische Größen.

Mol ist die SI-Einheit der **Stoffmenge** n, eine Größe, die indirekt die Teilchenzahl einer bestimmten Menge einer Substanz angibt. Es handelt sich dabei um eine Maßeinheit, wie ein Paar, ein Dutzend. Während im Supermarkt ein Dutzend Eier gekauft werden oder man für gewöhnlich zwei, also ein Paar Handschuhe trägt, wird in der Chemie die Teilchenzahl mithilfe der Stoffmenge angegeben. Als Teilchen werden dabei Atome, Ionen, Moleküle, aber auch Elektronen bezeichnet. Sie ist nicht zu verwechseln mit dem Begriff Moleküle. Die Stoffmenge wird mittels folgender Formel definiert.

$$n\,(\text{mol}) = \frac{m\,(\text{g})}{M\,(\text{g/mol})}$$

m... Masse in g

M... Molmasse in g/mol

Es handelt sich hierbei um eine Art Universalformel für die Stöchiometrie. Anders ausgedrückt: Kohlenstoff hat die Molmasse 12 g/mol. Ein Mol ist die Stoffmenge, die aus genauso vielen Teilchen besteht, wie Atome in 12g von Kohlenstoff enthalten sind. Die **Molmasse** ist die Masse von 1 Mol eines Stoffes. Sie ist eine stoffspezifische Größe wie die Dichte oder die Siedetemperatur. Sie ist, wie die Formel für die Stoffmenge zeigt, direkt proportional zur Masse m.

Die **Avogadro Konstante** N_A beschreibt die Teilchenanzahl eines Stoffes. In Österreich wird sie auch als Loschmidt'sche Zahl NL bezeichnet – nach dem österreichischen Physiker und Chemiker Johann Loschmidt. Sie ist definiert wie folgt.

$$1\ \text{Mol} = 6{,}022 \times 10^{23}\ \text{Teilchen}$$

Tipp

Die Molmasse kannst du aus dem PSE ablesen. Es handelt sich dabei um die Massenzahl. Das ist die Summe der relativen Atommasse und entspricht fast genau der Anzahl der Nukleonen.

Die Avogadro Konstante $N_A = 6{,}022 \times 10^{23}$ ist eine der wichtigsten Größen in der Naturwissenschaft. Der Zusammenhang zwischen Teilchenzahl und Stoffmenge wird wie folgt dargestellt.

$$n = \frac{N}{N_A}$$

Übungsbeispiel 1 Stoffmenge

Wieviel g Eisen(III)oxid entstehen bei der Verbrennung von 50 g Eisen?

$$4Fe + 3O_2 \rightarrow 2Fe_2O_3$$

$$n(\mathrm{Fe}) = \frac{m(\mathrm{Fe})}{M(\mathrm{Fe})} = \frac{50\ \mathrm{g}}{55{,}8\ \mathrm{g/mol}} = 0{,}896\ \mathrm{mol}$$

$$\frac{n(\mathrm{Fe_2O_3})}{n(\mathrm{Fe})} = \frac{2}{4} = \frac{1}{2} \rightarrow n(\mathrm{Fe_2O_3}) = \frac{1}{2} * n(\mathrm{Fe}) = 0{,}5 * 0{,}896\ \mathrm{mol} = 0{,}448\ \mathrm{mol}$$

$$m(\mathrm{Fe_2O_3}) = M(\mathrm{Fe_2O_3}) * n(\mathrm{Fe_2O_3}) = 159{,}6\ \mathrm{g/mol} * 0{,}448\ \mathrm{mol} = 71{,}51\ \mathrm{g}$$

Bei der Verbrennung von 50 g Eisen entstehen 71,51 g Eisen(III)oxid.

Um die prozentuale Zusammensetzung von Verbindungen zu berechnen, wird die Formel für den **Massenanteil w** verwendet:

$$w\ (\%) = \frac{m(\mathrm{g})}{m_{\mathrm{Gesamt}}(\mathrm{g})} *100$$

Man kann mithilfe dieser Formel auch den Prozentual-Gehalt von bestimmten Elementen in Verbindungen berechnen.

Übungsbeispiel 2 Stoffmenge

Berechne den %-Gehalt von Eisen in Eisen[III]oxid (Fe_2O_3).

Dazu wird die Molmasse von 2 Fe und 3 O zusammengerechnet und die Molmasse von 2 Fe anschließend durch die Summe dividiert.

$$M\,[\mathrm{Fe_2}] = 2 \times 55{,}85\ \mathrm{g/mol} = 111{,}7\ \mathrm{g/mol}$$

$M\,[O_3] = 3 \times 16\ \text{g/mol} = 48\ \text{g/mol}$

$M\,[Fe_2O_3] = 48\ \text{g/mol} + 111{,}7\ \text{g/mol} = 159{,}7\ \text{g/mol}$

$$w = \frac{M\,[Fe_2]}{M\,[Fe_2O_3]} * 100 = \frac{111{,}7\ \text{g/mol}}{159{,}7\ \text{g/mol}} * 100 = 69{,}94\ \%$$

Unter **Konzentration** versteht man die Menge eines gelösten Stoffs pro Volumen der Lösung. Konzentrationen können in verschiedenen Maßeinheiten angegeben werden. Von besonderer Bedeutung ist die Angabe als **Stoffmengenkonzentration c,** früher Molarität genannt. Die Einheit der Stoffmengenkonzentration ist Mol/l. Folgende Formel beschreibt die Stoffmengenkonzentration:

$$c\,\left(\frac{\text{mol}}{\text{l}}\right) = \frac{n\ (\text{mol})}{V\ (\text{l})}$$

Die **Massenkonzentration β** wird wie folgt berechnet. Ihre Einheit ist g/l.

$$\beta\,\left(\frac{\text{g}}{\text{l}}\right) = \frac{m\ (\text{g})}{V\ (\text{l})}$$

Übung Stoffmenge 3

1. In 300 g Wasser werden 45 g Zucker gelöst. Berechne den Massenanteil an Zucker.

2. Welche molare Masse besitzt Traubenzucker $C_6H_{12}O_6$?

3. Für einen Versuch werden 3,5 mmol Natriumchlorid (NaCl) benötigt. Wie viel Natriumchlorid ist abzuwiegen?

Zusammenfassung

Die Maßeinheit für die Anzahl der Teilchen ist indirekt die Stoffmenge n mit der Einheit Mol. Sie kann mithilfe der Masse m und der Molmasse (Massenzahl) M berechnet werden und hat die Formel: n = m/M . Ein Mol eines Stoffes enthält genau $6{,}02213 \times 10^{23}$ Teilchen. Diese Zahl wird auch als die Avogadro-Konstante bezeichnet. Die Konzentration eines bestimmten Stoffes wird anhand der Stoffmengenkonzentration c, auch Molarität genannt, bestimmt (c = n/V).

Kapitel 6 Gasgesetze

pV = nRT

Gesetz der idealen Gase

Um mit Gasen sinnvoll arbeiten und rechnen zu können, wurde das **Modell des Idealen Gases** entworfen. Ideale Gase besitzen **kein Eigenvolumen** und es gibt **zwischen den Gasteilchen keine Wechselwirkungen**. In der Realität existieren ideale Gase jedoch nicht.
Das Gesetz von **Avogadro** besagt, dass das Gasvolumen nur von **Druck, Temperatur** und **Stoffmenge** abhängig ist und nicht von der Stoffart. Die Stoffmenge n = 1 nimmt also demnach bei allen Gasen bei gleicher Temperatur und gleichem Druck immer dasselbe Volumen ein.

Eine Temperaturerhöhung erzeugt immer eine Druckerhöhung, sowie eine Temperaturerniedrigung immer automatisch eine Druckerniedrigung erzeugt (s. auch Gesetz von Gay-Lussac).

Kelvin	Celsius
0 K	-273,15 °C
273,15 K	0 °C

Die SI-Einheit der Temperatur ist **Kelvin**. In der Naturwissenschaft wird daher immer mit der Einheit Kelvin gerechnet. Es handelt sich dabei um eine Temperatur-Skala, deren unterer Grenzwert bei -273,15°C, dem **absoluten Nullpunkt**, liegt.
Das Avogadro Gesetz ist der Grundstein für das ideale Gasgesetz, das wie folgt definiert ist:

$$p\,(\text{bar}) * V\,(\text{l}) = n\,(\text{mol}) * R \left(\frac{\text{bar} * \text{l}}{\text{mol} * \text{K}}\right) * T\,(\text{K})$$

Die **ideale Gaskonstante R** ist, ebenso wie die Avogadro Konstante, eine sehr wichtige Größe in der Naturwissenschaft.

$$R = 8{,}314 \,\frac{\text{bar} * \text{l}}{\text{mol} * \text{K}} = 8{,}314 \,\frac{\text{J}}{\text{mol} * \text{K}}$$

Der Zusammenhang zwischen Stoffmenge und Volumen eines beliebigen Gases wird mittels folgender Formel dargestellt.

$$V\,(\text{l}) = n\,(\text{mol}) * V_m\,(\text{l/mol})$$

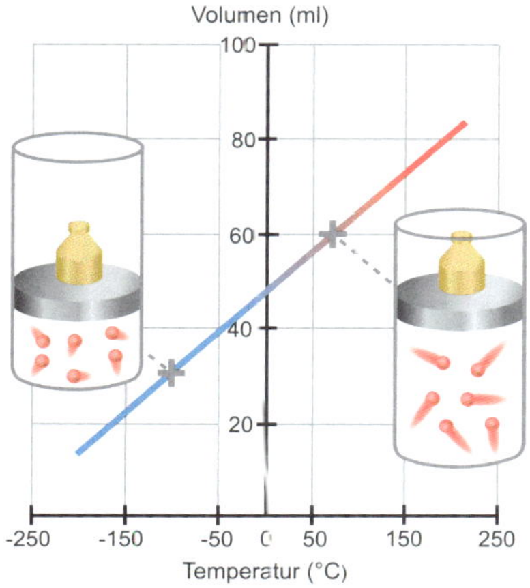

Abbildung 45
Isobare Reaktion - 1. Gesetz von GAY-LUSSAC (Gesetz von Charles), Volumenänderung mit der Temperatur

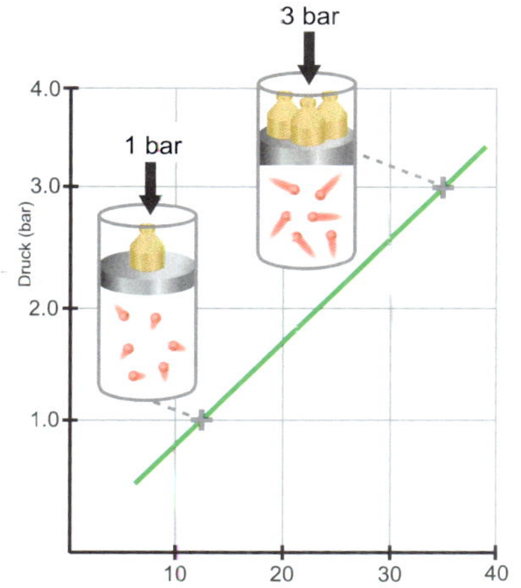

Abbildung 46
Isochore Reaktion - Gesetz von AMONTONS (2. Gesetz von Gay-Lussac), Temperaturänderung (und damit Änderung der Teilchengeschwindigkeit) mit dem Druck

Als Normalbedingungen werden folgende Bedingungen bezeichnet:

n = 1 mol	**T = 273,15 K (= 0°C)**
p = 1 bar	**V = 22,7 l**

Im Folgenden werden einige wichtige Gesetze dargestellt.

1. Gesetz von GAY-LUSSAC (Gesetz von Charles)

Dieses Gesetz besagt, dass bei konstantem Druck (= isobare Zustandsänderung) das Volumen proportional zur Temperatur ist

$$(V/T) = \text{konst.}$$

Das Gesetz von Charles erklärt, warum ein Körper sich bei höherer Temperatur ausdehnt und bei niedriger Temperatur zusammenzieht. Anders formuliert schreibt sich die Gleichung wie folgt für zwei Temperaturen und Volumina bei konstanter Stoffmenge und Druck:

$$\frac{V_1}{T_1} = \frac{V_2}{T_2}$$

Bei diesem Gesetz ist zu beachten, dass das Volumen nicht negativ werden kann, somit beträgt das kleinste Volumen 0. Das bedeutet, dass es einen unteren Grenzwert in der Temperaturskala geben muss. Die Auswirkung des Gesetzes von Charles ist daher die Existenz eines absoluten Nullpunkts, der wie bereits erwähnt bei -273,15°C liegt.

Gesetz von AMONTONS (2.Gesetz von Gay Lussac)

Gay-Lussac definierte, dass bei konstantem Volumen (=isochore Zustandsänderung) der Druck proportional zur Temperatur ist

$$(p/T) = \text{konst.}$$

Wie in Abb. 46 ersichtlich, wirkt sich die Druckeinwirkung auf die Temperatur aus. Je höher der Druck, desto höher die Temperatur und umgekehrt.
Das Gesetz kann für zwei Temperaturen und Drücke bei konstanter Stoffmenge und Volumen wie folgt angeschrieben werden:

$$\frac{p_1}{T_1} = \frac{p_2}{T_2}$$

Bei einem Anfangsdruck p_1 von 2 Pa und einer Anfangstemperatur von 25°C ändert sich der Druck in einem geschlossenen Gefäß wie folgt, wenn die Temperatur um 70° steigt:

$$p_2 = \frac{p_1 * T_2}{T_2} = \frac{2\ \text{Pa}*368{,}15\ \text{K}}{298{,}15\ \text{K}} = 2{,}47\ \text{Pa}$$

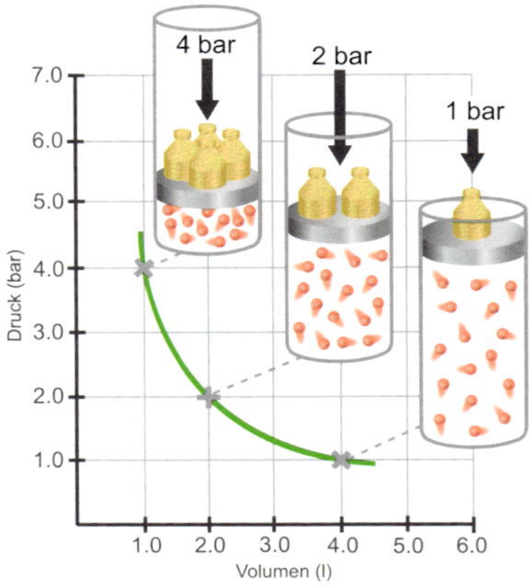

Abbildung 47
Isotherme Reaktion - Gesetz von Boyle-Mariotte, Volumenänderung mit dem Druck

Gesetz von Boyle Mariotte

Dieses Gesetz besagt, ähnlich wie seine Vorgänger, dass bei konstanter Temperatur (= isotherme Zustandsänderung) das Produkt aus Druck und Volumen konstant ist.

$$p * V = \text{konst.}$$

Nach dem Gesetz von Boyle-Mariotte erklärt sich, warum ein Ballon sein Volumen verliert, je tiefer man ihn unter Wasser drückt (siehe Abb.47). Ein Ballon, der zuvor bei Atmosphärendruck (~ 1 bar) 4 l Luft fasst, kann in 10 m Wassertiefe bei 2 bar nur mehr 2 l fassen:

$$V_2 = \frac{p_1 * V_1}{p_2} = \frac{1\ \text{bar} * 4\ \text{l}}{2\ \text{bar}} = 2\ \text{l}$$

Analog gilt dasselbe für die menschliche Lunge. Je tiefer ein Mensch taucht, desto weniger Luft kann die Lunge aufnehmen.

Übung Gasgesetze

1. Welche Stoffmenge an Sauerstoffteilchen ist in 13 l Sauerstoff bei 90°C und normalem Luftdruck enthalten?
2. Welches Volumen besitzt 2 Mol Stickstoff bei 120°C und normalem Luftdruck?
3. Berechne das Volumen bei Normalbedingungen für 1 Mol Wasserstoff.

Zusammenfassung

Mithilfe des Modells des Idealen Gases können annähernd gute Aussagen gemacht werden über Druck, Temperatur, Stoffmenge und Volumen des Gases. Dazu wird das ideale

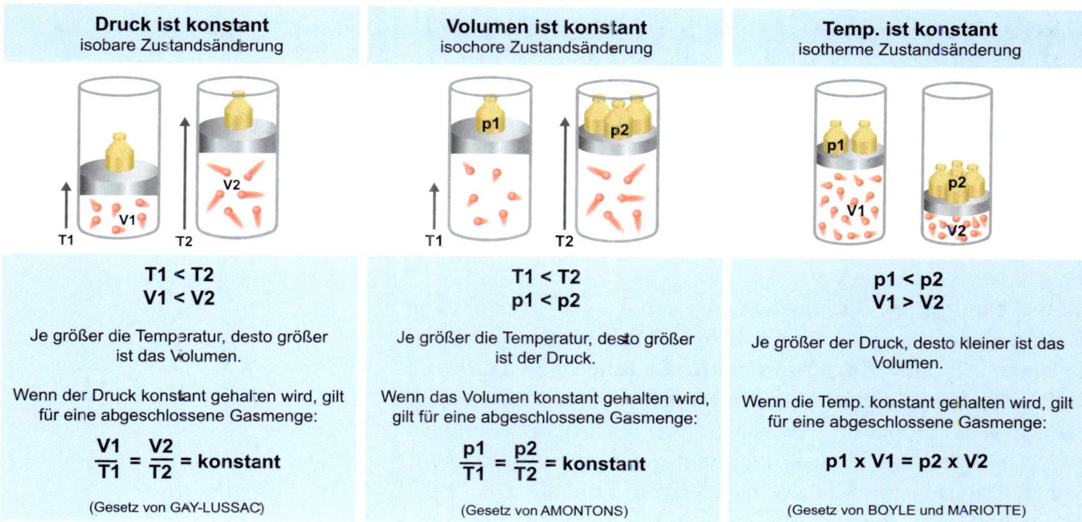

Abbildung 48
Übersicht der Gasgesetze

Gasgesetz, also die Formel: p x V = n x R x T, angewendet. Für die Temperatur wird dabei mit der SI Einheit Kelvin K gerechnet, wobei 0 K dem absoluten Nullpunkt entspricht, nämlich -273,15°C. Die Existenz dieses Nullpunktes wurde mithilfe dem Gesetzes von Charles bewiesen.

Dem Gesetz nach ist das Volumen bei isobaren Zustandsänderungen proportional zur Temperatur ($V_1/T_1 = V_2/T_2$). Da das Volumen aus logischen Gründen nicht kleiner als null werden kann, muss es demnach einen absoluten Temperaturnullpunkt geben.

Analog zum Gesetz von Charles, existieren das Gesetz von Gay Lussac, wobei der Druck bei isochoren Zustandsänderungen proportional zur Temperatur ist ($p_1/T_1 = p_2/T_2$), sowie das Gesetz von Boyle Mariotte, nach dem das Produkt aus Druck und Volumen bei isothermen Zustandsänderungen konstant ist ($p_1*V_1 = p_2*V_2$) .

Kapitel 7 Chemische Reaktionen

$2H_2 + O_2 \rightarrow 2H_2O$

Reaktion von Wasser

7.1 Darstellung von chem. Reaktionen

Der Ablauf einer Reaktion wird durch eine chemische Reaktionsgleichung wiedergegeben. Die Substanzen, die miteinander in Reaktion treten, heißen **Reaktanden** oder **Edukte**. Die daraus resultierenden Substanzen heißen Produkte. Reaktanden und Produkte werden mittels chemischer Formel dargestellt. Es handelt sich dabei um die Zusammensetzung von Substanzen mithilfe der chemischen Symbole aus dem Periodensystem. Wasserstoffperoxid wird beispielsweise mit der Molekularformel H_2O_2 dargestellt und besteht damit aus zwei Wasserstoffatomen H und zwei Sauerstoffatomen O.

Die Reaktanden stehen auf der linken Seite der Gleichung, die Produkte auf der rechten. Dazwischen befindet sich **ein Reaktionspfeil**, der angibt, dass eine Reaktion stattfindet.

Reaktanden → Produkte

Die Atome und Moleküle werden mit ihren chemischen Symbolen, Verhältnisformeln oder Summenformeln angegeben. Als Beispiel dient die Reaktion von Wasserstoff und Sauerstoff zu Wasser:

$$2\,H_2 + O_2 \rightarrow 2\,H_2O$$

Die Zahl vor den Formeln, die **Koeffizienten**, gibt die Zahl der beteiligten Moleküle an. Im Beispiel reagieren zwei Moleküle Wasserstoff (H_2) mit einem Molekül Sauerstoff (O_2) zu zwei Molekülen Wasser (H_2O). Somit sagt die Reaktionsgleichung aus, welche Stoffmengen (in Mol) umgesetzt werden. Also 2 Mol Wasserstoff reagieren mit einem Mol Sauerstoff und ergeben 2 Mol Wasser.

Um das **Gesetz der Massenerhaltung** zu erfüllen, muss die Zahl der Mole jedes Elements auf beiden Seiten der Gleichung miteinander übereinstimmen. Wenn man in der obigen Gleichung anstatt 2 Mol Wasserstoff 4 Mol Wasserstoff einsetzt müsste sich das wie folgt verändern:

$$4\,H_2 + 2\,O_2 \rightarrow 4\,H_2O$$

Formulierung einer Gleichung

- Darstellung der Formeln aller Reaktanden und aller Produkte als Reaktionsgleichung mit Reaktionspfeil. Dabei ist es wichtig die Verhältnis- oder Summenformel der beteiligten Stoffe zu kennen, da ohne sie keine Gleichung formuliert werden kann.

- 7 Elemente kommen in elementarer Form immer als zweiatomige Moleküle vor. Ihr Aggregatzustand ist dabei gasförmig:

  - Wasserstoff H_2
  - Stickstoff N_2
  - Sauerstoff O_2
  - Halogene F_2, Cl_2, Br_2, I_2

- Gleichung ausgleichen und die Ausgleichung überprüfen.

Übungsbeispiele Darstellung von chem. Reaktionen

Übungsbeispiel 1

$$\mathbf{CS_2 + Cl_2 \rightleftharpoons CCl_4 + S_2Cl}$$

C : 1	C : 1
S : 2	S : 2
Cl : 2*3 = 6	Cl : 6

Tipp

Bei dem Atom anfangen, das auf einer Seite nur einfach vorkommt!

Die Reaktanden sind auf der linken, die Produkte auf der rechten Seite zu sehen.Die Mole von Schwefel und Wasserstoff stimmen bereits überein, allerdings die Mole für Chlor nicht. Da auf der Produktseite 6 Chloratome sind und auf der linken nur 2, muss auf der linken Seite 3 Mol eingesetzt werden:

$$\mathbf{CS_2 + 3Cl_2 \rightleftharpoons CCl_4 + S_2Cl_2}$$

Drei mal zwei Chloratome ergeben 6 Chloratome. Somit ist die Gleichung ausgeglichen.

Übungsbeispiel 2

$$\mathbf{Cu + O_2 \rightleftharpoons Cu_2O}$$

Cu : 1 *2 = 2	Cu : 2
O : 2 / 2 = 1	O : 1

$$2\ Cu + {}^{1}/_{2} O_2 \rightarrow Cu_2O$$

Tipp

Elementare Atome oder Moleküle sind sehr leicht ausgleichbar.

Damit kein Bruch in der Gleichung steht, wird die gesamte Reaktionsgleichung mit dem Nenner (hier 2) multipliziert.

$$\mathbf{4\ Cu + O_2 \rightleftharpoons 2Cu_2O}$$

Übungsbeispiel 3

$$Fe + O_2 \rightleftharpoons Fe_2O_3$$

Fe : 1 Fe : 2
O : 2 O : 3

Tipp
Fang mit dem schwierigsten an, das ist hier Sauerstoff!

Hier sucht man am besten das kleinste gemeinsame Vielfache von 2 Sauerstoff- und 3 Sauerstoffatomen. Das kleinste gemeinsame Vielfache von 2 und 3 ist 6. Das heißt es werden 6 Sauerstoffatome benötigt.Da man mehr Sauerstoff für Di-Eisen-Tri-Oxid benötigt, braucht man ebenso mehr Eisenatome.

Fe : 1 *4 = 4 Fe : 2 *2 = 4
O : 2 *3 = 6 O : 3 *2 = 6

Es folgt:

$$4\ Fe + 3O_2 \rightleftharpoons 2Fe_2\ O_3$$

7.2 Verbrennungsprozesse

Wenn eine Verbindung verbrennt und dabei mit der Luft Kontakt hat, so tritt eine Reaktion mit Sauerstoff ein. In der Regel entstehen dabei folgende Produkte, je nachdem ob die genannten Elemente in der Verbindung enthalten sind:

Kohlenstoff → CO_2 (g) bei einer vollständigen oder CO bei einer unvollständigen Verbrennung
Wasserstoff → H_2O (g) oder H_2O (l)
Schwefel → SO_2 (g)
Stickstoff → N_2 (g)

Mit dieser Kenntnis kann man Reaktionsgleichungen für Verbrennungsprozesse formulieren.

Übung Verbrennungsprozesse

1. Wie viel mol Sauerstoff benötigt man bei der Verbrennung von 15 mol Butan (C_4H_{10})?
2. Wie viel mol Methanol (CH_3OH) kann man aus 15 mol Wasserstoff und überschüssigem Kohlenmonoxid erzeugen?
3. Gleiche aus: a) $CH_4 + O_2 + NH_3 \rightarrow HCN + H_2O$ c) $FeS_2 + O_2 \rightarrow Fe_2O_3 + SO_2$
   b) $CaSO_4 \rightarrow CaO + SO_2 + O_2$ d) $CuO + NH_3 \rightarrow Cu + H_2O + N_2$

7.3 Chemisches Gleichgewicht

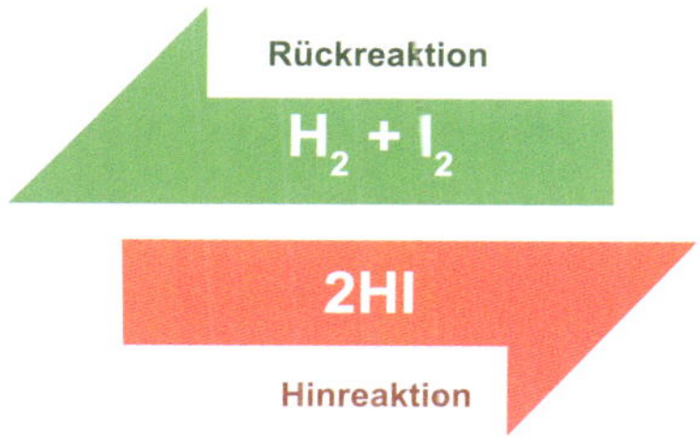

Abbildung 49
Gleichgewichtsreaktion angezeigt durch Hin- und Rückpfeil

Chemische Reaktionen sind im Prinzip **umkehrbar**, das heißt **reversibel**. Verläuft eine Richtung der Reaktion, wir nennen sie hier **Hinreaktion, exotherm**, so verläuft die **Rückreaktion endotherm**.

Exotherm bezeichnet eine Reaktion, bei der Energie, meist in Form von Wärme, an die Umgebung abgegeben wird. Eine **Endotherme** Reaktion benötigt Energie um stattfinden zu können.

In Abb. 49 erkennt man, dass bei der Hinreaktion Iodwasserstoff, bei der Rückreaktion Wasserstoff und Iod gebildet werden. Bei einer reversiblen Reaktion reagieren zwei Substanzen solange miteinander bis ein **dynamischer Gleichgewichtszustand** eintritt. Dynamisch bedeutet hier, dass die Reaktionsgeschwindigkeit zwar null ist, Hin- und Rückreaktion jedoch weiterhin, und zwar gleich schnell, ablaufen.

Im chemischen Gleichgewicht sind die Änderungen der Reaktionsgeschwindigkeit und der Konzentration konstant.

Das Verhältnis der Konzentrationen beider chemischer Reaktionen wird durch das Massenwirkungsgesetz beschrieben. Für eine allgemeine Reaktion:

$$aA + bB \rightleftharpoons cC + dD$$

lautet das Massenwirkungsgesetz:

$$K = \frac{c^c\,(C) * c^d\,(D)}{c^a\,(A) * c^b\,(B)}$$

Abbildung 50
Einstellen des chemischen Gleichgewichts nach der Konzentration (l) und nach der Reaktionsgeschwindigkeit (r)

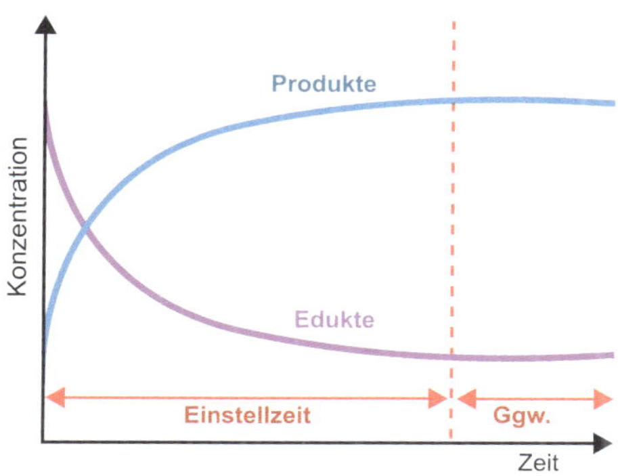

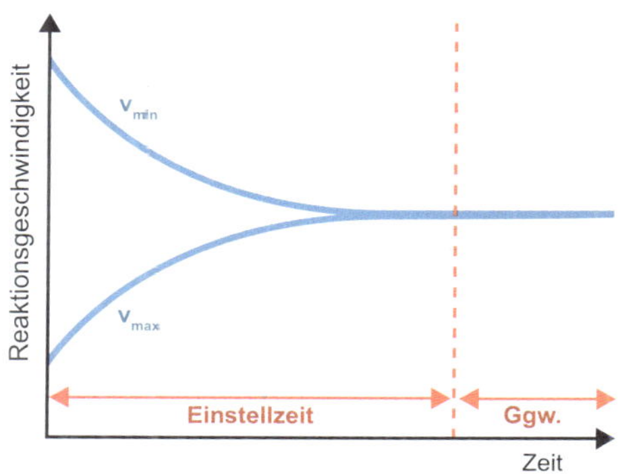

Die **Gleichgewichtskonstante K** ist **temperaturabhängig**, jedoch **unabhängig von der Stoffmenge, vom Druck und von An- oder Abwesenheit eines Katalysators**. Sobald K einen großen Zahlenwert besitzt ($K > 1$), liegt das Gleichgewicht auf der rechten Seite der Reaktionsgleichung; Das heißt die Hinreaktion läuft bevorzugt ab. Umgekehrt wenn K klein ist ($K < 1$), liegt das Gleichgewicht auf der linken Seite. Der Einfluss der Temperatur auf das Gleichgewicht wird mit Beispiel A deutlich gemacht.

Beispiel A: *Temperaturabhängigkeit*

$$CO_2 + H_2 \rightleftharpoons CO + H_2O \qquad \Delta H^0 = +41{,}2\,\frac{kJ}{mol}$$

Da die Enthalpie größer Null ist, muss es sich hier um eine endotherme Reaktion handeln. Erhöht man in dieser Reaktion die Temperatur, so wird die Gleichgewichtskonstante K größer und die Reaktion läuft bevorzugt nach rechts ab. Temperaturerhöhungen begünstigen immer den endothermen Vorgang. Bei der Temperaturerniedrigung wird der exotherme Vorgang begünstigt. Das bedeutet in der Reaktionsgleichung, dass die Reaktion bevorzugt nach links abläuft. Das bedeutet, dass je nach Temperatur mehr Produkte gebildet oder mehr Edukte erhalten werden.

Das Gleichgewicht lässt sich außerdem mittels des **Prinzips des kleinsten Zwanges** verschieben. Dieses Prinzip, formuliert von **Le Chatelier** 1884, besagt, dass ein sich im Gleichgewicht befindliches System einem darauf ausgeübten Zwang ausweicht und ein neues Gleichgewicht einstellt. Mit Zwang ist hier jede Änderung der Ausgangsbedingung gemeint. Somit kann man das Gleichgewicht auch mittels **Konzentrations- oder Druckänderung** verschieben.

Wird die Konzentration einer Substanz erhöht, so verlagert sich das Gleichgewicht so, dass die betreffende Substanz verbraucht wird und deren Konzentration kleiner wird. Entfernt man andererseits eine Substanz aus dem Gleichgewichtssystem verlagert dies ebenso die Gleichgewichtslage. In Beispiel B wird die Konzentrationsänderung dargestellt.

Beispiel B: *Konzentrationsänderung*

$$H_{2(g)} + I_{2(g)} \rightleftharpoons 2HI_{(g)}$$

Wenn sich die in Beispiel B abgebildete Reaktion im Gleichgewicht befindet und die H_2–Konzentration mittels Zusatz von

Wasserstoff erhöht wird, so weicht das System insofern aus, als das mehr Iodwasserstoff gebildet wird. Somit verlagert sich das Gleichgewicht nach rechts. Wenn HI nun entfernt wird, so verlagert sich das Gleichgewicht ebenso nach rechts unter Bildung von weiterem Iodwasserstoff und Verbrauch von H_2 und I_2. Dementsprechend wird durch Erhöhung der Konzentration eines Eduktes oder Entfernung eines Produkts, mehr Produkt gewonnen.

Druckänderungen wirken sich vor allem bei Gasreaktionen aus, sofern Δn (= Mol-Differenz) $\neq 0$ ist. Auf Gasreaktionen mit $\Delta n = 0$ haben Druckänderungen keinen Einfluss. Des Weiteren werden Reaktionen mit Flüssigkeiten oder Feststoffen von Druckänderung kaum beeinflusst. Als Beispiel wird in Beispiel C die Ammoniak-Synthese verwendet

Beispiel C: *Druckänderung*

$$N_{2(g)} + 3H_{2(g)} \rightleftharpoons 2NH_{3(g)}$$

Man erkennt, dass es sich um eine Gasreaktion handelt. Außerdem ist die Stoffmengendifferenz der linken und rechten Seite ungleich 0 ist, da auf der linken Seite 1 Mol Stickstoff und 3 Mol Wasserstoff und auf der rechten Seite 2 Mol Ammoniak zu finden sind. Somit kann man hier das Gleichgewicht mittels Druckänderung verschieben. Bei der Erhöhung des Drucks verschiebt sich das Gleichgewicht nach rechts, die Teilchenzahl wird vermindert. Umgekehrt führt die Erniedrigung des Drucks zu einer Erhöhung der Teilchenzahl und bewirkt in der Reaktion eine Verschiebung des Gleichgewichts nach links.

Es gilt:
Die Gleichgewichtslage lässt sich durch Temperatur- oder Konzentrationsänderung verschieben und es wird damit mehr oder weniger Produktanteil gewonnen. Bei Gasen mit $\Delta n \neq 0$ kann das Gleichgewicht zusätzlich mittels Änderung des Drucks verschoben werden.Wenn man Kohlendioxid in Wasser löst, entsteht zu einem geringen Teil Kohlensäure. Die Gleichung dazu sieht wie folgt aus:

$$CO_2 + H_2O \rightleftharpoons H_2CO_3$$

Somit kann das Massenwirkungsgesetz für die Kohlensäure folgendermaßen angeschrieben werden:

$$K = \frac{c\,(H_2CO_3)}{c\,(CO_2) + c(H_2O)}$$

Je höher die Konzentration an Kohlendioxid ist, desto mehr verschiebt sich das Gleichgewicht auf die rechte Seite der Reaktion und desto mehr Kohlensäure ist somit vorhanden. Da es sich im Falle des Kohlendioxids um ein Gas handelt, kann das Gleichgewicht auch mithilfe des Drucks verschoben werden. Bei Erhöhung des Drucks verschiebt es sich nach rechts, bei Erniedrigung des Drucks nach links.

7.4 Reaktionsgeschwindigkeit

Die Reaktionsgeschwindigkeit v gibt an, wie viele Teilchen pro Zeit in einer chemischen Reaktion umgesetzt werden. Sie ist der Quotient aus dem Betrag der Konzentrationsänderung eines Stoffes $|\Delta c|$ und dem zugehörigen Zeitintervall Δt

$$v = \frac{|\Delta c|}{\Delta t} = \frac{|c_2 - c_1|}{t_2 - t_1}$$

Tipp

Änderungen bzw. Differenzen von Daten werden mit Δ bezeichnet.

Die Reaktionsgeschwindigkeit ist abhängig von Temperatur, Konzentration und Katalysator-Einsatz. Bei Feststoffen ist sie außerdem von der Oberfläche des Stoffes, bei Gasen vom Druck abhängig.

- ***Konzentrationsabhängigkeit***
  Voraussetzung einer chemischen Reaktion ist der Zusammenstoß der entsprechenden Teilchen. Je mehr Teilchen vorhanden sind, desto höher ist die Anzahl der Zusammenstöße und desto schneller läuft die Reaktion ab. Bei Gasreaktionen werden Konzentrationserhöhungen durch die Erhöhung des Druckes erreicht.

- ***Temperaturabhängigkeit***
  Je höher die Temperatur, desto schneller bewegen sich die Teilchen. Dadurch lassen sich Bindungen leichter lösen und Reaktionen finden schneller statt. Es gilt dabei die RGT-Faustregel (Reaktionsgeschwindigkeits-Temperatur-Regel): Wird die Temperatur um 10°C erhöht, so steigt die Geschwindigkeit um das Vierfache.

- ***Katalysatorabhängikeit***
  Bevor eine Reaktion stattfinden kann, muss eine gewisse Energie eingesetzt werden. Die Energie, die dafür eingesetzt werden muss, wird **Aktivierungsenergie** genannt. Wenn eine gewisse Schwelle, also der Betrag der Aktivierungsenergie, erreicht wird, kann die Reaktion stattfinden.
  Aufgrund von hohen Aktivierungsenergien verlaufen viele Reaktionen langsam. Katalysatoren setzen diese

Abbildung 51
Katalysatorabhängigkeit einer chemischen Reaktion

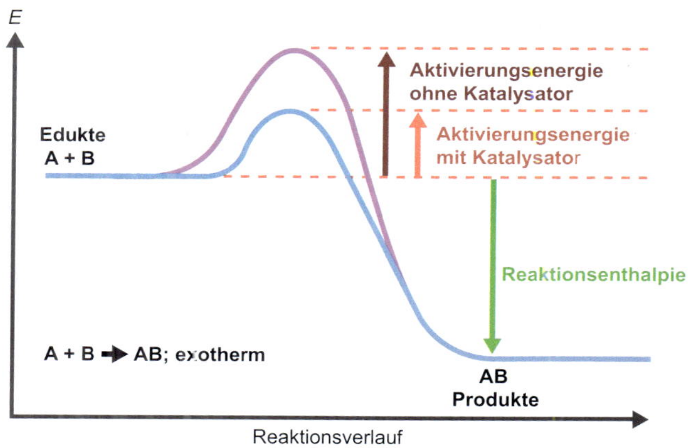

Aktivierungsenergie herab und lassen dadurch Reaktionen schneller stattfinden. Durch eine große Oberfläche des Katalysators wird die Reaktionsgeschwindigkeit nochmals erhöht, da die Reaktion an der Oberfläche stattfindet. **Katalysatoren** sind damit Substanzen, die eine chemische Reaktion erleichtern. Allerdings gehen sie mit den beteiligten Stoffen keine Bindung ein und werden demnach nicht verbraucht.

Die Aktivierungsenergie ist die Energie die aufgebracht werden muss, damit eine Reaktion stattfinden kann.

Die Gesamtenergie einer Reaktion wird **Reaktionsenergie** genannt. Diese leitet sich von der **Inneren Energie** ab, jene Energie ΔU, die in einem Stoff gespeichert ist. Es handelt sich dabei um die Differenz der Inneren Energien der Reaktanden U_1 und die der Produkte U_2.

$$\Delta U = U_2 - U_1$$

Bei **exothermen** Reaktionen wird ein Energieanteil der **Reaktionsenthalpie, genannt** ΔH wird, frei. Bei diesen Reaktionen ist die Enthalpie daher negativ **($\Delta H < 0$)**. Bei **endothermen** Reaktionen wird Reaktionsenthalpie benötigt und muss daher von der Umgebung aufgenommen werden, dabei ist **$\Delta H > 0$.** Dies wird im Energiediagramm in Abb. 52 dargestellt. Wenn nun einer Reaktion ein Katalysator zugesetzt wird, ändert sich sein Energiediagramm. Ähnlich wie ΔU wird auch die Reaktionsenthalpie, auch Wärmeinhalt genannt, ΔH als Differenz der Reaktanden H_1 und Produkte H_2 aufgefasst.

$$\Delta H = H_2 - H_1$$

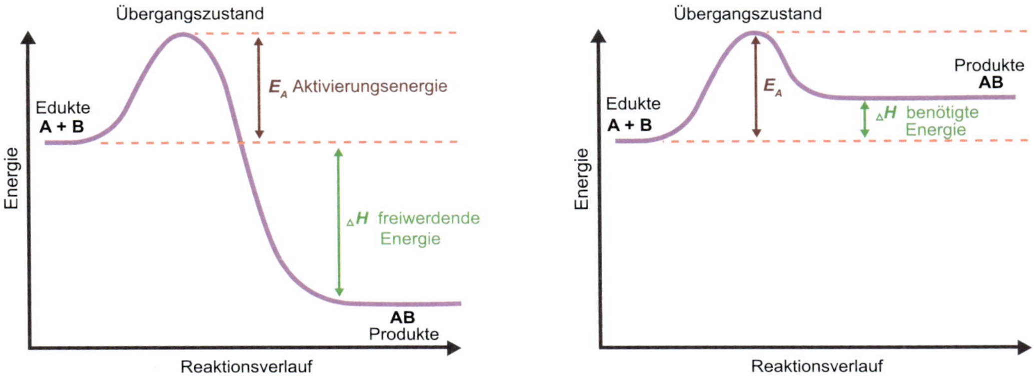

Abbildung 52
Vergleich von exothermer (links) und endothermer (rechts) Reaktion

Während die Produkte bei exothermen Reaktionen einen geringeren Wärmeinhalt als die Reaktanden haben, ist es bei endothermen Reaktionen genau umgekehrt. Die Enthalpie hängt dabei von der Temperatur, dem Druck und dem Aggregatzustand ab.

In der Reaktion zur Herstellung von Wasser besitzt die Enthalpie einen negativen Wert. Es handelt sich damit um eine exotherme Reaktion.

$$H_{2(g)} + {}^{1}/_{2}O_{2(g)} \rightleftharpoons H_2O_{(l)} \qquad \Delta H = -286 \text{ kJ/mol}$$

Es ist wichtig, dass der Aggregatzustand bei der Angabe der Enthalpie immer angegeben ist, da dieser, wie bereits erwähnt, davon abhängig ist. Die Herstellung von Wasserdampf besitzt beispielsweise einen ganz anderen Wert für die Enthalpie:

$$H_{2(g)} + {}^{1}/_{2}O_{2(g)} \rightleftharpoons H_2O_{(g)} \qquad \Delta H = -242 \text{ kJ/mol}$$

Es werden hierbei 44 kJ pro mol $H_2O(g)$ weniger frei, als bei der Herstellung von flüssigem Wasser.

Ob eine Reaktion überhaupt ablaufen kann, zeigt die **Gibbs-Helmholtz-Gleichung**:

$$\Delta G = \Delta H - T * \Delta S$$

ΔG...Freie Reaktionsenthalpie

ΔS...Entropie

T...Temperatur

Wenn die freie Reaktionsenthalpie ΔG einen positiven Wert annimmt, nennt man dies eine endergone Reaktion. Endergone Reaktionen sind thermodynamisch ungünstig. Das Gleich-

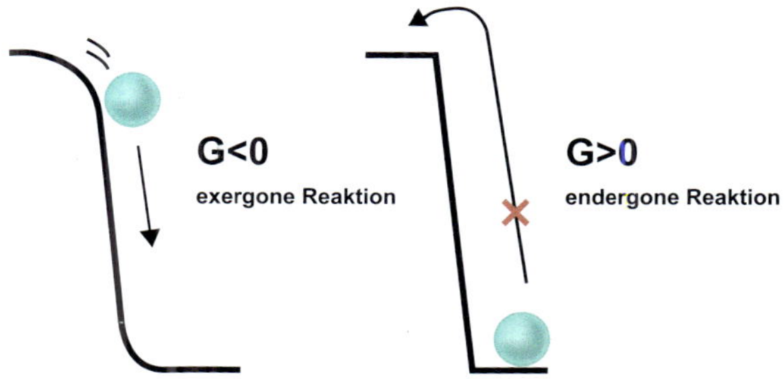

Abbildung 53
Schematischer Vergleich zwischen exergonen und endergonen Reaktionen

gewicht liegt mehr auf der Edukt-Seite und lässt das Ablaufen von Reaktionen weniger zu als exergone Reaktionen. Exergone Reaktionen haben einen negativen ΔG-Wert und laufen, aufgrund des beim Produkt liegenden Gleichgewichts, ab.

Die **Entropie ΔS** wird als Maß der Unordnung in einem System angenommen, hat ein negatives Vorzeichen und ist dadurch immer kleiner als 0. Da Systeme stets die maximale Ordnung und damit dem Gleichgewichtszustand anstreben, sind hohe ΔS- und ΔG-Werte bevorzugt.

7.5 Zusammenfassung

Eine chemische Reaktion wird anhand einer sogenannten Reaktionsgleichung dargestellt, wobei die Substanzen, die miteinander in Reaktion treten (Reaktanden) auf der linken Seite stehen und die daraus resultierenden Substanzen (Produkte) auf der rechten Seite. Dazwischen wird ein Reaktionspfeil angeschrieben, der beschreibt, ob eine Reaktion stattfindet und in welche Richtung sie verläuft (Reaktanden→Produkte).

Nach dem Gesetz der Massenerhaltung muss die Molanzahl auf beiden Seiten übereinstimmen. Dieses Abgleichen wird dabei Ausgleichen genannt. Hierbei ist wichtig, dass es sieben Gase gibt, die im elementaren Zustand nicht einatomig, sondern ausschließlich zweiatomig vorkommen und dementsprechend wie folgt angeschrieben werden müssen: Wasserstoff H_2, Sauerstoff O_2, Stickstoff N_2, Fluor F_2, Chlor Cl_2, Brom Br_2 und Iod I_2. Chemische Reaktionen sind im Prinzip reversibel, das bedeutet, dass der Reaktionspfeil sowohl in die eine, als auch in die andere Richtung zeigt ($\rightleftharpoons$). Das Gleichgewicht kann dabei durch Änderung von Druck, Temperatur und Konzentration in die eine oder andere Richtung verschoben werden. Bei Temperaturänderungen wird die Reaktions-enthalpie ΔH zu Rate gezogen. Es handelt sich dabei um den Wärmeinhalt. Ist die Enthalpie größer als Null, handelt es sich von links nach rechts um eine endotherme Reaktion, wobei Energie benötigt wird. Umgekehrt nennt man eine Reaktion exotherm, wenn die Enthalpie kleiner als Null ist. Hierbei wird Energie frei. Typische Beispiele von exothermen Reaktionen sind Explosionen. Eine Änderung des Gleichgewichts wird dabei anhand von Temperaturänderungen erzielt, wobei höhere Temperaturen die endotherme Reaktion bevorzugen. Aufgrund des Prinzips von Le Chatelier, auch das Prinzip des kleinsten Zwanges genannt, kann das Gleichgewicht auch mithilfe von Druckänderungen und Konzentrationsänderungen erreicht werden. Durch die Änderung der Gleichgewichts-lage nach rechts, kann mehr Produkt erzeugt werden.

Um die Geschwindigkeit einer Reaktion zu beschreiben, wurde die Reaktionsgeschwindigkeit v eingeführt. Sie gibt an wie viele Teilchen innerhalb einer bestimmten Zeit bereits in Reaktion getreten sind. Eine Reaktion läuft schneller ab, je höher die Konzentration, je höher die Temperatur und je niedriger die Aktivierungsenergie ist. Die Aktivierungsenergie ist die Energie, die aufgebracht werden muss, um eine Reaktion stattfinden zu lassen und kann mit sogenannten Katalysatoren (in der Biochemie mit Enzymen) erniedrigt werden. Um zu bestimmen, ob eine Reaktion überhaupt stattfinden und ablaufen kann, wird mit der Gibbs-Helmholtz Gleichung gerechnet ($\Delta G = \Delta H - T * \Delta S$). ΔG bezeichnet die freie Reaktionsenthalpie. Nimmt sie einen positiven Wert an ($\Delta G > 0$) so handelt es sich um eine endergone Reaktion, die nicht freiwillig ablaufen kann. Eine exergone Reaktion, bei der ΔG einen negativen Wert annimmt ($\Delta G < 0$), ist das Gegenteil davon. Solch eine Reaktion kann freiwillig stattfinden. In der Gleichung findet sich auch die Entropie ΔS, welches das Maß für die Unordnung eines Systems ist. Systeme bevorzugen die maximale Ordnung, wodurch hohe ΔS Werte bevorzugt sind.

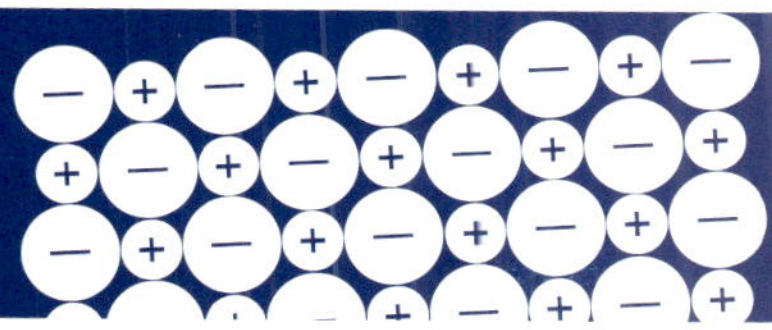

Chemische Bindung

8 Kapitel

8.1 Grundlagen

Die ersten Theorien über die chemische Bindung wurden 1897 von **Joseph John Thomson** kurz nach der Entdeckung des Elektrons aufgestellt. Eine chemische Bindung zwischen Molekülen beruht immer auf einer Veränderung der Elektronenhülle. Die Elektronen eines Atoms in der äußeren Schale, die Valenzelektronen, wechselwirken mit den Valenzelektronen eines anderen Atoms. Dabei streben die Atome in einer Bindung immer ein Energieminimum an. Das ist der Elektronenzustand der energetisch begünstigten Edelgase.

Aufgrund der Wichtigkeit der Elektronenhülle für die chemische Bindung, werden im Folgenden seine weiteren Eigenschaften dargestellt und erklärt.

Die **Ionisierungsenergie** ist die Energie, die aufgewendet werden muss, um einem Atom im Grundzustand das am schwächsten gebundene Elektron zu entreißen. Dieser Vorgang wird **ionisieren** genannt.
Die Trennung eines Elektrons von seinem Atom kann durch Strahlung, hohe Temperaturen oder chemische Reaktionen erfolgen. Die Ionisierungsenergie wird in **Elektronenvolt eV** angegeben. Es handelt sich dabei um den Energiebetrag, um den die kinetische Energie eines Elektrons beim Durchlaufen einer Beschleunigungsspannung von 1 Volt zunimmt. Nachstehende Gleichung stellt die Ionisation eines Silberatoms dar:

$$Ag_{(g)} \rightarrow Ag_{(g)}^{+} + e^{-}$$

Man erkennt, dass das Silberatom nach Ionisierung eine positive (+) Ladung enthält. Man nennt Atome mit Ladungen im Allgemeinen **Ionen**, welche wiederum in positiv geladene **Kationen** und negativ geladene **Anionen** unterschieden werden. Dementsprechend handelt es sich beim oben dargestellten Silber-Ion um ein Kation.Innerhalb des Periodensystems sinkt die Ionisierungsenergie mit der Periode. Dies hat den Grund darin, dass schwere Atome mehr Elektronenhüllen besitzen als leichtere und dadurch die äußeren Elektronen weniger stark vom positiv geladenen Kern angezogen werden. Innerhalb einer Periode hingegen steigt die Ionisierungsenergie unstetig mit der Ordnungszahl, da auch die Kernladungszahl steigt und somit eine bedingt stärkere Anziehung vom Kern gegeben ist.

Die **Elektronenaffinität** ist die Energie, die umgesetzt wird, bei der Aufnahme eines Elektrons durch ein Atom im Gaszustand und wird, wie die Ionisierungsenergie, in Elektronenvolt eV angegeben. In anderen Worten handelt es sich bei der Elektronenaffinität um den Energiebetrag, der bei der Aufnahme eines Elektrons von einem neutralen Atom oder Molekül benötigt oder freigesetzt wird. Sie ist daher auch ein Maß dafür, wie stark ein neutrales Atom oder Molekül ein zusätzliches Elektron an sich binden kann. Dies wird in der folgenden Gleichung dargestellt.

$$Ag_{(g)} + e^- \rightarrow A_{(g)}^-$$

Wenn sich ein Elektron einem Atom nähert, so wird es vom Atomkern angezogen, aber von den Elektronen des Atoms abgestoßen. Je nachdem, ob Anziehung oder Abstoßung überwiegt, wird Energie freigesetzt oder benötigt, um ein einfach negativ geladenes Ion, ein Anion, zu bilden. Im Periodensystem nimmt die Elektronenaffinität innerhalb der Periode mit der Ordnungszahl zu. Da jedoch die einfach negativen Ionen der Atome der Erdalkalimetalle, des Stickstoffs und der Edelgase instabil sind, erweist sich die Angabe ihrer Elektronenaffinität im Periodensystem als eher unnützlich.

Die **Elektronegativität** ist das Maß für die Fähigkeit eines Atoms, Elektronenpaare an sich zu ziehen und wird u.a. von der Kernladung und dem Atomradius bestimmt. Sie wird ebenso als Maß für die Polarität einer Bindung, sowie seinen Ionenbindungscharakter verwendet. Dazu nimmt man die Differenz der Elektronegativität der bindenden Atome zu Rate. Folgende Tabelle 11 gibt den Ionenbindungscharakter anhand der Elektronegativitätsdifferenz an.

Tabelle 11 Elektronegativitätscharakter
< 0,3/0,4 = Apolare kovalente Bindung
0,3/0,4 - 1,8 = Polare kovalente Bindung (Dipol)
> 1,8 = Ionenbindung

Metalle weisen eine niedrige, Nichtmetalle hingegen eine hohe Elektronegativität auf. Dementsprechend steigt die Elektronegativität im Periodensystem von links nach rechts.

8.2 Ionenbindung

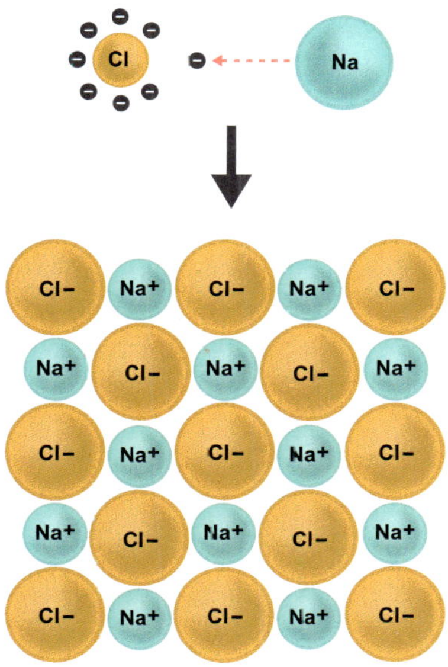

Abbildung 54
Ionenbindung von NaCl

Eine Ionenbindung kommt immer nur zwischen einem Metall und einem Nichtmetall zustande. Aufgrund dessen ist die Differenz der Elektronegativität beider Atome sehr hoch. Die Verbindungen zwischen Metallen und Nichtmetallen werden **Salze** genannt.

Atome eines reagierenden Metalls geben Elektronen ab und werden positiv geladen, die Atome des Nichtmetalls nehmen die Elektronen auf und werden negativ geladen. Durch die elektrostatische Anziehung werden die entgegengesetzt geladenen Ionen zusammengehalten. Als Beispiel nehme man die Reaktion zweier gefährlicher Stoffe; Das Nichtmetall Chlor und das Metall Natrium:

$$Na + Cl \rightarrow Na^{+} + Cl^{-} \rightarrow NaCl$$

Chlorgas Cl_2 wurde im ersten Weltkrieg als chemische Waffe eingesetzt und brachte viele Tote mit sich. Reines Natrium reagiert stark exotherm, das heißt unter Explosion, in Verbindung mit Wasser. In oben dargestellter Reaktion entsteht aus diesen zwei Stoffen die lebenswichtige Substanz, Kochsalz NaCl.

Um herauszufinden, was während dieser Reaktion mit den Valenzelektronen passiert, stellt man ein Energieniveaudiagramm auf. Natrium ist ein Alkalimetall, steht also in der ersten Gruppe im Periodensystem und besitzt nur ein Valenzelektron. Wie bereits aus dem Orbitalmodell (s. Kapitel 3.5) bekannt, befindet sich die erste Gruppe im s-Block. Dementsprechend ist klar, dass das einzige Valenzelektron des Natriums auch dem s-Orbital zuzuordnen ist. Chlor hingegen ist ein Halogen aus der 17. Gruppe im Periodensystem und besitzt sieben Valenzelektronen. Davon befinden sich zwei Elektronen im s-Orbital und die restlichen fünf Elektronen werden nach der Hund'schen Regel einem p-Orbital zugeordnet.

Abbildung 55
Entstehung einer Ionenbindung aufgrund eines Elektronenübergangs

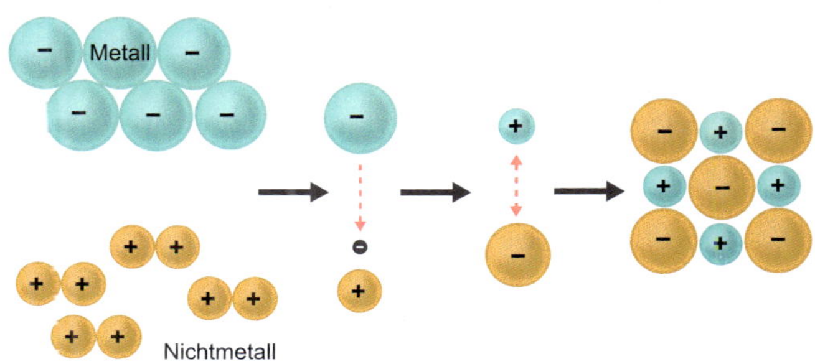

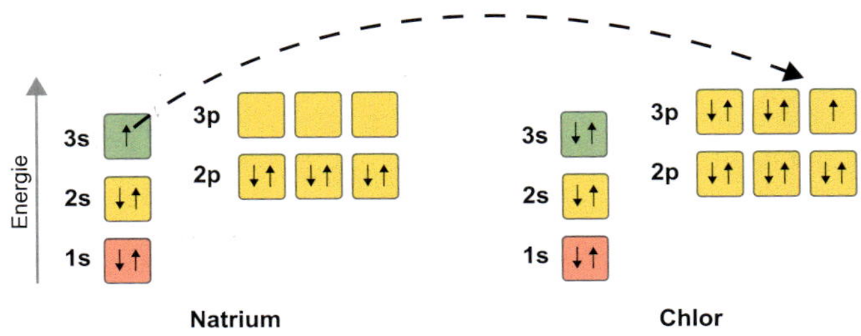

Abbildung 56
Elektronenübertragung anhand eines Energieniveaudiagramms (Termschema).

Abbildung 56 zeigt das Energieschema der beiden Atome. Zur Erklärung der nun folgenden Reaktion muss nun zuerst die **Edelgasregel** definiert werden. Es handelt sich dabei um eine Regel, die von **Kossel** 1916 aufgestellt worden ist und den Zusammenhalt der Ionenbindung erklärt.

Hauptgruppenelemente nehmen in der Regel Elektronen auf oder geben sie ab, wobei Ionen entstehen, die mit den Edelgas-Atomen isoelektronisch sind, was auch als **Edelgaskonfiguration** bezeichnet wird. Anders gesagt: Ionen streben danach, dieselbe Anzahl an Valenzelektronen zu besitzen, wie ein Edelgas. Dabei handelt es sich meistens um acht Außenelektronen, weswegen in diesem speziellen Fall auch von der **Oktettregel** bzw. Acht-Elektronen-Regel gesprochen wird. Nach dieser Regel sollen jedem Atom vier Elektronenpaare zugeordnet werden, welches dem Elektronenoktett in der Außenschale der Edelgase entspricht.

Im Kochsalz-Beispiel gibt das Natrium-Atom, wie Abb.56 zeigt, ein Elektron ab und besitzt nun dieselbe Edelgaskonfiguration wie Neon; Es hat nun acht Valenzelektronen. Chlor nimmt das von Natrium abgegebene Elektron auf, besitzt nun ebenfalls acht Valenzelektronen und nimmt damit die Edelgaskonfiguration von Argon ein. Wie bereits in der Reaktionsgleichung dargestellt, besitzt nun das Natrium eine positive Ladung und wird daher zum Kation. Chlor hingegen ist mit seiner negativen Ladung ein Anion. Aufgrund ihrer gegensätzlichen Ladung ziehen sich die beiden Ionen elektrostatisch an und bilden damit die neutrale Formelbindung NaCl, Kochsalz. Dementsprechend entstehen aus diesen Elektronenübertragungsreaktionen Ionen, welche sich gegenseitig elektrostatisch anziehen und damit eine chemische Bindung, die Ionenbindung, eingehen.

Verbindungen, welche auf Ionenbindungen beruhen, werden im Allgemeinen als Salze bezeichnet. Salze sind kristalline Verbindungen mit einer regelmäßigen und sich wiederholenden Struktur. Zur Darstellung dieser Strukturen existieren

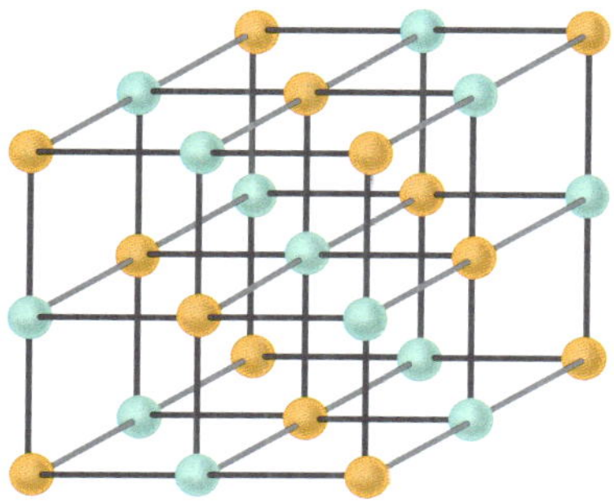

Abbildung 57 Raumgittermodell

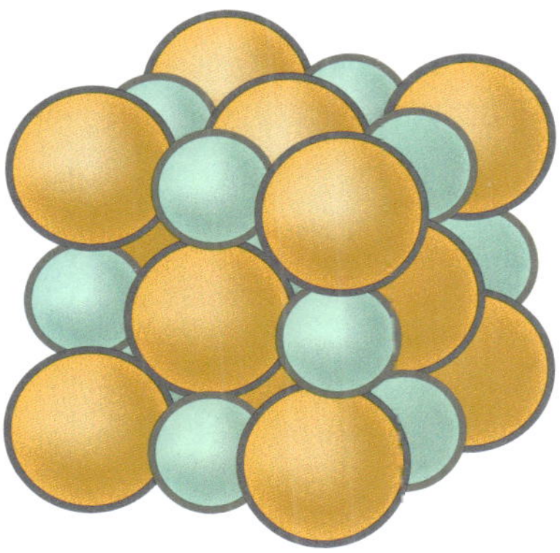

Abbildung 58 Kugelpackungsmodell

zwei verschiedene Modelle. Zum einen werden die Positionen der Ionen im Kristall durch das **Raumgittermodell** dargestellt. Zum anderen werden die Verhältnisse der Radien der Ionen mittels des **Kugelpackungsmodells** gezeigt. Salze sind aufgrund ihres Gitters kristallin. Wenn Kristalle mechanisch beansprucht werden, verschiebt sich das Gitter so, dass gleich geladene Teilchen nebeneinander liegen, welche sich abstoßen. Dies ist der Grund dafür, warum Salze spröde sind. Eine weitere wichtige Eigenschaft der Salze ist ihre elektrische Leitfähigkeit in Lösung und Schmelze. Für jede Art von elektrischer Leitfähigkeit werden frei bewegliche, geladene Teilchen benötigt. In Lösung und Schmelze werden die Ionen der Salze frei und können dementsprechend die Elektronen im elektrischen Strom bewegen und transportieren. Man nennt sie daher **Elektrolyte**. Zur Darstellungen werden daher Salze, die in flüssiger Form vorliegen, in Form ihrer Kationen und Anionen aufgeschrieben. Beispielsweise wird Natriumchlorid, welches in einer Flüssigkeit vorliegt, als Na^+ und Cl^- gekennzeichnet. Als Feststoff hingegen sind die Ionen der Salze fest im Ionengitter eingebaut und wirken daher hier als **Isolator** bzw. als **Nichtelektrolyt**. Eine dritte physikalische Eigenschaft ist ihr hoher Schmelzpunkt, die auf der starken Ionenbindung beruht. Daher ist mehr Energie bzw. werden höhere Temperaturen benötigt, um Salze zum Schmelzen zu bringen.

Die Verhältnisformel

Die **Verhältnisformel,** auch **Empirische Formel** genannt, gibt das kleinstmögliche Zahlenverhältnis der Atome der in einer Formelbindung vorkommenden Elemente an. Anders gesagt, die Verhältnisformel gibt den prozentuellen Anteil der in einer Formelbindung vorkommenden Elemente an. Der Unterschied zur Summenformel liegt darin, dass letztere die reellen Zahlen der Atome in einem Molekül angibt. Hier muss ein wichtiger Unterschied gezogen werden: Salze sind keine Moleküle, obwohl viele Chemiker sie trotzdem als Moleküle bezeichnen. Der technisch richtige Ausdruck für Ionenverbindungen ist **Formelbindung**. Ein Molekül hingegen ist eine kovalente Verbindung, also ein Stoff mit Atombindung (s. Kapitel 8.3)

Zur Aufstellung der Verhältnisformel werden die Atome eines Elements mittels der im Periodensystem angegebenen Symbole dargestellt und ihr prozentueller Anteil durch Indices, also tiefergestellten Zahlen, angegeben, wobei die Zahl 1 stets weggelassen wird. Sie wird stets nur für gitterartig aufgebaute Moleküle wie die Salze verwendet. Um die Verhältnisformel für Salze aufstellen zu können wird vorerst die Bildung der Ionen anhand des Periodensystems erklärt.

Monoatomare Ionen

Beim Basisprozess zur Bildung einer Ionenbindung verliert das Metall seine Elektronen und das Nichtmetall nimmt sie auf. Dadurch entstehen Metallkationen und Nichtmetall-anionen. Die Ladungen dieser Ionen können vom Periodensystem abgeleitet werden. Die Alkalimetalle, also die Elemente der ersten Gruppe, können zur Erreichung der Edelgaskonfiguration stets nur ein Elektron verlieren und damit auch nur eine einfach positive Ladung (+) erhalten. Die Erdalkalimetalle, das heißt die Elemente der zweiten Gruppe, bilden nur zweifach positive Kationen (2+) und geben damit auch genau zwei Elektronen ab. Auch die Elemente der dritten Hauptgruppe, bzw. der 13.Gruppe, den Erdmetallen, geben genau drei Elektronen ab und bilden dreifach positive Kationen (3+). Die Nichtmetalle nehmen nach derselben Überlegung Elektronen auf. So fehlt den Halogenen noch ein Elektron zur Erreichung der Edelgaskonfiguration. Dementsprechend nehmen diese ein einzelnes Elektron auf und bilden damit ein einfach negativ geladenes Anion (-). Die Atome der 16.Gruppe bilden zweifach negative Anionen (2-) und die der 15.Gruppe dreifach negative (3-). Schwieriger jedoch erweist sich die Bestimmung der Elektronenanzahl, welche die Halbmetalle, die Nebengruppenelemente sowie einige Elemente der Hauptgruppen, abgeben, da sie eine veränderliche Anzahl an Elektronen verlieren können. Die elektrische Ladung, die ein Atom durch Aufnahme oder Abgabe von Elektronen erreicht, wird auch Oxidationszahl genannt. In folgender Tabelle 12 werden einige Elemente als Ionen dargestellt.

Tabelle 12 Monoatomare Ionen verschiedener Elemente

Gruppe	Element	Ion	Ladungen	Gruppe	Element	Ion	Ladungen
1	Lithium	Li-Kation	Li^{+}	13	Aluminium	Al-Kation	Al^{3+}
	Natrium	Na-Kation	Na^{+}	14	Zinn	Zinn(II)	Sn^{2+}
2	Magnesium	Mg-Kation	Mg^{2+}			Zinn(IV)	Sn^{4+}
	Calcium	Ca-Kation	Ca^{2}		Blei	Blei(II)	Pb^{2+}
6	Chrom	Chrom(II)	Cr^{2+}			Blei(IV)	Pb^{4+}
		Chrom(III)	Cr^{3+}	15	Stickstoff	Nitrid-Anion	N^{3-}
7	Mangan	Mangan(II)	Mn^{2+}		Phosphor	Phosphid-Anion	P^{3-}
		Mangan(III)	Mn^{3+}	16	Sauerstoff	Oxid-Anion	O^{2-}
8	Eisen	Eisen(II)	Fe^{2+}		Schwefel	Sulfid-Anion	S^{2-}
		Eisen(III)	Fe^{3+}	17	Fluor	Fluorid-Anion	F^{-}
11	Kupfer	Kupfer(I)	Cu^{+}		Chlor	Chlorid-Anion	Cl^{-}
		Kupfer(II)	Cu^{2+}				

Polyatomare Ionen

Ionen müssen nicht nur aus einem einzelnen Atom zusammengesetzt sein, sondern können auch aus einer Gruppe von Atomen, also **polyatomar**, bestehen. Solche polyatomaren Ionen werden wie monoatomare Ionen behandelt. In folgender Tabelle 13 werden einige wichtige dieser Ionen aufgelistet.

Tabelle 13 Polyatomare Ionen verschied. Elemente

Ion	Symbol	Ion	Symbol
Carbonat	Co_3^{2-}	Thiocyanat	SCN^-
Nitrit	NO_2^-	Thiosulfat	$S_2O_3^{2-}$
Nitrat	NO_3^-	Hypochlorit	ClO^-
Acetat	$C_2H_3O_2^-$	Chlorit	ClO_2^-
Hydroxid	OH^-	Chlorat	ClO_3^-
Peroxid	O_2^-	Perchlorat	ClO_4^-
Hydrogenphophat	HPO_4^{2-}	Chromat	CrO_4^{2-}
Dihydrogenphosphat	$H_2PO_4^-$	Dichromat	$Cr_2O_7^{2-}$
Sulfit	SO_3^{2-}	Permanganat	MnO_4^-
Sulfat	SO_4^{2-}	Ammonium-Kation	NH_4^+

Die Kreuzregel

Zur Bestimmung der Verhältnisformel existiert eine schnelle und effiziente Methode; die sogenannte Kreuzregel. Dazu nimmt man die Ladungen, die numerisch hochgestellten Werte, der beiden Atome und gibt sie dem jeweils anderen Atom als tiefgestellten Index. Abb. 59 soll diesen Vorgang anhand eines Beispiels darstellen. Das Erdmetall Aluminium besitzt drei Valenzelektronen, die es abgibt um Edelgaskonfiguration zu erreichen und damit eine dreifach positive Ladung zu bilden. Dem Chalkogen Sauerstoff hingegen fehlen noch zwei Elektronen um mit einem Edelgas isoelektronisch zu sein und das Anion mit der zweifach negativen Ladung zu bilden. Da die Verbindung insgesamt neutral sein muss, muss dieselbe Anzahl an positiven und negativen Ladungen vorhanden sein, um sich gegenseitig auszugleichen. Somit werden zwei Aluminiumatome mit einer Gesamtladung von 6+ und drei Sauerstoffatome mit einer Gesamtladung von 6- benötigt.

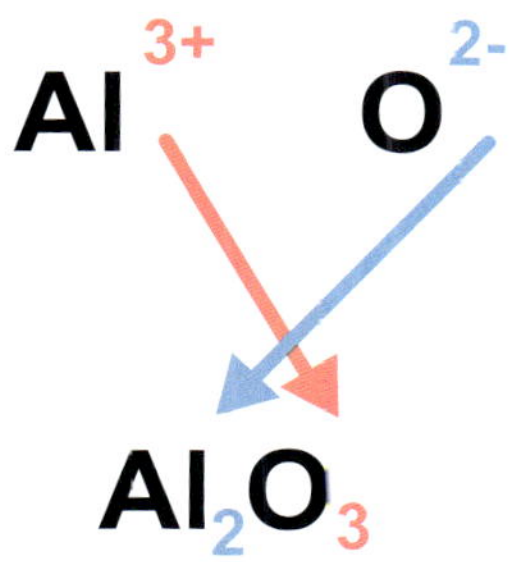

Abbildung 59
Kreuzregel zur Bestimmung der Verhältnisformel

Für polyatomare Ionen kann dieselbe Regel analog verwendet werden, indem man diese Ionen als monoatomare Ionen annimmt. So bildet beispielsweise das Ammonium-Kation mit dem Sulfid-Anion folgende Verbindung:

$$(NH_4)_2S$$

In dieser Verbindung werden zwei Ammonium-Kationen, die jeweils einfach positiv geladen sind, gebraucht, um das zweifach negative Sulfid-Ion zu neutralisieren.

Die Nomenklatur von Salzen

Eine Nomenklatur ist nichts anderes als eine **Regel für die Benennung von chemischen Verbindungen**. Bei der Benennung von Ionenverbindungen werden die Kationen, also die Metalle, zuerst genannt und erst dann das Anion, also das Nichtmetall. Es wird also der Name des Metalls zuerst geschrieben, anschließend der Name des Nichtmetalls und am Ende ein –id als Suffix angefügt. Die Verbindung Li_2S wird demnach Lithiumsulfid genannt.

Li_2S = Lithiumsulfid

Verbindungen mit polyatomaren Ionen folgen derselben Regel:

$(NH_4)_2S$ = Ammoniumsulfid
$(NH_4)_2CO_3$ = Ammoniumcarbonat

Bei Metallen, die mehr als eine Oxidationsstufe besitzen können, wird die Oxidationszahl in lateinischen Ziffern nach dem Namen des Metalls genannt:

$FeCl_2$ = Eisen(II)Chlorid
$FeSO_4$ = Eisen(II)Sulfat
Fe_2O_3 = Eisen(III)Oxid

Übung Ionenbindung

1. Benenne folgende Salze

   $CuCl_2$ $CaCO_3$ $MgCl_2$ FeS $(NH_4)Cl$ $KMnO_4$ $PbCrO_4$

2. Gib die chemische Formel folgender Salze an.

   Bleiacetat Kaliumnitrat Kaliumhydrogenphosphat

   Natriumcarbonat Kaliumdichromat Natriumphosphat

8.3 Atombindung

Nichtmetall + Nichtmetall

Bei der kovalenten Bindung, der Atombindung, teilen sich die Atome zur Erreichung der Edelgaskonfiguration ein oder mehrere gemeinsame Elektronenpaare, anstatt Elektronen aufzunehmen bzw. abzugeben. Diese Bindungsart wird daher auch **Elektronenpaarbindung** genannt.

Zur Darstellung der kovalenten Bindung wird die Bindung zwischen den Atomen des Halogens F_2 erklärt. Hier besitzen die beiden Fluoratome jeweils sieben Elektronen. Um Edelgaskonfiguration zu erreichen, fügen beide Atome das jeweils siebte Elektron zu einem gemeinsamen Elektronenpaar zusammen. Insgesamt besitzt nun jedes Fluoratom vier Elektronenpaare (Oktettregel).

Nachstehende Reaktion zeigt eine andere, deutlichere Darstellung der Elektronenpaarbindung von Fluor:

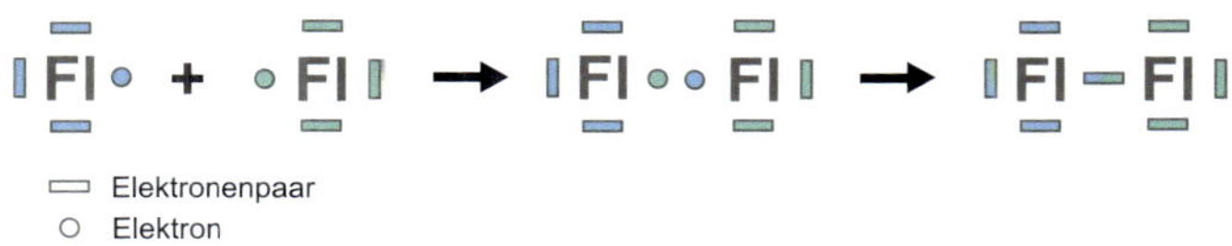

Das gemeinsame, bindende Elektronenpaar fungiert als Bindung zwischen den beiden Atomen. Den Abstand der beiden

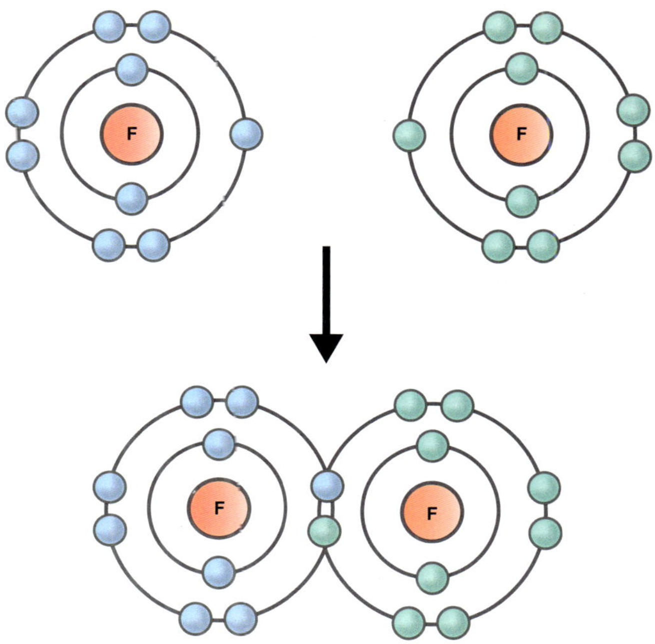

Abbildung 60
Atombindung - Das Teilen eines Elektronenpaares mittels der Oktettregel, wobei jedes Atom 8 Valenzelektronen anstrebt

Atomkerne bezeichnet man als **Bindungslänge.** Die restlichen Elektronenpaare der jeweiligen Fluoratome werden als **nichtbindende bzw. freie Elektronenpaare** bezeichnet.

Der Unterschied zur Ionenbindung liegt darin, dass Salze für gewöhnlich fest sind, während Moleküle mit Atombindung sowohl Festkörper, Flüssigkeiten als auch Gase sein können. Das liegt am Schmelzpunkt der Salze, der für gewöhnlich höher liegt als der der kovalenten Verbindungen.

Des Weiteren tendieren Salze zu Elektrolyten, also zur Dissoziation zu Ionen, während kovalente Verbindungen für gewöhnlich nicht dissoziieren.

Das Beispiel des Fluors zeigt das Teilen von nur einem Elektronenpaar, allerdings sind in vielen Atombindungen, den sogenannten **biatomaren Molekülen**, mehr als nur ein Elektronenpaar beteiligt.

Ein Stickstoff-Atom kann beispielsweise durch Teilen seiner drei freien Elektronen, den Radikalen, mit den Radikalen eines zweiten Stickstoffs und der dadurch entstehenden drei kovalenten Bindungen ein Elektronenoktett erreichen:

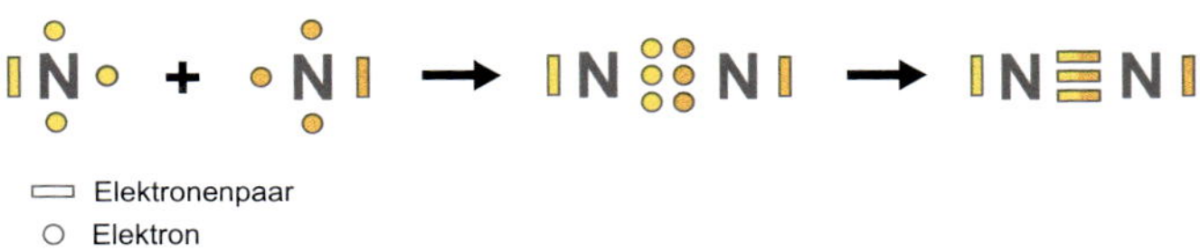

Diese Dreifachbindung ist sehr stark, jedoch nicht dreimal so stark wie eine einfache Bindung.

Dipol

Wie bereits bei der Definition der Elektronegativität angedeutet, existiert ein Übergang zwischen Ionen- und Atombindungen. Bei Molekülen mit einer Elektronegativitätsdifferenz (ΔEN) von über 1,8 handelt es sich um Salze und dementsprechend stark polare Substanzen, während Moleküle mit einer ΔEN von weniger als 0,3 rein kovalenten Charakter besitzen und demnach apolar sind. Moleküle deren ΔEN jedoch dazwischen liegen, besitzen zwar noch kovalente Bindungen, sind jedoch polar und haben dementsprechend eine sogenannte partielle Ladung, welche mit δ+ oder δ- bezeichnet werden.

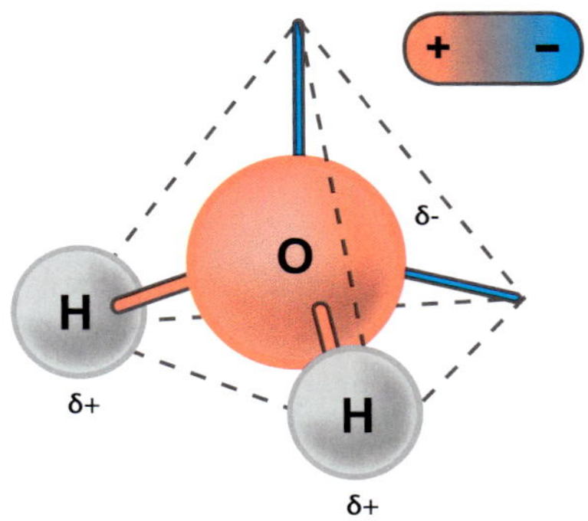

Abbildung 61
Dipol von Wasser - Die Elektronen werden vom O-Atom angezogen, wodurch eine negative Partialladung am O-Atom und positive Partialladungen an den H-Atomen entsteht.

Polare kovalente Bindungen besitzen demnach einen positiven und negativen Pol, wobei die Polarität umso größer ist, je unterschiedlicher die Elektronegativitäten der teilhabenden Atome oder Moleküle sind. Mit der Polarität steigt schließlich

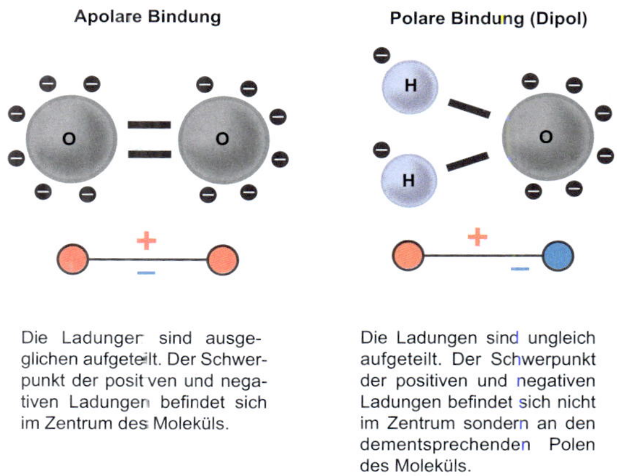

Abbildung 62
Unterschied zwischen apolaren und polaren Bindungen.

auch der Betrag der partiellen Ladung. Wenn der Betrag q der beiden Pole denselben Wert besitzt, spricht man von einem Dipol. Das Dipolmoment μ wird mit folgender Gleichung beschrieben:

$$\mu = q*d$$

d…Abstand der entgegengesetzten Ladungen

Tipp

Die Elektronegativität eines Elements kannst Du aus einigen Periodensystemen herauslesen.

Moleküle, die ein Dipolmoment besitzen, werden polare Moleküle genannt. Ein Beispiel dafür ist Bromchlorid BrCl. In diesem Fall besitzt das Chloratom eine stärkere Elektronegativität als das Brom-Atom und zieht daher die Elektronen von Brom stärker an. Dadurch entsteht eine partiell negative Ladung am Chlor und eine partiell positive am Brom. Bringt man diese Verbindung nun in ein elektrisches Feld zwischen zwei geladenen Platten, wird sich das Molekül so richten, dass die negativen Enden zur positiven Platte zeigen. Auch das Molekül H_2O ist ein Dipol. Abb. 61 zeigt die partiellen Ladungen von Wasser und seine Darstellung als Dipol.

Nomenklatur

Kovalente Verbindungen können vielfach benannt werden. In diesem Absatz wird jedoch nur die Nomenklatur, also die Benennung, von binären kovalenten Verbindungen beschrieben. Binäre Stoffe bestehen aus nur zwei Elementen, wie beispielsweise Kohlendioxid (CO_2). Das Präfix di- gibt dabei die Anzahl der Atome des nachfolgenden Elements an. In Tabelle 14 werden die Präfixe für bis zu zehn Atome aufgelistet. Das Präfix mono- wird dabei kaum verwendet. Eine der seltenen Ausnahmen ist Kohlenmonoxid (CO).

Tabelle 14 Präfixe in der Nomenklatur

Präfix	Atom- bzw. Ionenanzahl
Mono-	1
Di-	2
Tri-	3
Tetra-	4
Penta-	5
Hexa-	6
Hepta-	7
Octa-	8
Nona-	9
Deca-	10

Beispiele:

SO_3 = Schwefeltrioxid
NO_2 = Stickstoffdioxid
P_4O_{10} = Diphosphordecoxid

Im Gegensatz zu Ionenverbindungen handelt es sich bei der Formel von Molekülen mit kovalenter Bindung um **molekulare Formeln**. Das bedeutet, dass es sich hierbei nicht um ein Verhältnis der Atome innerhalb der Bindung handelt, sondern die tatsächliche Atomanzahl angegeben wird. Anders als bei den Salzen, deren Verhältnisformel zur vollständigen Identifizierung der Verbindung ausreicht, benötigt man bei kovalenten Molekülen die sogenannte **Strukturformel**. Das folgende Beispiel zeigt zwei kovalente Verbindungen mit der molekularen Formel C_2H_6O.

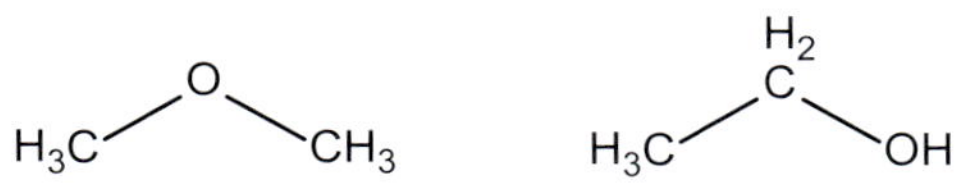

Diethylether Ethanol

Beide Stoffe besitzen jeweils zwei Kohlenstoffatome, sechs Wasserstoffatome und ein Sauerstoffatom, allerdings unterscheiden sie sich anhand ihrer Verknüpfung. Solche Verbindungen werden **Isomere** genannt. Im organischen Teil des Buches (Kapitel 12 Organische Chemie) wird darauf noch näher eingegangen.

Um Moleküle mit Atombindung als Struktur darstellen zu können, wurde die **VSEPR-Regel**, das **Valenzelektronenpaar-Abstoßungsmodel**l, definiert. Sie ermöglich die Voraussagung der geometrischen Anordnung der Atome innerhalb eines Moleküls, wobei sich die negativ geladenen Elektronenpaare gegenseitig abstoßen. Aufgrund dieser Abstoßung ordnen sich die Elektronenpaare des Zentralatoms gegenseitig so weit entfernt wie möglich voneinander an. Es werden dabei alle Valenzelektronen, sowohl die bindenden als auch die nichtbindenden Elektronenpaare, des Zentralatoms berücksichtigt, wobei die nichtbindenden Elektronen zur Molekülgestalt noch zusätzlich beitragen.

Tabelle 15 soll helfen, Strukturen von Molekülen mithilfe des VSEPR Modell darzustellen.

Tabelle 15 Vorhersage der Molekülstruktur nach dem VSEPR Modell

Anzahl der e^--paare	Anzahl der Bindungen	Geometrie	Anzahl der e^--paare	Anzahl der Bindungen	Geometrie
2	2	Linear	5	2	Linear
3	1	Linear	5	3	T-förmig
3	2	Gewinkelt	5	4	Wippe
3	3	Trigonal Planar	5	5	Trigonal bipyramidal
4	2	Trigonal pyramidal	6	4	Quadratisch Planar
4	3	Tetraeder	6	5	Quadratisch Pyramidal
4	4	Gewinkelt	6	6	Oktaeder

Abbildung 63 Molekülstruktur nach VSEPR

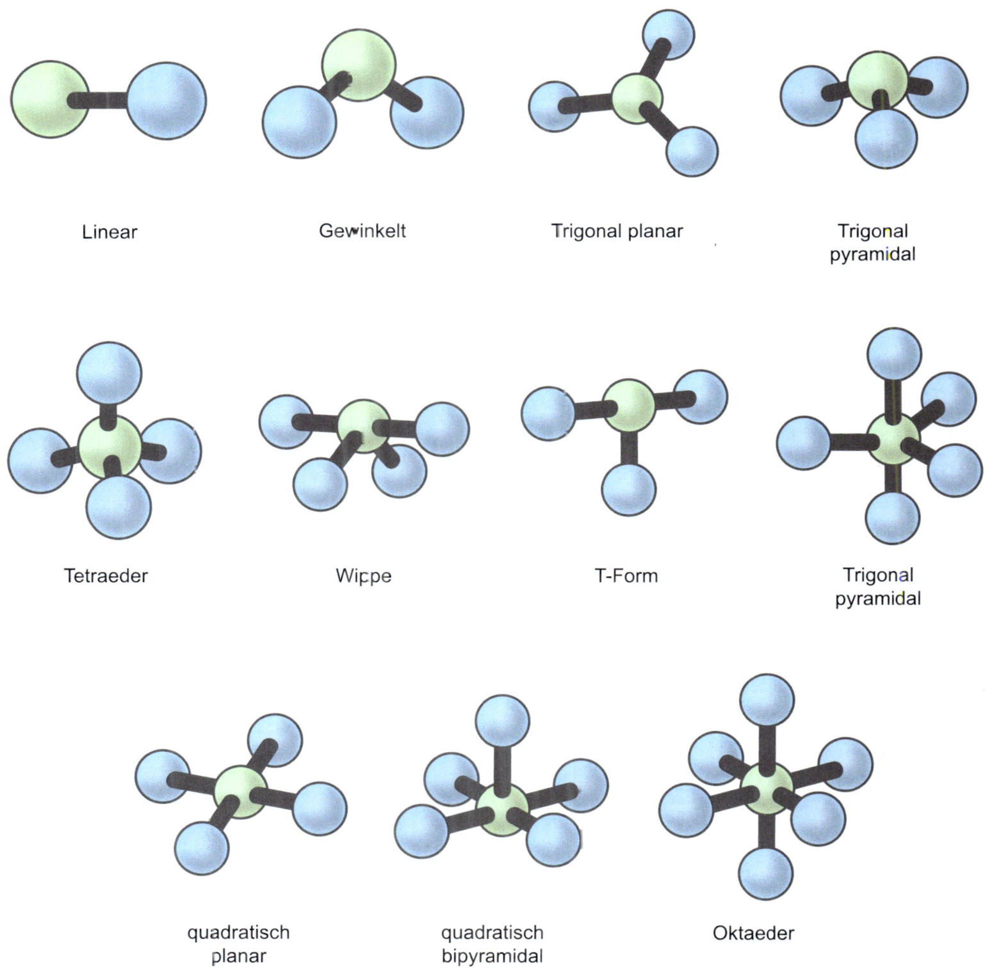

8.4 Metallbindung

Im Modell der Metallbindung wird angenommen, dass ein Metallatom seine gesamten Valenzelektronen der Bindung zur Verfügung stellt. Diese delokalisierten Elektronen werden schematisch als Elektronengas dargestellt. Die Metallbindung ist also eine elektrostatische Anziehung zwischen den Elektronen des Elektronengases und den positiven Atomrümpfen der Kerne. Metallverbindungen unterschiedlicher Metalle werden Legierungen genannt. Zwei bekannte Legierungen sind Bronze, welche aus Zinn und Kupfer besteht, und Stahl, der überwiegend aus Eisen und zum Teil aus anderen Metallen, wie beispielsweise Kupfer, Chrom, Nickel, Blei oder Mangan, besteht.

Anhand des Elektronengasmodells können die Eigenschaften von Metallen erklärt werden. Aufgrund der Beweglichkeit der delokalisierten Elektronen im Elektronengas und seiner Eigenschaft als Energieüberträger, sind Metalle und Legierungen gute Wärme- und elektrische Leiter. Die Metalle der 11.Gruppe (Kupfer Cu, Silber Ag und Gold Au) sind besonders gute Leiter. Metalle sind gut verformbar, da sich aufgrund der Einbettung im Elektronengas an ihrem Bindungsverhältnis nur wenig ändert, sofern man die Atomrümpfe des Metallgitters gegeneinander verschiebt. Da die Valenzelektronen nicht in Orbitalen mit bestimmten Energieniveaus gebunden sind, können sich quasi jeden Energiezustand annehmen und alle Photonen absorbieren und wieder emittieren. Dies ergibt den metallischen Glanz und seine Undurchsichtigkeit. Bei der Emission werden keine Lichtwellenlängen bevorzugt.

In der Chemie werden reine Metalle mit dem Elementsymbol beschrieben und Legierungen als Gemenge betrachtet. Das bedeutet, dass der metallische Zustand immer der elementare Zustand ist.

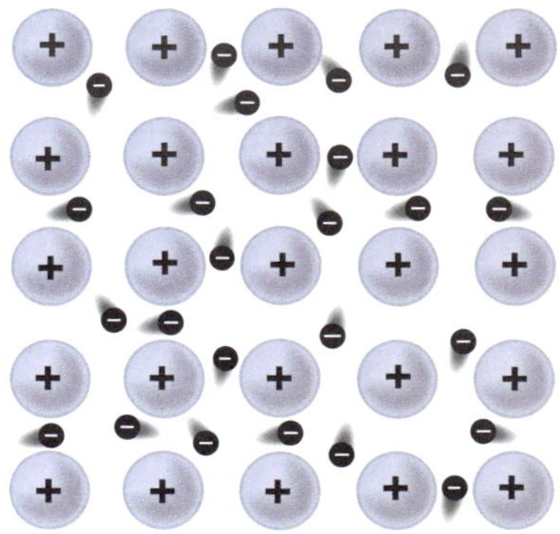

Abbildung 64
Metallbindung - Delokalisierte Elektronen (=Elektronengas) um positive Atomrümpfe

Elektrische Leitfähigkeit von Metallen:

Durch das Anlegen einer Spannung wandern die frei verschiebbaren Elektronen zum positiven Pol. Am negativen Pol werden Elektronen nachgeliefert.

Verformbarkeit von Metallen:

Da das Metallgitter aus gleichen Bausteinen (positive Ionen) aufgebaut ist, lassen sich die Gitterebenen leicht gegeneinander verschieben.

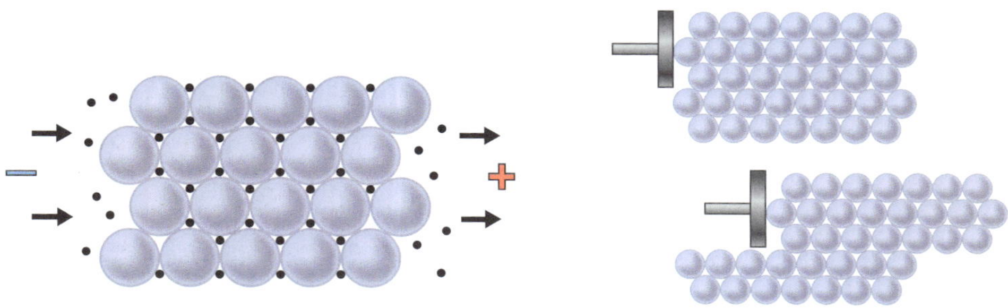

Abbildung 65
Eigenschaften von Metallen anhand der Struktur

8.5 Nebenvalenzkräfte

Nebenvalenzkräfte sind Bindungen, die sich innerhalb eines Moleküls ausbilden. Da diese Kräfte beim Verdampfen überwunden werden müssen, besitzen Moleküle mit starken Nebenvalenzen hohe Siedepunkte.

Van-der-Waals Kräfte

Sind die kleinsten bestehenden Anziehungskräfte. Van-der-Waals-Kräfte liegen nur in apolaren Molekülen vor ($0 < \Delta EN < 0{,}4$), wenn zwischen den Molekülen eine kurzfristige Ladungsverschiebung der Elektronenhülle auftritt. Durch diese Verformung der Elektronenwolke entsteht ein momentaner, schwacher Dipol, der bei seinen benachbarten Teilchen ebenfalls eine Polarisierung hervorruft. Die Wechselwirkungen zwischen momentanen und induzierten Dipolen werden Van-der-Waals-Kräfte oder auch Dispersionskräfte genannt. Je größer ein Molekül ist, desto stärker ist die Wechselwirkung und desto höher der Siedepunkt des jeweiligen Stoffs.

Dipol-Dipol-Kräfte

Wirken zwischen polaren Molekülen mit kovalenter Bindung ($0{,}4 < \Delta EN < 1{,}8$) . Moleküle dieser Art besitzen ein Dipolmoment und ordnen sich in einem elektrischen Feld. Dipol-Dipol-Kräfte werden durch die elektrostatische Wechselwirkung zwischen den negativen und positiven Polen der Dipole hervorgerufen.

Spontaner Dipol - Elektronen werden im Molekül beliebig verschoben.

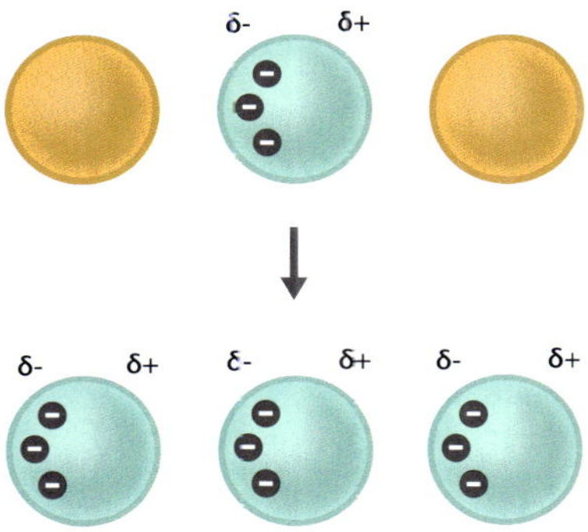

Induzierter Dipol - Benachbarte Moleküle werden in Dipole umgewandelt.

Abbildung 66
Polarisierung benachbarter Teilchen durch Induktion eines spontanen Dipols

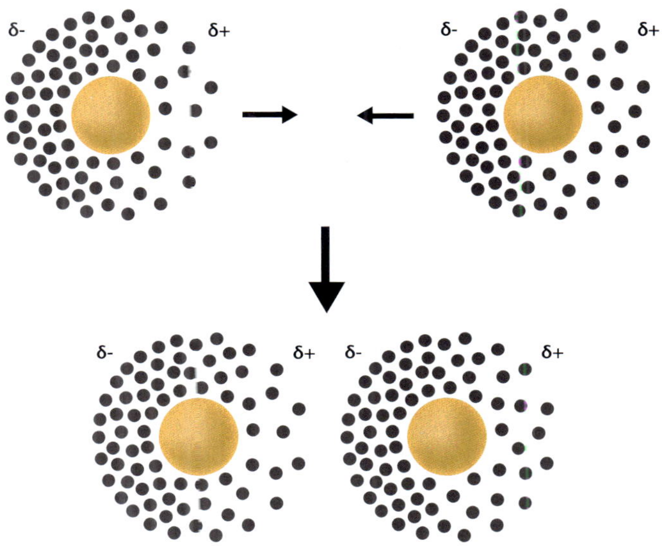

Abbildung 67
Dipol-Dipol-Wechselwirkung
Positive und negative Partialladungen ziehen sich gegenseitig an

Die Stärke dieser Wechselwirkung hängt von der Stärke des Dipols ab. Dipol-Dipol-Kräfte wirken sich stärker auf den Siedepunkt aus als die Van-der-Waals-Kräfte, allerdings schwächer als die Wasserstoffbrückenbindung.

- ***Wasserstoffbrückenbindung***

Diese Bindung entsteht durch die Anziehung eines Wasserstoffatoms und eines einsamen Elektronenpaares am benachbarten Atom. Wasserstoffbrücken können auch zwischen unterschiedlichen Molekülen zustande kommen. Die Wasserstoffbrückenbindung ist stärker als die Dipol-Dipol Wechselwirkung. Voraussetzung für diese Nebenvalenz ist das Vorhandensein eines Moleküls mit einem Wasserstoffatom, das an einem stark elektronegativen Atom gebunden ist, sodass aufgrund der Tendenz zum Elektronenentzug ein positiver Anteil am Wasserstoffatom ($H^{\delta+}$) zurückbleibt.

Dieses elektronegative Atom muss außerdem relativ klein sein, weswegen starke Wasserstoffbrücken nur bei F-, O- und N-Verbindungen vorkommen. Ist der Wasserstoff jedoch nur schwach polarisiert, wie z.B. im H_2S Molekül, dann ist auch die Stärke der Brückenbindung nur gering.

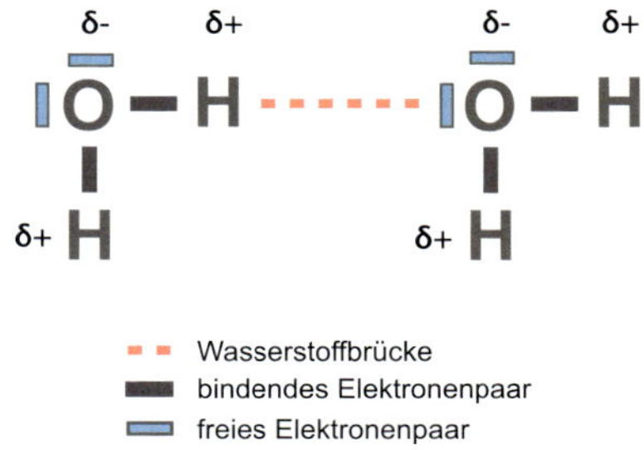

Abbildung 68
Wasserstoffbrückenbindung
Die negative Partialladung am O-Atom zieht die positive Partialladung am H-Atom an

8.6 Zusammenfassung

In der Chemie gibt es drei verschiedene Hauptarten von Bindungen; die Ionenbindung, die Atombindung und die Metallbindung. Die Ionenbindung besteht aus einem Metall und einem Nichtmetall, wobei das Metall an das Nichtmetall Elektronen abgibt und somit eine positive Ladung erhält (Kation). Das Nichtmetall nimmt die Elektronen auf und wird negativ geladen (Anion). Durch die elektrostatische Wechselwirkung halten die Ionen dann zusammen. Die Anzahl an abgegebenen bzw. aufgenommenen Elektronen wird an-

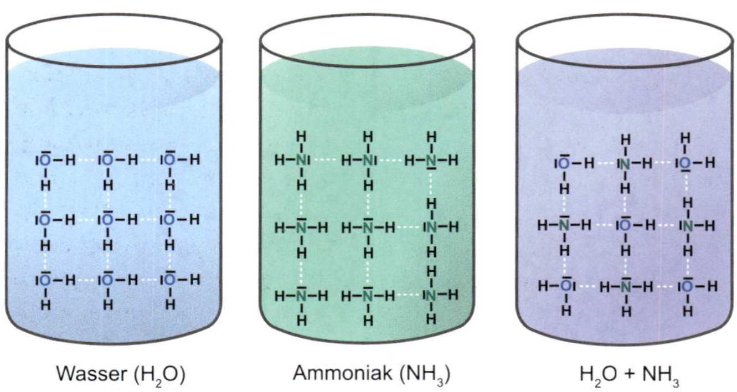

Abbildung 69
Wasserstoffbrückenbindungen verschiedener Moleküle

hand der Edelgaskonfiguration bestimmt. Atome streben den Elektronenzustand mit der höchsten Ionisierungsenergie an. Dabei handelt es sich um den elektronischen Zustand der Edelgase. Stoffe mit Ionenbindungen werden als Salze bezeichnet. Sie sind kristallin und besitzen ein regelmäßiges Ionengitter, in dem die Ladungen so verteilt sind, dass sich positive und negative abwechseln. Verschiebt man das Gitter durch mechanische Belastung, so bricht das Salz. Salze sind somit spröde. In Lösung werden die Ladungen frei und beweglich, wodurch Salze in Lösung Elektrizität leiten können. Aufgrund der starken Bindung besitzen Salze einen hohen Schmelzpunkt und sind bei Raumtemperatur fest.

Die Atombindung ist die Bindung zweier Nichtmetalle, die sich ein Elektronenpaar teilen um Edelgaskonfiguration zu erreichen. Der Übergang zwischen Atom- und Ionenbindung wird anhand der Elektronegativität bestimmt. Diese ist das Maß eines Atoms, Elektronen an sich zu ziehen. Die Differenz der Elektronegativitäten bestimmt die Art der Bindung, wobei man unterhalb von 0,4 von apolaren Atombindungen, oberhalb von 1,8 von Ionenbindungen spricht. Dazwischen liegen die polaren Atombindungen, sogenannte Dipole. Diese besitzen zwar noch Atombindungen, jedoch mit partiellen Ladungen. Damit besitzen polare kovalente Verbindungen einen positiven und einen negativen Pol. Sofern der Betrag dieser beiden Ladungen gleich ist, spricht man von einem Dipol, das sich in einem elektrischen Feld mit seinem positiven Pol stets der negativen Platte zuwendet. Metalle geben ihre Valenzelektronen ab und stellen sie der Verbindung zur Verfügung. Dadurch entsteht ein sogenanntes Elektronengas mit delokalisierten Elektronen rund um die positiven Atomrümpfe des Metalls. Dies erklärt die gute elektrische Leitfähigkeit der Metalle. Da diese freien Valenzelektronen nicht an Orbitale gebunden sind, können sie praktisch jeden Energiezustand annehmen und dadurch alle Photonen absorbieren und emittieren, welches den metallischen Glanz erklärt. Nebenvalenzkräfte bezeichnen schwache Bindungen innerhalb des Moleküls. So existiert in apolaren kovalenten Verbindungen die schwachen Van-der-Waals-Kräfte, die durch momentane Dipole entstehen, die bei benachbarten Teilchen eine Polarisierung hervorrufen. Dipol-Dipol-Wechselwirkungen wirken zwischen polaren kovalenten Verbindungen und werden durch die elektrostatischen Wechselwirkungen von negativen und positiven Polen hervorgerufen. Die starken Wasserstoffbrückenbindungen entstehen durch Anziehung von Wasserstoffatomen aufgrund von negativ polarisierten freien Elektronenpaaren. Sie bewirken, dass kleine Moleküle hohe Siedepunkte besitzen können. So besitzt zB H_2O aufgrund der Bindung einen sehr hohen Siedepunkt bei 373,15 K (= 100°C).

Kapitel 9 Säuren & Basen

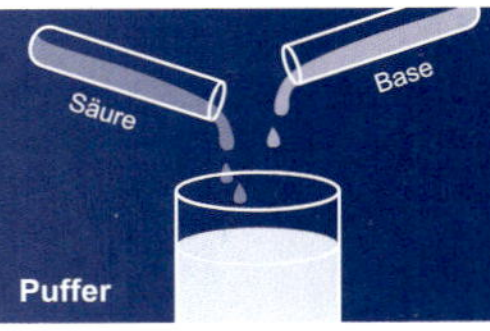

Säuren und Basen verwenden wir andauernd im Alltag. In der Zitrone, aber auch in vielen anderen Zitrusfrüchten, ist Zitronensäure, eine Fruchtsäure enthalten, welche dem Obst zusätzlichen Geschmack verleiht. Wenn wir Coca-Cola trinken, trinken wir eine Mischung aus der Zitronensäure, der Phosphorsäure und der Kohlensäure. Letztere ist ebenso in allen anderen sprudelnden Getränken enthalten. Bei Kopfschmerzen nehmen wir zumeist Aspirin zu uns, dessen Wirkstoff Acetylsalicylsäure ist, ebenso eine Säure wie die davor genannten Stoffe. Zur Reinigung verwenden wir hauptsächlich Basen. Die Natronlauge NaOH findet sich v.a. in Abflussreinigern. Waschpulver bestehen ebenso aus basischen Tensiden. Allerdings gibt es auch Basen, die wir als Lebensmittel verkochen oder verbacken, wie beispielsweise das Natriumhydrogencarbonat, welches v.a. in Backpulver, aber auch, zusammen mit der Zitronensäure, in Brausetabletten enthalten ist. Makroskopisch gesehen schmecken Säuren sauer und rufen schmerzhafte Hautirritationen hervor. In Reaktion mit einigen Metallen bilden sie Wasserstoff und färben Lackmuspapier, welches als Indikatorpapier verwendet wird, rot. Basen hingegen schmecken eher bitter, fühlen sich glitschig an und färben das Lackmuspapier blau. Säuren bilden in der sogenannten Neutralisationsreaktion mit Basen Wasser und ein Salz.

In Tabelle 16 sind einige Säuren und Basen und ihre Vorkommen bzw. Verwendung im Alltag gelistet.

9.1 Arrhenius Konzept

Svante Arrhenius veröffentlichte 1887 seine Theorien, die Säuren als Stoffe definierte, welche in wässrigen Lösungen H^+-Ionen bilden.

$$H_2O + HCl \rightarrow H_3O^+ + Cl^-$$

Reiner Chlorwasserstoff, umgangssprachlich auch Salzsäure genannt, besteht aus HCl Molekülen, welche in Wasser gelöst ein H_+-Ion, ein Proton, abgeben und damit zum Oxonium-Ion H_3O^+ und dem Chlorid-Ion Cl^- dissoziieren. Man nennt

Tabelle 16 Säuren und Basen nach ihrem Vorkommen bzw. ihrer Verwendung

	Formel	Vorkommen/Verwendung	Säure/Base
Essigsäure	CH_3COOH	Essig	Säure
Zitronensäure	$C_6H_8O_7$	Zitrusfrüchte, Brausepulver	Säure
Schwefelsäure	H_2SO_4	Autobatteriesäure	Säure
Phophorsäure	H_3PO_4	Säurungsmittel in Cola, Antioxidans in Fleisch und Wurst, Dünger, Rostentferner	Säure
Kohlensäure	H_2CO_3	Mineralwasser, sprudelnde Getränke	Säure
Acetylsalicylsäure	$C_6H_8O_4$	Aspirin	Säure
Ascorbinsäure	$C_6H_8O_6$	Vitamin C	Säure
Buttersäure	C_3H_7COOH	Ranzige Butter	Säure
Ameisensäure	$HCOOH$	Ameisen, Brennesseln, Quallen	Säure
Ammoniak	NH_3	Salmiakgeist	Base
Natriumhydrogencarbonat	$NaHCO_3$	Backpulver, Brausepulver	Base
Natronlauge	$NaOH$	Abflussreiniger, Lebensmittelzusatzstoff zur Herstellung von Laugengebäck	Base
Calciumcarbonat	$CaCO_3$	Lebensmittelzusatzstoff, mineralischer Dünger, Tafelkreide	Base
Aluminiumhydroxid	$Al(OH)_3$	Deodorant, Sonnencreme, Zahnpasta, Antazidum-Arzeistoff gegen Sodbrennen	Base

diese Reaktionsart auch **Säure-Dissoziation**. Säuren werden als **stark** oder **schwach** klassifiziert. Während starke Säuren in Lösungen zu 100% dissoziieren, dissoziieren schwache Säuren nur zu einem geringen Bruchteil. Nach dem Konzept von Arrhenius enthalten Basen Hydroxidionen OH^-, welche sich beim Lösen in Wasser bilden.

$$NaOH \rightarrow Na^+ + OH^-$$

Analog zu den Säuren handelt es sich hier um eine **Basen-Dissoziation**. In der Reaktion dissoziert Natronlauge zum Na^+-Kation und zum OH^--Anion.

Die Reaktion von einer Säure mit einer Base wird Neutralisation genannt, wenn dabei Wasser entsteht. Das zweite Produkt bildet ein Salz.

Säure + Base → Salz + Wasser

Die Temperatur erhöht sich bei einer Neutralisation. Somit handelt es sich um eine **exotherme Reaktion**. Folgende Reaktion nehme man als Beispiel für eine Neutralisationsreaktion.

$$Fe(OH)_3 + 3HNO_3 \rightarrow Fe^{3+} + 3NO_3^- + H_2O \rightarrow Fe(NO_3)_3 + H_2O$$

In dieser Reaktion reagiert Eisen(III)hydroxid mit Salpetersäure zum Salz Eisen(III)nitrat und Wasser. Die Verhältnisformel $Fe(NO_3)_3$ wird hier nur zum Verständnis gezeigt. Da die Ionen des Salzes jedoch in Wasser gelöst vorliegen, wurde das Salz in Klammer angeschrieben.

9.2 Brønsted-Lowry-Konzept

Johannes Brønsted und **Thomas Lowry** entwickelten 1923 unabhängig voneinander das Säure-Base Konzept von Arrhenius weiter. Sie nannten Teilchen, die Protonen abgeben, **Protonendonatoren**. Heutzutage werden sie auch Brønsted-Säuren genannt. Teilchen, die Protonen aufnehmen, nannten sie **Protonenakzeptoren**, welche heute auch als **Brønsted-Basen** bekannt sind. Nach der Auffassung von Lowry und Brønsted waren demnach Säure-Base-Reaktionen eine Übergabe von Protonen, sogenannte **Protonenübertragunsreaktionen**, auch **Protolyse** genannt. Die Protolyse ist daher eine Reaktion, bei der ein Proton (H^+) zwischen zwei Reaktionspartnern übertragen wird.
Um Protonen abgeben zu können, müssen Brönsted-Säuren Wasserstoffionen enthalten, was nach dem Arrhenius Konzept der Fall ist. Aufgrund dessen werden Säuren allgemein mit der Formel HA bezeichnet. Analog dazu werden Brönsted Basen mit A^- (manchmal auch mit B^-) bezeichnet, da sie die Fähigkeit besitzen müssen, Protonen zu binden, und dazu freie Radikale bzw. Elektronenpaare vonnöten sind. Eine Protolyse kann folgendermaßen formuliert werden:

$$\textbf{HA (Säure)} + \textbf{B}^- \textbf{(Base)} \rightleftharpoons \textbf{A}^- \textbf{(Base)} + \textbf{HB (Säure)}$$

Aus der Säure HA entsteht aufgrund von Protonenabgabe eine Base A^-. Umgekehrt entsteht aus der Base B^- eine Säure HB. Man sieht, dass jede Säure eine ganz bestimmte zugehörige Base besitzt. Diese Base nennt man dann konjugiert.

Auch Basen besitzen bestimmte zugehörige, konjugierte Säuren. Bei der folgenden Reaktion bildet die Essigsäure (CH_3COOH) die Rolle der Säure und gibt ein Proton an das Wasser-Molekül ab, welches in der Rolle der Base das Proton aufnehmen kann.

$$CH_3COOH + H_2O \rightleftharpoons H_3O^+ + CH_3COO^-$$

Anhand des Reaktionspfeils sieht man, dass die Reaktion reversibel ist und sich dementsprechend ein Gleichgewicht einstellt. Bei der Rückreaktion übernimmt nun das gebildete Oxonium-Ion H_3O^+ die Funktion der Säure, während das Acetat-Ion die Base spielt. Das Oxonium-Ion ist dabei die konjugierte Säure von Wasser, das Acetat-Ion die konjugierte Base der Essigsäure.

Bei Abgabe der p^+ wird die Säure zu ihrer konjugierten Base. Bei Aufnahme der p^+ wird die Base zu ihrer konjugierten Säure.

Säure + Base $\rightleftharpoons$ konj. Base + konj. Säure

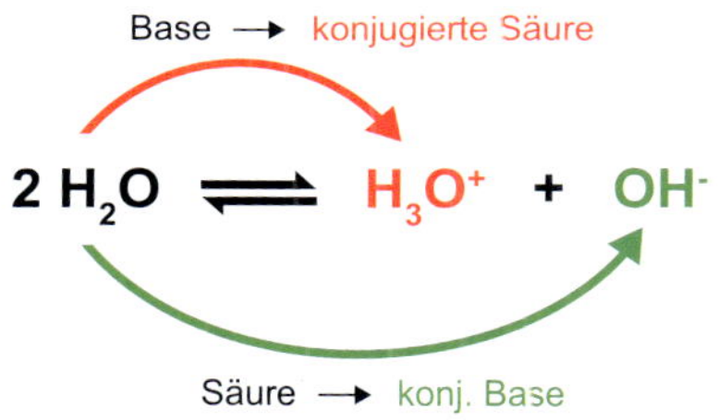

Abbildung 70
Protolyse
Eine Protonenübertragungsreaktion

Amphotere Stoffe, auch Ampholyte genannt, können sowohl als Säure als auch als Base reagieren. Wie ein Ampholyt reagiert, hängt vom Reaktionspartner ab. Es gilt allgemein, dass die stärkste Säure mit der stärksten Base reagiert. Beispiele für Ampholyte sind Wasser (H_2O), Ammoniak (NH_3), Schwefelsäure (H_2SO_4) und Flusssäure (HF).
Bei der Protolyse von amphoteren Stoffen wirkt ein Molekül als Säure und eins als Base.

9.3 Säure und Basenstärke

Brønsted bezeichnet die sogenannte **Säurestärke** als die Tendenz Protonen abzugeben und die **Basenstärke** als die Tendenz Protonen aufzunehmen. Diese Tendenzen werden durch die Elektronegativität und die Atomgröße beeinflusst. Aufgrund der Tendenz einer starken Säure Protonen abzugeben, muss ihre konjugierte Base eine geringe Tendenz haben, Protonen zu halten.

Je stärker die Säure, desto schwächer die konjugierte Base und umgekehrt.

Je stärker die Base, desto schwächer die konjugierte Säure und umgekehrt.

Reagiert eine starke Base mit einer starken Säure, entsteht eine schwache Säure und eine schwache Base. Solche Reaktionen verlaufen für gewöhnlich vollständig. Somit liegt das Gleichgewicht vollständig bei den Produkten. Im Allgemeinen begünstigt die Lage des Gleichgewichts die Bildung der schwächeren Säure und der schwächeren Base.
Da bei einer Neutralisationsreaktion stets ein Molekül Wasser und ein Molekül Salz entsteht, kann man aus der Säure- und Basenstärke ableiten, dass auch Salze sauer oder basisch reagieren können. Während wässrige Lösungen von Salzen wie Natriumchlorid oder Kaliumnitrat sich neutral verhalten, reagieren die Salzlösungen von Natriumacetat, Natriumnitrit und Ammoniumchlorid sauer oder basisch. Allgemein gilt, dass Anionen, die aus schwachen Säuren entstehen, in Lösung basisch reagieren, während Kationen aus schwachen Basen sauer wirken.
Die Stärke von Säuren kann miteinander verglichen werden, indem man alle zu bestimmenden Säuren mit derselben Base reagieren lässt und anschließend die Gleichgewichtskonstanten festlegt und miteinander vergleicht. **Je höher die Gleichgewichtskonstante ist, desto stärker ist die Säure.**
Zur Bestimmung der Gleichgewichtskonstanten wird das Massenwirkungsgesetz zur Hilfe genommen. So kann die **Säurekonstante K_A** wie folgt hergeleitet werden:

$$HA + H_2O \rightleftharpoons H_3O^+ + A^-$$

$$K = \frac{c\,(H_3O^+) * c(A^-)}{c\,(HA)}$$

$$K * c\,(H_2O) = \frac{c\,(H_3O^+) * c(A^-)}{c\,(HA) * c\,(H_2O)} = K_A$$

Aus der Reaktionsgleichung wird in das Massenwirkungsgesetz eingesetzt und anschließend die Konzentration des Wassers mit der Gleichgewichtskonstante K multipliziert, da die Wasserkonzentration als konstant angesehen wird. Das Ergebnis ist die Säurekonstante K_A.

Die Säurenkonstante ist die Gleichgewichtskonstante für Reaktionen von Säuren mit Wasser.

Auch für Basen gibt es die sogenannte **Basenkonstante K_B**. Sie wird analog zur Säurekonstante dargestellt:

$$B + H_2O \rightleftharpoons HB^+ + OH^-$$

$$K * c(H_2O) = \frac{c(HB^+) * c(OH^-)}{c(B)} = K_B$$

Anstatt der Säuren- und Basenkonstante wird zumeist ihre logarithmische Form, der **pK_A bzw. pK_B Wert,** verwendet. Diese sind nichts anderes als der negativ dekadische Logharithmus der Säuren- bzw. Basenkonstante:

$$pK_A = -\log K_A$$

In Abbildung 71 (Seite 96) werden die pK_A-Werte verschiedener Stoffe dargestellt Im Deutschen spricht man anstatt vom pK_A vom pKs-Wert (S für Säure).
Man erkennt, dass starke Säuren einen kleinen pK_A-Wert und damit einen großen K_A-Wert haben. Das liegt daran, dass starke Säuren fast vollständig protolysieren. Das gleiche gilt analog für starke Basen. Schwache Säuren protolysieren kaum und haben daher einen kleinen K_A bzw. großen pK_A Wert. Das gleiche gilt analog für schwache Basen.

Mineralsäuren

Mineralsäuren sind starke anorganische Säuren, die keinen Kohlenstoff beinhalten. Dazu zählen die Salzsäure HCl, die Schwefelsäure H_2SO_4 und die Salpetersäure HNO_3.

In der Natur kommt Salzsäure (Chlorwasserstoff) in Vulkangasen oder stark verdünnt in Kraterseen vor. Der menschliche Magensaft besteht zu einem Massenanteil von 0,1 bis 0,5 % ebenfalls aus dieser starken Säure. Salzsäure dissoziiert in Lösung zu Oxonium- und Chlorid-Ionen. Sein bekanntestes Salz ist Natriumchlorid, welches in der Natur im Meer als auch in Steinsalz vorkommt.

Die Schwefelsäure (Dihydrogensulfat) wurde früher auch Vitriolöl genannt, aufgrund seiner viskosen, öligen Eigenschaft. In der Natur kommt sie selten nicht-dissoziiert vor. Sie wird aus Schwefeldioxid gebildet, welches bei Vulkanausbrüchen entsteht. Die in der Atmosphäre entstandene Schwefelsäure fällt dann als saurer Regen auf die Erde und schädigt aufgrund seines pH-Wertes die Umwelt, indem es den pH-Wert der Böden herabsinken lässt und sie damit durchlässiger für Metall-Ionen werden lässt. Die bekannteste Verwendung von Schwefelsäure im Alltag ist das Elektrolyt in der Autobatterie.

Salpetersäure (Hydrogennitrat) löst die meisten Metalle. Es wird heute technisch durch das Ostwald-Verfahren hergestellt, wobei Ammoniak katalytisch oxidiert wird.

$$4\ NH_3 + 8O_2 \rightleftharpoons 4\ H_2O + 4HNO_3$$

In Kombination mit Salzsäure entsteht aus Salpetersäure Königswasser, ein 3:1 HCl/HNO_3- Gemisch. Dieses kann auch edle Metalle wie Gold lösen.Salpetersäure dissoziiert in Lösung und wird v.a. für die Herstellung von Sprengstoffen, Farbstoffen und Düngemittel verwendet.

Bei allen drei Säuren handelt es sich um wichtige, aber ätzende Grundchemikalien mit einer hohen Säurestärke.

Abbildung 71
pKA-Tabelle zur Bestimmung von starken und schwachen Säuren und Basen

pKs	Säure	korrespondierende Base	pKB
vollständige Protonenabgabe	$HClO_4$	ClO_4^-	keine Protonenabgabe
	HI	I^-	
	HCl	Cl^-	
	H_2SO_4	HSO_4^-	
-1,74	H_3O^+	H_2O	15,74
-1,32	HNO_3	NO_3^-	15,32
1,92	HSO_4^-	SO_4^{2-}	12,08
2,13	H_3PO_4	$H_2PO_4^-$	11,87
2,22	$[Fe(H_2O)_6]^{3+}$	$[Fe(OH)(H_2O)_5]^{2+}$	11,78
3,14	HF	F^-	10,86
3,35	HNO_2	NO_2^-	10,65
3,75	$HCOOH$	$HCOO^-$	10,25
4,75	CH_3COOH	CH_3COO^-	9,25
4,85	$[Al(H_2O)_6]^{3+}$	$[Al(OH)(H_2O)_5]^{2+}$	9,15
6,52	H_2CO_3	HCO_3^-	7,48
6,92	H_2S	HS^-	7,08
7,00	HSO_3^-	SO_3^{2-}	7,00
7,20	$H_2PO_4^-$	HPO_4^{2-}	6,80
9,25	NH_4^+	NH_3	4,75
9,40	HCN	CN^-	4,60
10,40	HCO_3^-	CO_3^{2-}	3,60
12,36	HPO_4^{2-}	PO_4^{3-}	1,64
13,00	HS^-	S^{2-}	1,00
15,74	H_2O	OH^-	-1,74
keine Protonenabgabe	C_2H_5OH	$C_2H_5O^-$	vollständige Protonenabgabe
	NH_3	NH_2^-	
	OH^-	O^{2-}	
	H_2	H^-	

Säurestärke nimmt zu

Basenstärke nimmt zu

9.4 Lewis-Konzept

Wenn man das Brønsted-Lowry-Konzept genauer betrachtet, wird klar, dass der Begriff der Base weitaus näher beschrieben wird, als der der Säure. Die Brønsted-Base beschreibt nämlich ein Molekül oder Ion, welches über ein nichtbindendes Elektronenpaar verfügt und dadurch ein Proton H^+ aufnehmen kann, während die Brønsted-Säure es lediglich hergibt.
Um jedoch auch die Säure näher beschreiben zu können, führte **Gilbert N. Lewis** 1923 ein weiteres Konzept ein, welches jedoch erst 1938 ausgearbeitet wurde. Nach seiner Vorstellung verfügt eine Base über ein einsames Elektronenpaar, welches an die Säure abgegeben wird. Die Säure kann dieses Elektronenpaar unter Bildung einer kovalenten Bindung mit der Base anlagern. Anders gesagt, eine Lewis-Säure ist ein **ElektronenPAAR-Akzeptor**, während eine Lewis-Base ein **ElektronenPAAR-Donator** ist. Dementsprechend ist eine Base nach Brønsted auch eine Lewis-Base. Eine Lewis-Säure hingegen umfasst eine viel größere Zahl an Substanzen, die die Brønsted-Säure aufgrund von fehlenden H^+-Ionen nicht als solche zulässt. So können beispielsweise Moleküle und Atome mit unvollständigem Elektronenoktett, wie Bortrifluorid BF_3 und Aluminiumchlorid $AlCl_3$, und einfache Kationen, wie Cu^{2+} und Fe^{3+}, als Säuren aufgefasst werden. Auch Verbindungen mit einem stark elektronegativen Atom reagieren aufgrund der starken Elektronenanziehung sauer. Beispiele dafür sind das Schwefel-Atom im SO_2-Molekül oder das Kohlenstoff-Atom im CO_2-Molekül aufgrund der stark elektronegativen Sauerstoffatome.

Im Gegensatz zu Brønsted-Säuren und -Basen, können die Säure- und Basenstärke von Lewis-Säuren und –Basen nicht erfasst werden. Aufgrund dessen fand **Ralph Pearson** einen anderen Weg und unterschied zwischen **harten und weichen Lewis-Säuren und –Basen**. Die Härte bezieht sich dabei auf die **Polarisierbarkeit** der Moleküle. Harte Säuren und Basen lassen sich wenig, weiche hingegen leicht polarisieren. Dabei gilt: Harte Säuren verbinden sich vorzugsweise mit harten Basen, während weiche Säuren sich vorzugsweise mit weichen Basen verbinden.

9.5 pH-Wert

Der **pH-Wert** [*potentia Hydrogenii*…lat. *Kraft des Wasserstoffs*] ist der negative dekadische Logarithmus der Wasserstoff-Aktivität und in Näherung der Oxoniumionen-Konzentration.

$$pH = -\log c\,(a_{H+}) = -\log c\,(H_3O^+)$$

Analog zum pH Wert wurde der **pOH Wert** definiert als der negative dekadische Logarithmus der Hydroxid-Ionen Konzentration.

$$pOH = -\log c\,(OH^-)$$

Arrhenius stellte, wie bereits in Kapitel 9.1 erklärt, fest, dass die elektrisch leitenden wässrigen Lösungen von Säuren, Hydroxiden und Salzen Ionen enthalten. Später zeigte sich, dass auch chemisch reinstes Wasser eine gewisse elektrische Leitfähigkeit zeigt. Das liegt daran, dass die Wassermoleküle zu einem geringen Teil in Ionen zerfallen. Dieser Prozess wird Autoprotolyse genannt.

Die **Autoprotolyse** [*auto…* griech. *Selbst*] ist der Zerfall eines Moleküls in seine Ionen. Das erklärt die elektrische Leitfähigkeit von reinstem Wasser. Wasser zerfällt aufgrund derAutoprotolyse in seine Ionen, welche geladen (also polar) sind. Aufgrund der polaren Ionen kann elektrischer Strom geleitet werden.

Die Autoprotolyse ist bei folgenden Verbindungen möglich:

Wasser H_2O
Ammoniak NH_3
Essigsäure HAc (Ac… Acetat)
Salpetersäure HNO_3
Schwefelsäure H_2SO_4

Durch Autoprotolyse von Wasser ergibt sich das Ionenprodukt des Wassers bei 25°C:

$$2\,H_2O \rightarrow H_3O^+ + OH^-$$

$$K_{H2O} = c(H_3O^+) * c(OH^-) = 10^{-14}\ mol^2/l^2$$

Mit $pK_{H2O} = 14$

Der negative dekadische Logharitmus ergibt 14. Da Wasser als Bezugsbase fungiert, nimmt man diese Zahl als den maximal erreichbaren pH-Wert an. Somit handelt es sich beim pH-Wert um Zahlen zwischen 1 und 14. **Dabei gilt, dass die pK_A bzw. pK_B Werte eines korrespondierenden Säure-Base-Paars sich immer gerade zu 14 ergänzen müssen.**

Im Folgenden werden den Werten die Eigenschaften sauer, neutral und basisch zugeordnet.

Abbildung 72
pH-Werte einiger Alltagsstoffe

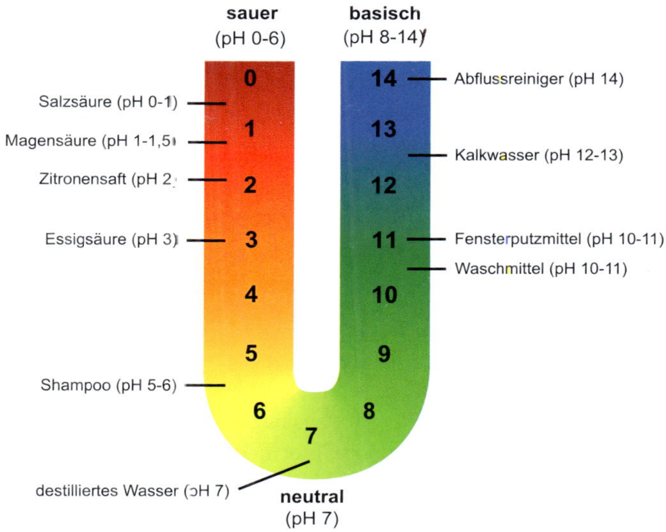

Sauer = pH < 7
Neutral = pH = 7
Basisch = pH > 7

Bei einem sauren pH-Wert ist die Oxonium-Ionen Konzentration höher als die der Hydroxid-Ionen Konzentration. Für Basen gilt das Umgekehrte. Im neutralen pH-Wert Bereich sind die beiden Konzentrationen gleich.

Der pH-Wert wird durch **Indikatoren** gemessen. Dabei handelt es sich um Substanzen, die ihre Farbe durch Kontakt mit einer Säure oder Base ändern. Pflanzliche Indikatoren sind beispielsweise die Hortensie, welche, eingesetzt in saurem Boden, rosa Blüten hat, in basischem Boden jedoch blau blüht. Ein anderes pflanzliches Beispiel ist das Rotkraut, welches sich in Kontakt mit Säuren rosa färbt, in Kontakt mit Basen jedoch grün.

Eins der wichtigen Indikatoren für die Chemie ist das sogenannte pH-Papier, welches aus **Lackmus** besteht. Lackmus ist ein Extraktionsprodukt einiger Flechtenarten und wird auf ein poröses Papier imprägniert, um das pH-Papier herzustellen. Wie schon in der Einführung zu diesem Kapitel definiert wurde, färben Säuren das pH-Papier orange bis rot, während Basen es grün bis blau färben.
Ein anderer sehr verbreiteter Indikator ist **Phenolphtalein**, welches in saurer Lösung klar und farblos ist, im basischen hingegen eine rosa Farbe annimmt.

Aufgrund der hohen Verwechslungsgefahr wird hier der Unterschied von pH-Wert und Säurestärke definiert. Während die Säurestärke, wie schon der Name sagt, die Stärke der Säure angibt, handelt es sich beim pH-Wert allein um einen Faktor, der beschreibt, ob es sich um eine Säure oder um eine Base handelt.

pH-Wert ≠ Säurestärke

Magensäure

Der Magensaft, ein schleimartiges Fluid mit markantem Eigengeruch, enthält Schleim, das eiweißspaltende Enzym Pepsin, Mucoprotein, welches die Resorption von Vitamin B_{12} fördert, sowie Magensäure, welche aus 0,5-prozentiger Salzsäure besteht. Die Magensäure besteht demnach aus Protonen (H^+-Ionen) und Chlorid-Ionen, welche in den Belegzellen der Magenschleimhaut produziert wird. Sie fungiert als biologischer Katalysator bestimmter Enzyme, kann allerdings auch überproduziert werden. In diesem Fall steigt die Magensäure zur Speiseröhre (Ösophagus) und verursacht dort Schmerzen, die wir als Sodbrennen kennen. Sodbrennen tritt vor allem nachts, bedingt durch das Liegen, nach stark süßhaltigen oder fettreichen Mahlzeiten auf, aber auch beim Bücken und Heben schwerer Lasten oder Tabak- bzw. Alkoholkonsum. Zur Prophylaxe sollen daher die Risikofaktoren, wie Rauchen, Alkohol, starkes Übergewicht, fettreiche Speisen sowie reichliches Essen vor dem Schlafengehen minimiert werden. Zur Neutralisierung der überschüssigen Magensäure werden basische Rezepturen verschrieben, sogenannte Säureneutralisatoren. Diese bestehen u.a. aus den Verbindungen Natrium- und Kaliumhydrogencarbonat ($NaHCO_3$ und $KHCO_3$), Calcium- und Magnesiumcarbonat ($CaCO_3$, $MgCO_3$) sowie Aluminium- und Magnesiumhydroxid ($Al(OH)_3$ und $Mg(OH)_2$). Die Auswahl des richtigen Säureneutralisators ist von großer Bedeutung, da beispielsweise Menschen mit hohem Blutdruck unbedingt Magenmittel mit Natriumhydrogencarbonat meiden sollten, weil das Natrium-Ion Na^+ die Erhöhung des Blutdrucks begünstigt. Desweiteren führen Calciumcarbonat sowie Aluminiumhydroxid in hohen Dosen zu Verstopfungen, während Magnesiumcarbonat und Magnesiumhydroxid in hohen Dosen abführend wirken.

Puffersysteme

Ein **Puffer** ist ein Stoffgemisch, dessen pH-Wert sich bei Zugabe einer Säure oder einer Base kaum ändert. Sie wirken daher einer pH-Wert Änderung entgegen. Erst bei einer sehr großen Menge an Säure oder Base ändert sich der pH-Wert wesentlich.

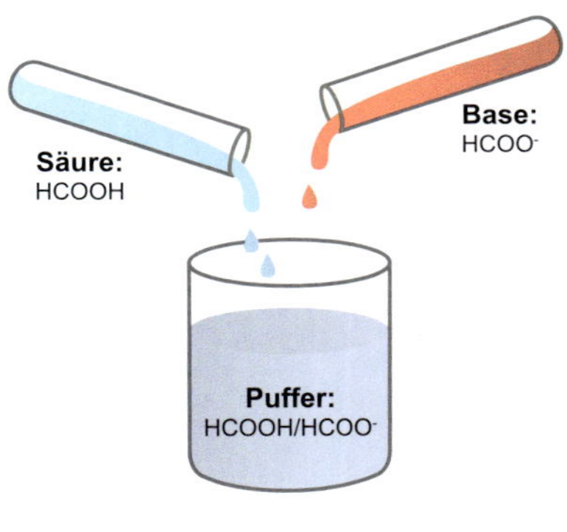

Abbildung 73 Acetat-Puffer-Herstellung

Pufferlösungen enthalten eine Mischung aus einer schwachen Säure und ihrer konjugierten bzw. korrespondierenden Base (bzw. des jeweiligen Salzes) oder einer schwachen Base und ihrer konjugierten bzw. korrespondierenden Säure. Auch Ampholyte (= bifunktionale Moleküle) können als Puffer dienen.

Die **Pufferkapazität** beschreibt die Stabilität des pH-Werts einer Lösung bei Zugabe von starken Basen oder starken Säuren. Sie gibt an, wie viele Oxonium-Ionen (H_3O^+) oder Hydroxid-Ionen (OH^-) einer 1-Liter-Pufferlösung zugesetzt werden müssen, bis sich ihr pH-Wert um eine Einheit ändert. Dabei gilt; Je höher die Konzentrationen der schwachen Säure und Base in einer Lösung sind, desto größer ist die Pufferkapazität. Ihre Einheit ist mol/l.

Der pH-Wert ist ein sehr wichtiger messbarer Faktor für die Natur und den Menschen. Damit Pflanzen Nährstoffe optimal aus dem **Boden** entziehen können und somit besser gedeihen können, muss der Boden auf einen pH-Wert zwischen 5 und 6,5 eingestellt werden. In der Infobox und der Exkursion werden weitere für den Menschen wichtige pH-Mechanismen vorgestellt.

Säure-Base-Haushalt

Der Säure-Base-Haushalt hält den pH-Wert des Blutes auf einem Wert zwischen 7,35 und 7,45. Blut ist ein dreiteiliger Puffer, welcher aufgrund seiner Puffereigenschaften der pH-Wert Änderung des Blutes entgegenwirkt. Der Gasaustausch in der Lunge sowie die Ausscheidungsmechanismen in der Lunge tragen jedoch ebenso zur Regulierung des Säure-Basen-Gleichgewichts bei. Den bedeutendsten Teil des Puffers bildet das Bicarbonat-Puffersystem, welches 75% der Gesamtpufferkapazität aufweist. Es handelt sich dabei um das Verhältnis von Hydrogencarbonat und Kohlensäure. Dieses Verhältnis bestimmt den pH-Wert.

$$CO_2 + H_2O \rightleftharpoons H_2CO_3 \rightleftharpoons H^+ + HCO_3^-$$

Kohlendioxid ist ein Endprodukt der Zellatmung und reagiert im Blut mit Wasser zur Kohlensäure. Die Kohlensäure dissoziiert dabei sofort zu Hydrogencarbonat und Oxonium-Ionen. Das Gleichgewicht bildet den Bicarbonat-Puffer. Die Reaktion wird auch Carboanhydrase-Reaktion genannt. Da das Kohlendioxid CO_2 über den Atem abgegeben und Hydrogencarbonat über die Niere rückresorbiert werden kann, ist der Körper in der Lage den pH-Wert aktiv zu beeinflussen.Da im Blut eine hohe Proteinkonzentration vorherrscht, ist der Protein-Anionen-Puffer, der sogenannte Eiweißpuffer, ein ebenso wichtiger Puffer. Er macht etwa 24% der Blutpufferwirkung aus. Die restlichen 1 % bestehen aus dem sogenannten Nicht-Bicarbonat-Puffer. Es handelt sich dabei um einen Dihydrogenphosphat/Phosphatpuffer:

$$H_2PO_3 + H_2O \rightleftharpoons HPO_3^- + H_3O^+$$

und einem Ammoniak/Ammoniumpuffer:

$$NH_3 + H_2O \rightleftharpoons NH_4^+ + OH^-$$

Diese beiden Puffersysteme spielen v.a. in der Niere eine Rolle und halten dort den pH-Wert des Harns konstant. Das heißt es können zur Konstanthaltung des pH-Wertes über den Urin Säuren ausgeschieden werden, ohne den Urin zu sauer werden zu lassen.

Trotz des guten Puffersystems kann der pH-Wert im Blut steigen oder sinken. Diese Störung wird Alkalose genannt, wenn der Blut-pH-Wert über 7,45 liegt, oder Azidose, wenn der Blut-pH-Wert unter 7,35 liegt.

Ein Anstieg von CO_2 im Blut führt zum Anstieg der Konzentrationen von Bicarbonat- und Oxonium-Ionen. Dies lässt den pH-Wert sinken und führt zur Azidose. Hierbei kann das Hämoglobin den Sauerstoff nicht mehr optimal binden und es kann bei starker Senkung des pH-Werts zu Erstickung führen. Gründe dafür können Ansammlungen von zu viel sauren Stoffwechselprodukten durch beispielsweise eine entgleiste Zuckerkrankheit sein. Hierbei führt die anaerobe Glycolyse und die durch Insulinmangel verursachte vermehrte Bildung von Ketokörpern (Acetacetat, Aceton oder β-Hydroxybutyrat) einen Anstieg der sauren Stoffwech-

Abbildung 74
Übersäuerung im Körper

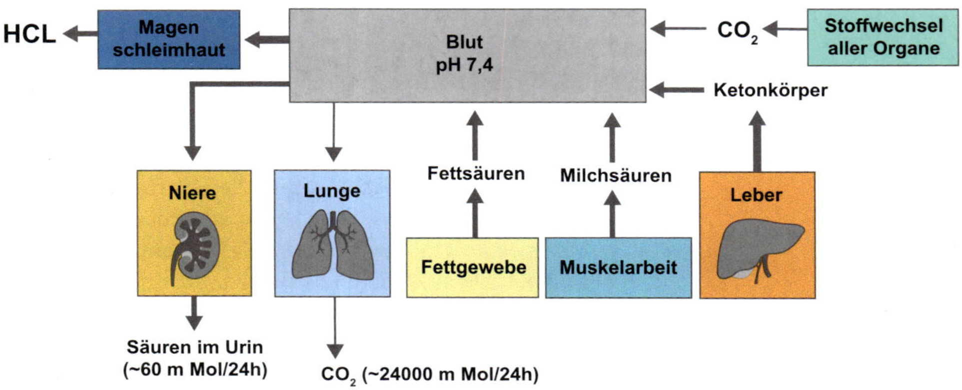

selprodukte, wie beispielsweise Laktat. Eine chronische Nierenerkrankung kann ebenso zu dieser Störung führen. Azidosen können auch ohne Krankheitswert auftreten. Dies geschieht beispielsweise bei schwerer körperlicher Anstrengung, bei dem die Muskulatur Protonen H^+ direkt aus der Glykolyse freisetzt und die CO_2-Produktion stark zunimmt.

Verlust von Protonen H^+, beispielsweise durch Erbrechen von saurem Mageninhalt, starker Zufuhr von alkalischen Substraten, wie Natriumhydrogencarbonat, oder aber eine harntreibende (diuretische) Therapie können zur Steigung des pH-Wertes und damit zur Alkalose führen. Auch Störungen der Nierenfunktion können Ursachen für diese Störung des Säure-Base-Haushaltes sein. Ein pH-Wert ab 7,7 führt dabei in der Regel zum Tod. Alkalosen ohne Krankheitswert treten in der Regel bei starker Abatmung von Kohlendioxid CO_2, wie beispielsweise dem Hecheln nach dem Joggen, auf.

Übersäuerungen werden in der Fachsprache als latente Azidose bezeichnet. Sie treten im Alltag v.a. durch Zufuhr von säurebildenden Nahrungsmitteln auf, jedoch auch aufgrund von Genussmitteln, wie Nikotin und Alkohol oder Umwelteinflüssen, wie Smog. Stark säurebildende Lebensmittel sind beispielsweise Wurst, Süßwaren, Cola, Kaffee, Eier, Käse, Weißmehlprodukte, Reis und Teigwaren.Hingegen sind Blattsalate, Gemüse, Kartoffeln, Obst, Molke und Kräutertees stark basenbildende Stoffe, da sie reich an basenbildenden Mineralien, wie Kalium, Magnesium oder Calcium sind.
Bei basenbildenden Nahrungsmitteln handelt es sich nicht zwangsweise um basische Stoffe. Im Gegenteil können diese selbst einen sauren pH-Wert haben, werden im körpereigenen Stoffwechsel jedoch basisch verstoffwechselt. So ist es möglich, dass beispielsweise Obst Übersäuerungen vorbeugt.

Die Auswirkungen von latenten Azidosen werden noch vielfach diskutiert und führen noch zu keinem grünen Zweig in den Naturwissenschaften. Dies liegt daran, dass die vermuteten Symptome unspezifische Beschwerden darstellen.

Jedoch wird ein Zusammenhang zu Erkrankungen wie Allergien, Osteoporose, Migräne, Gallensteinen, Nierensteinen und Neurodermitis vermutet.

Tabelle 17 pH-Wert von biologischen Flüssigkeiten

Flüssigkeiten	pH-Wert
Magensaft	1,8
Urin	5,6 - 7,0
Speichel	6,5 - 7,0
Blutplasma	7,3 - 7,4
Galle	6,9 - 7,9
Pankreassaft	8,0

9.6 pH-Wert Berechnungen

Einer starken Säure

$$pH = -\log c\ (\text{Säure})$$

Beispiel: *Starke Säure*
Berechne den pH-Wert einer 0,1 molaren Salzsäure-Lösung.

0,1 molar bedeutet, dass es sich um eine Konzentration von c = 0,1 mol/l handelt. Somit kann der pH-Wert wie folgt berechnet werden.

$$pH = -\log 0{,}1 = 1$$

Einer starken Base

$$pOH = -\log c\ (\text{Base}) \qquad pH = 14 + \log c\ (\text{Base})$$

Beispiel: *Starke Base*
Berechne den pH-Wert einer 0,3 molaren Natronlauge.

$$pOH = -\log 0{,}3 = 0{,}52 \qquad pH = 14 + \log 0{,}3 = 13{,}48$$

Einer schwachen Säure

$$pH = {}^{1}/_{2} * pK_A - \log c\ (\text{Säure})$$

Beispiel: *Schwache Säure*
Berechne den pH-Wert einer 0,02 molaren Essigsäure. Der pK_A-Wert ist der pK_A-Tabelle zu entnehmen und beträgt 4,75.

$$pH = {}^{1}/_{2} * 4{,}75 - \log 0{,}02 = 3{,}23$$

Einer schwachen Base

$$pOH = {}^{1}/_{2} * (pK_b - \log c\ (\text{Base}))$$

$$pH = 14 - {}^{1}/_{2} * (pK_b - \log c\ (\text{Base}))$$

Beispiel: *Schwache Base*
Berechne den pH-Wert einer 0,06 molaren Hydrogencarbonat-Lösung. Der pK_b-Wert ist der pK_A-Tabelle zu entnehmen und beträgt 7,48.

$$pOH = {}^1/_2 * (7{,}48 - \log 0{,}06) = 4{,}35$$

$$pH = 14 - {}^1/_2 * (7{,}48 - \log 0{,}06) = 9{,}65$$

Tipp

Bei 1:1 Puffern ist die Konzentration der Base gleich der Konzentration der Säure, somit gilt: $\mathbf{pH = pK_A}$

Eines Puffers

Henderson-Hasselbalch Gleichung:

$$\mathbf{pH = pK_A + \log c\,(Base) / c\,(Säure)}$$

Beispiel: *Puffer*
Berechne den pH-Wert eines Bicarbonat-Puffers mit einer 0,04 molaren Dihydrogencarbonat- und einer 0,07 molaren Hydrogencarbonat-Lösung. Der pK_A-Wert ist der pK_A-Tabelle zu entnehmen und beträgt 6,52.

$$pH = 6{,}52 + \log (0{,}07) / (0{,}04) = 6{,}76$$

Zur Berechnung der pH-Werte schwacher Säuren und Basen sowie des Puffers, muss der pK_A-Wert angegeben oder aus der pK_A-Tabelle entnommen werden.

Übung pH-Wert Berechnungen

1. Berechne den pH-Wert folgender Stoffe:

   a) HBr mit der Konzentration 0,04 mol/l
   b) HCl mit der Konzentration 0,02 mol/l
   c) Na_2HPO_4 mit der Konzentration 0,23 mol/l
   d) NH_3 mit der Konzentration 0,21 mol/l

2. Berechne den pH-Wert folgender Puffer:

   a) 1:1 Puffer (je 0,2 mol/l) von Ammoniumchlorid/Ammoniak
   b) Essigsäure mit 0,3 mol/l und Acetat mit 0,2 mol/l
   c) Kohlensäure mit 0,23 mol/l und Hydrogencarbonat mit 0,3 mol/l

3. Was ist die konjugierte Base von:

   a). H_3PO_4
   b) NH_3
   c) HS^-

4. Was ist die konjugierte Säure von:

   a) NO_2
   b) H_2O
   c) F^-

5. Welche ist von den folgenden Paaren die stärkere Säure?

   a) H_2Se, HBr
   b) H_2SO_4, H_2SO_3
   c) $HClO_3$, HIO_3

6. Welche ist von den folgenden Paaren die stärkere Base?

   a). P^{3-}, S^{2-}
   b). Br^-, F^-
   c). PH_3, NH_3

9.7 Salze

Vergleicht man die entstehenden Produkte in Säure-Base Reaktionen mit der Ionenbindung, so wird klar, dass dabei immer Salze entstehen. Da Säuren in solchen Reaktionen immer zu ihrer konjugierten Base und Basen immer zu ihrer konjugierten Säure reagieren, wird klar, dass Salze ebenfalls sauer oder basisch sein können. Die Salze Natriumacetat, Ammoniumchlorid oder Aluminiumsulfat können daher als Säure oder Base reagieren.

Man kann allgemein feststellen, dass sich Anionen von Säuren ableiten und daher basisch reagieren, während Kationen sich wie Säuren verhalten. Somit kann die konjugierte Base der Essigsäure, Acetat, mit Wasser unter Bildung von Hydroxid-Ionen OH^- reagieren, das Kation NH_4^+ hingegen unter Bildung von Oxonium-Ionen H_3O^+.

9.8 Zusammenfassung

Es gibt verschiedene Konzepte zu Säuren und Basen. Arrhenius definierte Säuren als Stoffe, die in wässrigen Lösungen H^+-Ionen bilden, während aus Basen OH^--Ionen entstehen. Für Brønsted sind Säuren Protonendonatoren, also Teilchen, die Protonen abgeben können, während Basen Protonenakzeptoren sind. Säure-Base-Reaktionen nannte er daher Protolyse. Lewis wiederum definierte Säuren als Elektronenakzeptoren und Basen als Elektronendonatoren. All diese Modelle können als eine gemeinsame Definition von Säuren und Basen behandelt werden.

Ihre Stärke wird mithilfe der Säuren- und Basenstärke, die abhängig von der Gleichgewichtskonstante ist, bestimmt. Sie bestimmen die Tendenzen von Stoffen, Protonen aufzunehmen bzw. abzugeben. Reagiert eine starke Säure mit einer starken Base entsteht daraus die zur Säure konjugierte schwache Base und die zur Base konjugierte schwache Säure. Stoffe, die sowohl als Säure als auch als Base reagieren können, je nachdem, um was für einen zweiten Reaktanden es sich handelt, werden Ampholyte genannt. Die Stärken von Säuren werden mithilfe der sogenannten Säurekonstante KA, einer Gleichgewichtskonstante, verglichen. Allerdings wird anstatt der Säurekonstante der negative Logharitmus verwendet; pK_A, welche in sogenannten pK_A-Tabellen aufgelistet sind. Gleiches gilt für die Basenstärke mit der negativen, logarithmischen Basenkonstante pK_B.

Die Säure- und Basenstärke ist nicht zu verwechseln mit dem pH-Wert. Der pH-Wert ist der negative dekadische Logarithmus der Wasserstoff-Ionen Konzentration und gibt überhaupt erst an, ob es sich um eine Säure oder Base handelt. Stoffe, die neutral sind, besitzen einen pH-Wert von 7, während Säuren unterhalb von 7, Basen oberhalb von 7 zu finden sind. Ob ein Stoff sauer oder basisch ist, wird mithilfe von sogenannten Indikatoren bestimmt. Der bekannteste chemische Indikator ist das Lackmuspapier, welches sich in Kontakt mit einer Säure rot, mit einer Base hingegen blau färbt.

Für gewöhnlich ändert sich der pH-Wert eines Stoffs, wenn man eine Säure oder eine Base hinzugibt. Allerdings gibt es Stoffe, die ihren pH-Wert kaum bis wenig verändern. Solche Stoffe werden als Puffer bezeichnet. Es handelt sich dabei um Mischungen einer schwachen Säure (Base) mit ihrer konjugierten Base (Säure). Der bekannteste Puffer ist Blut, welches die Aufgabe hat den pH-Wert zwischen 7,35 und 7,45 konstant zu halten.

Kapitel 10 Elektrochemie

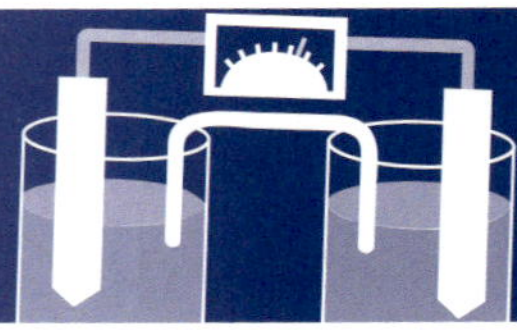

Als **Luigi Galvani** per Zufall 1780 entdeckte, dass Froschschenkel in Verbindung mit Zink und Kupfer anfingen zu zucken und damit unwissentlich einen Stromkreis herstellte, legte er den Grundstein für den nach ihm benannten Galvanismus und die Elektrochemie. Diese Entdeckung führte dazu, dass **Alessandro Volta** um 1800 die **Voltasche Säule**, die erste funktionierende Batterie, konstruierte. Es handelte sich dabei um die erste Spannungs- und Stromquelle und führte zu zahlreichen anderen bedeutsamen Entdeckungen. **Johann Wilhelm Ritter** erhielt bereits 1799 durch Zusammensetzen verschiedener Spannungsketten die erste Spannungsreihe edler und unedler Metalle. Die Gesetzmäßigkeiten der Elektrochemie untersuchte **Michael Faraday** 1832 anhand der Elektrolyse und entwickelte die **Faraday'schen Gesetze**, die den Zusammenhang zwischen elektrischer Ladung und Stoffumsatz in elektrochemischen Reaktionen darstellte.

Heute weiß man, dass chemische Prozesse elektrischer Natur sind. Dies wird v.a. bei den Bindungsverhältnissen erkannt, in denen Elektronen beteiligt sind. Die Elektrochemie beschäftigt sich jedoch v.a. mit den sogenannten **Redoxreaktionen**, den Reduktions-Oxidations-Vorgängen. Der Zusammenhang zur elektrischen Energie ist dabei besonders wichtig, da mithilfe dieser Reaktionen elektrische Energie aus galvanischen Zellen gewonnen werden oder durch elektrischen Strom in der Elektrolyse chemische Umwandlungen erzeugt werden können.

Bevor auf die Redoxreaktion weiter eingegangen wird, muss zuerst die Übertragung des **elektrischen Stroms** näher definiert werden. Wie bereits in Kapitel 5.3. dargestellt wurde, sind Elektronen Träger elektrischen Stroms. In Metallen befindet sich eine bewegliche geladene Wolke, das sogenannte **Elektronengas**, welches sich zwischen den fixierten, positiv geladenen Atomrümpfen bewegt. Elektrischer Strom ist demnach ein Fluss elektrischer Ladung, die Einheit für die elektrische Ladung, der Ladungsmenge, ist **Coulomb (C)**. Die elektrische Spannung mit der Einheit **Volt (V)** ist quasi der Druck, mit dem Elektronen in einen physikalischen Körper, wie beispielsweise einen Draht, gebracht werden. Man nennt sie auch **elektrisches Potential**. Die Stromstärke wird in **Ampere (A)** gemessen.

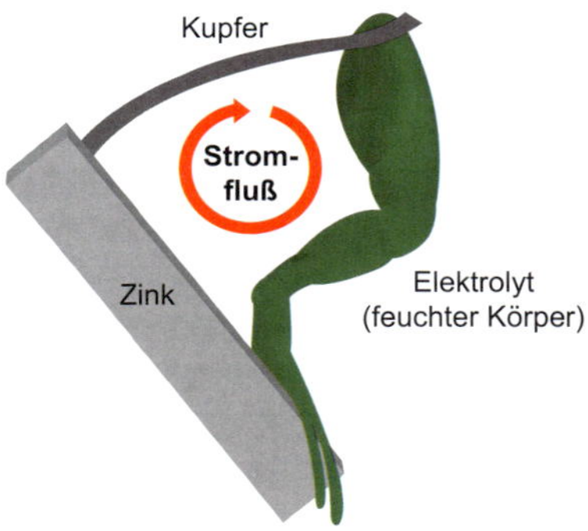

Abbildung 75
Ein Stromkreis zwischen Froschschenkel, Kupfer und Zink als Grundstein für den Galvanismus, (1780) Luigi Galvani.

Die Ladung des elektrischen Stroms wird in Elektrolyten durch Ionen übertragen, wobei ein Stromfluss nur möglich ist, wenn die Ionen frei beweglich sind, was bei Ionenverbindungen nur im gelösten oder geschmolzenen Zustand der Fall ist.

10.1 Redoxreaktion

Unter der **Oxidation** verstand man ursprünglich ausschließlich Reaktionen mit elementarem Sauerstoff zu Oxiden. Der Begriff wurde von **Antoine Laurent de Lavoisier** geprägt. Beispielsweise kennt man die Verbrennung als eine rasche, das Rosten als eine langsam stattfindende Oxidation. Die **Reduktion** wurde als Sauerstoff-Entzug dargestellt.

Die Begriffe wurden allerdings später um **Dehydrations-Reaktionen** erweitert. Es handelt sich dabei um Reaktionen, bei denen Wasserstoff-Atome einer Verbindung entzogen werden. Erst mit der Ionentheorie als Grundlage entstand der Zusammenhang zur Elektrochemie.

Redoxreaktionen, bzw. Reduktions-Oxidations-Reaktionen, sind Reaktionen bei denen Elektronen übertragen werden. Sie setzen sich aus zwei sogenannten **Halbreaktionen** zusammen; der **Oxidation** und der **Reduktion**. Um eine vollständige Reaktion zu bilden, werden beide Teile der Halbreaktionen benötigt. Zusammen ergeben sie eine Redoxreaktion.

Die **Oxidation** ist die **Abgabe von Elektronen**, das bedeutet, dass der Ausgangsstoff bei der Reaktion zum Produkt Elektronen verliert. Beispielsweise reagiert Natrium mit Chlorgas in der Art und Weise, dass das Natrium ein Elektron an das Chloratom verliert. In der folgenden Gleichung wird der Verlust des Elektrons dargestellt.

$$Na \rightarrow Na^{+} + e^{-}$$

Wenn ein Natrium sein Elektron verliert, oxidiert es zum Natrium-Kation.

Die Reduktion ist die Aufnahme von Elektronen und damit das Gegenteil der Oxidation. Das Beispiel zeigt die Halbreaktion einer Versilberung durch Galvanisierung. Das Silber-Kation erhält ein Elektron und wird dabei zum Metall reduziert.

$$Ag^{+} + e^{-} \rightarrow Ag$$

Bei der Zusammensetzung von einer Oxidation und einer Reduktion muss die Zahl der abgegebenen Elektronen der Zahl der aufgenommenen Elektronen entsprechen. In folgendem Beispiel wird die Redoxreaktion von Silber mit Zink gezeigt. Da beim Oxidations-Teilschritt zwei Elektronen abgegeben werden, müssen vom Silber-Kation auch zwei Elektronen aufgenommen werden. Aufgrund dessen wird der Reduktions-Teilschritt mit zwei multipliziert und anschließend mit der Oxidation zur Redoxreaktion zusammengefügt:

Red.: $Ag^+ + 1\ e^- \rightarrow Ag$ // *2
Ox.: $Zn \rightarrow Zn^{2+} + 2\ e^-$

Redox.: $2\ Ag^+ + Zn \rightarrow 2Ag + Zn^{2+}$

Man sieht am Beispiel, dass Silber Ag ein Elektron aufnimmt, um die Ladung 0 zu erreichen und wird damit reduziert. Zink Zn gibt hingegen 2 Elektronen ab und wird dadurch auf eine Ladung von 2+ oxidiert.

In Abb. 76 wird die Redoxreaktion von Zink mit Sauerstoff dargestellt. Wie man erkennen kann, wird das Zink dabei oxidiert und der Sauerstoff reduziert, wobei Zink genau vier Elektronen abgibt und der Sauerstoff vier Elektronen aufnimmt.

Ein Reaktionspartner, der in einer Reaktion Elektronen aufnimmt, wird **Oxidationsmittel** genannt. Es handelt sich dabei um einen Elektronenakzeptor, der selbst reduziert wird. Seinen Gegenspieler, der Elektronen abgibt, nennt man **Reduktionsmittel**, ein Elektronendonator, der selbst oxidiert wird. Elementare Metalle bilden Kationen (= positiv geladene Ionen) aus und sind daher ausschließlich Reduktionsmittel, während elementare Nichtmetalle Anionen (= negativ geladene Ionen)

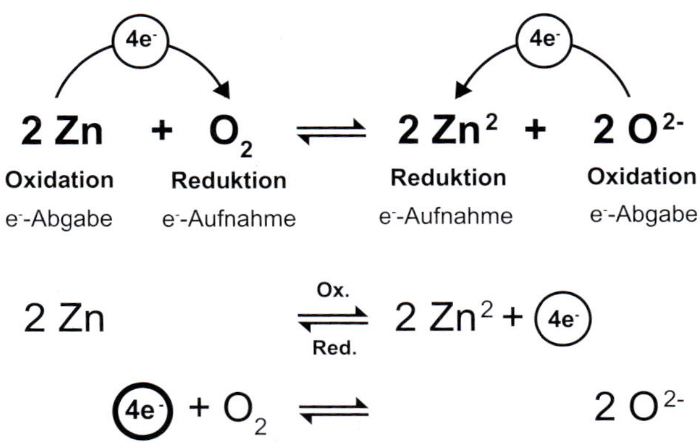

Abbildung 76
Redoxreaktion und seine Teilgleichungen: Elektronenübertragung

ausbilden und daher oft Oxidationsmittel sind. Allerdings unterscheiden sie sich untereinander durch ihre verschieden starke Tendenz Elektronen abzugeben bzw. aufzunehmen. Dies wird als **Stärke der Reduktions- bzw. Oxidationsmittel** bezeichnet.Metalle werden in edle und in unedle Metalle unterteilt, wobei die edlen Metalle schwache, die Unedlen starke Reduktionsmittel sind. Einmal als Reduktionsmittel in einer Reaktion verwendet, sind Metall-Kationen meistens Oxidationsmittel. Hierbei gilt, analog zur Säurestärke, je stärker das Metall als Reduktionsmittel ist, desto schwächer ist es als Oxidationsmittel und umgekehrt.

Korrosion

Die Korrosion [*corrodere*…lat. *Zernagen*], oder auch Rosten genannt, ist nichts anderes als die langsame Oxidation von Metallen durch Wasser und Luft. Es handelt sich dabei um die Zerstörung von unedlen Metallen. Bei Korrosionsschutz ist es daher wichtig, den Kontakt zwischen Metall und Umwelt (Luft, Wasser und aggressiven Stoffen, wie Chlor) zu unterbinden. Dies geschieht durch Einfetten oder Lackieren der Oberflächen. Auch die Beschichtung mit Kunst-stoffen oder einem unedleren Metall sind wichtige Arten des Korrosionsschutzes.

Redoxreaktion vs. Brønsted

Man erkennt, dass viele Ähnlichkeiten zwischen Säure-Base-Reaktionen und Redoxreaktionen existieren. Während bei ersterem nach der Brønsted-Theorie Protonen übertragen werden, handelt es sich bei Redoxreaktionen um Elektronenübertragungen. Dabei sind die Donatoren nach Brønsted Säuren in der Elektrochemie jedoch das Reduktionsmittel. Analog handelt es sich bei den Akzeptoren um Basen bzw. um Oxidationsmittel. Die Stärke der Donatoren wird bei Brønsted mit der Säurekonstante, dem pK_A-Wert, angegeben, in der Elektrochemie jedoch mit dem Potential E0. Auch die Gleichungen sind ähnlich aufgebaut. Die Puffergleichung, die Henderson-Hasselbach Gleichung, ist wie folgt definiert.

$$pH = pK_A + \log \frac{c\text{ (Base)}}{c\text{ (Säure)}}$$

pK_A…Säurekonstante

Die **Nernst'sche Gleichung** sieht für unterschiedliche Elemente unterschiedlicher Konzentration wie folgt aus.

E…Elektrodenpotential

E^0…Standardelektrodenpotential

z…Anzahl der übertragenen Elektronen

$$E = E^0 + 0{,}059 / z * \log \frac{c\text{ (Oxidation)}}{c\text{ (Reduktion)}}$$

Tabelle 18 Vergleich der Redoxreaktion mit der Säure/Base-Reaktion

Redoxreaktion	Säure/Basen-Reaktion
Eine Redoxreaktion ist ein Austausch von e^-	Eine S/B-Reaktion ist ein Austausch von Protonen
Das Reduktionsmittel ist der Elektronenspender	Die Säure ist der Protonenspender
Das Oxidationsmittel ist der Elektronenempfänger	Die Base ist der Protonenempfänger
Für eine Redoxreaktion ist immer ein Oxidationsmittel und ein Reduktionsmittel nötig	Für eine S/B-Reaktion ist immer eine Säure und eine Base nötig

Aktionspotential, Ruhepotential

In der Zellumgebung existieren vier Ionen, die v.a. für die Ausbildung von Ruhe- und Aktionspotential verantwortlich sind. Es handelt sich dabei um die Kationen Na^+, K^+ und das Anion Cl^- sowie organische Anionen, beispielsweise in Form von Proteinen. Membranpotentiale beschreiben die elektrische Spannung über eine elektrochemische Doppelschicht, im Falle des Menschen: einer Zellmembran. Sie dient der Signalleitung und –ausbreitung, aber im Zentralnervensystem auch der Informationsverbreitung. Während das Ruhepotential das Membranpotential der Zelle in Ruhe ist, ist das Aktionspotential die Antwort des Körpers auf einen äußeren Reiz und weicht für gewöhnlich um etwa 80 mV vom Ruhepotential ab.

Das Ruhemembranpotential wird von Kalium-Kationen beeinflusst. In Ruhe sind alle Natrium-Ionenkanäle einer Zelle geschlossen und nur einige wenige Kalium-Ionenkanäle geöffnet. In der sogenannten Initiationsphase erhöht sich das Membranpotential bis eine bestimmte Schwelle (Schwellenpotential) erreicht wird. Dies geschieht durch Reizübertragung von außen. Es kann sich dabei um ein Aktionspotential in der Membranumgebung oder einen postsynaptischen Ionenstrom handeln. Wenn die Schwelle überschritten wird, öffnen sich die spannungsabhängigen Natrium-Ionenkanäle und Natrium-Kationen strömen in die Zelle, um ein Gleichgewicht zu erreichen. Dadurch depolarisiert die Zelle, das heißt das Membranpotential wird positiver, und es werden weitere Natrium-Ionenkanäle geöffnet und mehr Natrium fließt in die Zelle hinein, wodurch die Spannung steigt (Depolarisation). Das führt zum sogenannten Overshoot. Hierbei werden umgebene Membranpotentiale angeregt ihre Spannung ebenfalls zu erhöhen. Bevor die Natriumkonzentration in der Zelle ihr Maximum gefunden hat, fangen die Natrium-Kanäle bereits

Abbildung 77
Der Ablauf eines Aktionspotentials als Antwort auf einen äußeren Reiz

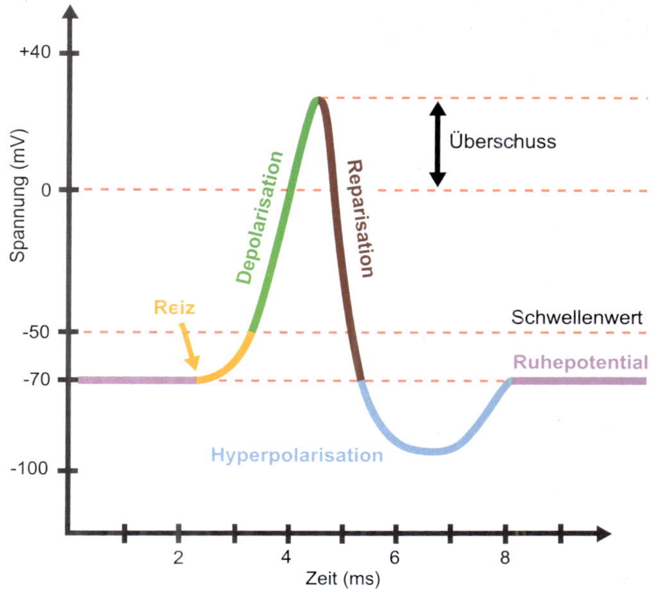

an inaktiv zu werden und Kalium-Kanäle werden aktiviert. Bei der folgenden Repolarisation wird wieder das Potential dem Ruhezustand angenähert. In dieser sogenannten Refraktärzeit kann das Axon, der Nervenzellfortsatz in dem das Aktionspotential seinen Ursprung hat, nicht erregt werden.
Wie in der Abbildung 77 ersichtlich, kann nach einer verlaufenen Repolarisation eine sogenannte Hyperpolarisation eintreten, in der die Spannung auf weniger als -70 mV sinken kann, bevor die Zelle wieder die Spannung des Ruhepotentials einnimmt.

10.2 Oxidationszahl

Da nicht alle Verbindungen eine Ionenbindung eingehen und daher Ionen besitzen, aber alle Verbindungen Redoxreaktionen eingehen können, wurde die **Oxidationszahl** eingeführt. Sie wird als eine gedachte, künstliche Ladung angesehen, um mit Redoxreaktionen arbeiten zu können.

Oxidationszahlen sind auch dazu da, um zugeordnete Ladungen von echten Ladungen unterscheiden zu können. Bei Ionenbindungen gibt es auch Oxidationszahlen, diese sind jedoch identisch mit der Ionenladung. Zur Bestimmung der Oxidationszahl müssen einige Schritte und Regeln befolgt werden:

1. Anschreiben der Summenformel
2. Bestimmung der Ladung - Bei Ionen werden diese immer zum Molekül dazugeschrieben. Enthält das Molekül keine Ladung, so ordnet man ihm die Ladung 0 zu.
3. Die Gesamtsumme der Oxidationszahlen ergibt immer die Ladung des Moleküls
4. Bei der Betrachtung der Oxidationszahl wird immer nur ein Atom eines Moleküls betrachtet

Nicht jedes Element besitzt nur eine Oxidationszahl. Einige Elemente, vor allem die der 16. Gruppe, besitzen viele unterschiedliche Oxidationszahlen. Die Elemente mit nur einer Oxidationszahl werden jedoch hier gelistet:

- **Alkalimetalle** (Gruppe 1) haben immer eine OZ von **+I**
- **Erdalkalimetalle** (Gruppe 2) haben immer eine OZ von **+II**
- **Sauerstoff** hat immer eine OZ von –II (Ausnahme: -I in Verbindung mit H zu Wasserstoffperoxid)
- **Wasserstoff** hat immer eine OZ von +I (Ausnahme: -I in Verbindung mit Alkalimetallen)
- Die Elemente der **3.Hauptgruppe** besitzen immer eine OZ von **+III**
- Die **typischste** OZ der **Halogene** ist **–I** (Achtung: Halogene besitzen mehrere Oxidationszahlen!)
- Die 7 elementare Gase (H_2, N_2, O_2, F_2, Cl_2, Br_2, I_2) haben immer eine OZ von 0
- Elementare Elemente, sofern sie keine Ladung besitzen, haben immer eine OZ von 0
- Die Summe der Oxidationszahlen ergibt bei neutralen Molekülen Null, bei Ionen die entsprechende Ladung.

Man erkennt, dass die Oxidationszahlen in römischen Ziffern aufgeschrieben werden. Dies wird so gehandhabt, um Oxidationszahlen von echten Ladungen unterscheiden zu können.

Beispiel*:*
SO_4^{2-} eine Ladung von 2- und damit eine Gesamtoxidationszahl von –II. Wir wissen, dass Sauerstoff eine Oxidationszahl von –II besitzt. Da 4 Sauerstoffatome vorhanden sind,

Abbildung 78
Oxidationszahlen als Merkmal für eine Redoxreaktion

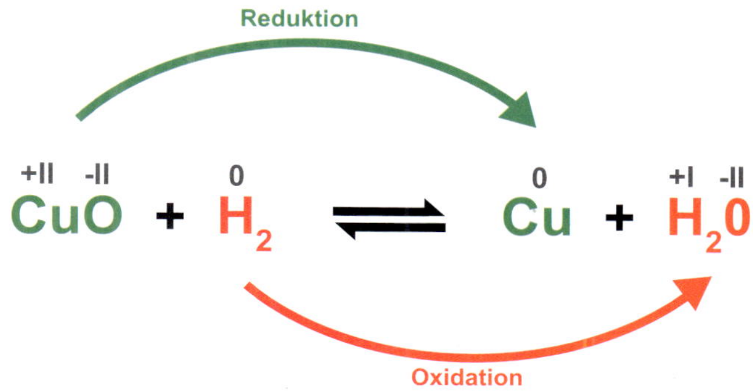

wird die Oxidationszahl mit 4 multipliziert. Das ergibt eine Formalladung von –VIII. Um auf eine Gesamtoxidationszahl von –II zu kommen, wird -VIII mit +VI addiert. Somit hat das Schwefelatom eine Oxidationszahl von +VI.

Als Rechnung :

Gesamt: -2
Sauerstoff O: -2 → O_4: 4*-2=-8
Schwefel S: -8+x=-2 → x= +6

Die Oxidation ist die Erhöhung, die Reduktion die Verminderung der Oxidationszahl.

In Abb. 78 wird als Beispiel die Redoxreaktion von Kupfer(II) Oxid mit Wasserstoff gezeigt. Man erkennt, dass Kupfer von der Oxidationszahl +II auf eine Oxidationszahl von 0 reduziert und Wasserstoff von einer Oxidationszahl von 0 auf eine Oxidationszahl von +I oxidiert wird.

10.3 Aufstellen von Redox-Gleichungen

1. Anschreiben der Edukte und Produkte mit OZ:

$$\overset{0}{Cu} + \overset{+I}{H}\overset{+V}{N}\overset{-II}{O_3} \rightleftharpoons \overset{IV}{N}\overset{-II}{O_2} + \overset{+II}{Cu}(NO_3)_2$$

2. Die Gesamtgleichung in den Reduktions- und Oxidationsprozess zerlegen. Dabei werden „unwichtige“ Molekülreste weggelassen. Unwichtig sind Säurerest-Ionen oder manchmal

Metall-Ionen, sofern sie ihre Oxidationszahl beibehalten. Nicht weglassen darf man Sauerstoff und Wasserstoff! In unserem Fall ist $(NO_3)_2$ ein unwichtiger Molekülrest.

Ox.: $Cu \rightarrow Cu^{2+}$
Red.: $HNO_3 \rightarrow NO_2$

3. Das positivere Atom nimmt entsprechend viele Elektronen auf, um die Oxidationszahlen auszugleichen. (Siehe dazu die Oxidationszahlen bei Punkt a.)

Ox.: $Cu \rightarrow Cu^{2+} + 2e^-$
Red.: $HNO_3 + 1e^- \rightarrow NO_2$

4. Damit auf beiden Seiten gleich viele Atome einer Art vorhanden sind, wird auf der rechten Seite H_2O zugesetzt und auf der linken mit H+ ausgeglichen. Dabei gilt: **Im sauren Milieu wird mit H+, im basischen mit OH- ausgeglichen.**

Ox.: $Cu \rightarrow Cu^{2+} + 2e^-$
Red.: $HNO_3 + 1e^- + H^+ \rightarrow NO_2 + H_2O$

5. Nun müssen die Elektronen beider Gleichungen auf dieselbe Anzahl gebracht werden.

Ox.: $Cu \rightarrow Cu^{2+} +2e^-$
Red.: $HNO_3 +1e^- + H^+ \rightarrow NO_2 + H_2O$ // *2

Ox.: $Cu \rightarrow Cu^{2+} +2e^-$
Red.: $2\ HNO_3 + 2e^- + 2H^+ \rightarrow 2\ NO_2 + 2\ H_2O$

6. Die Teilreaktionen werden zusammengefasst und entsprechend gekürzt

Redox.: $2HNO_3 + Cu + \cancel{2e^-} +2H^+ \rightarrow 2NO_2 + Cu^{2+} + \cancel{2e^-} + 2\ H_2O$

7. Die Protonen 2 H+ kommen dabei von der Salpetersäure. Wenn man sie der Säure hinzuaddiert, ergeben sich auf der rechten Seite die beiden fehlenden NO3-Reste.

Redox.: $4HNO_3 + Cu \rightarrow 2NO_2 + Cu(NO_3)_2 + 2H_2O$

Übung Oxidationszahl

1. Bestimme die Oxidationszahlen folgender Teilchen:

H_2O Cl_2 NH_3 H_2SO_4 $Cr_2O_7^{2-}$ SO_2^{2-} NH_4^+

2. Stelle folgende Redoxgleichungen auf:

   a) Eisen(III)-Ionen reagieren mit Iodid-Ionen zu Eisen(II)-Ionen und Iod

   b) Dichromat-Ionen ($Cr_2O_7^{2-}$) reagieren mit Iodid-Ionen zu Iod und Chrom(III)-Ionen Die Reaktion findet im sauren pH-Bereich statt

   c) Schwefelige Säure (H_2SO_3) reagiert mit Iod zu Schwefelsäure und Iodwasserstoff

10.4 Galvanische Zellen

Der italienische Forscher **Galvani** experimentierte 1786 mit Froschschenkeln. Dabei fiel ihm auf, dass die Muskeln anfingen zu zucken, sobald elektrischer Strom durchgeschickt wurde. Er folgerte daraus, dass der Organismus seine Muskeln mithilfe einer Art „tierischen Elektrizität" bewegen müsse und vermutete, dass Kombinationen aus zweier Metallen elektrische Spannungen liefern müssten. Tatsächlich fing der Froschschenkel wieder an zu zucken, als er mit einem Zinkstab den Nerv des Muskels und mit einem Kupferstab die Zehen berührte. Dies führte zur Entdeckung einer neuen elektrischen Spannungsquelle, den galvanischen Zellen.

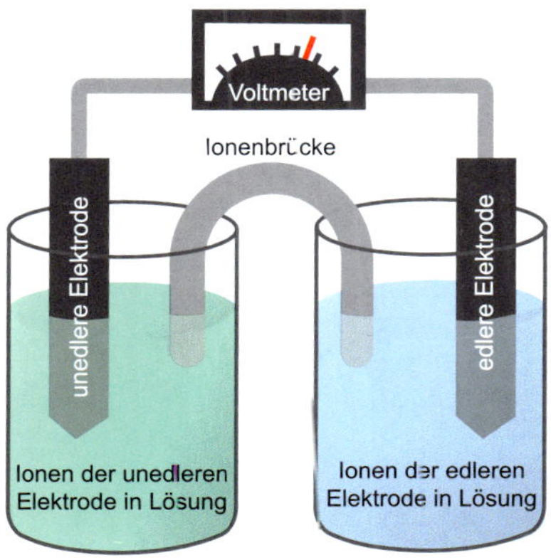

Abbildung 79
Galvanisches Element
Elektronenfluss vom unedlerem zum edlerem Metall

Galvanische Zellen sind Vorrichtungen aus zwei Elektroden und einem Elektrolyten zur spontanen Umwandlung von chemischer in elektrischer Energie (s. Abb.79). Sie werden in drei Gruppen eingeteilt:

- ***Primärzellen***
  Im Alltag auch Batterie genannt, sind Zellen die nur einmal entladen werden können. Ihre Entladung erfolgt somit irreversibel.

- ***Sekundärzellen***
  Werden im Alltag auch Akku bzw. Akkumulator genannt. Es handelt sich dabei um Zellen, die nach ihrer Entladung wieder aufgeladen werden können. Die Entladung erfolgt somit reversibel.

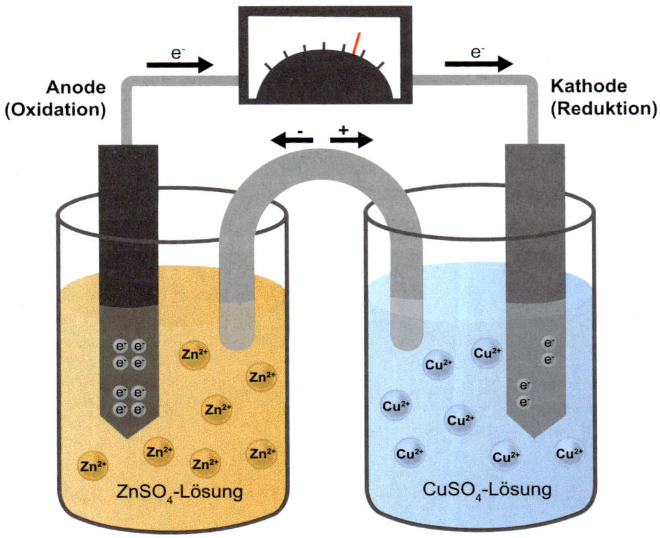

Abbildung 80
Daniell Element, bestehend aus einer Kupfer und einer Zinkelektrode in Sulfatlösung als Elektrolyt

- ***Tertiärzellen***
  Oder auch Brennstoffzellen genannt. Hierbei wird der chemische Energieträger, anders als bei Primär- und Sekundärzellen, nicht in der Zelle gespeichert, sondern wird extern kontinuierlich zur Verfügung gestellt

In einem galvanischen Element fließen die Elektronen vom unedlerem zum edleren Metall (Elektroden). Als Beispiel nehme man das **Daniell Element**, wobei ein Stück Zinkmetall in eine Zinksulfatlösung und ein Stück Kupfermetall in eine Kupfersulfatlösung getaucht wird. Die Metallstücke werden dabei **Elektroden** genannt und wirken wie eine Art Sammelstelle für Elektronen. Wenn man die Elektroden mithilfe einer elektrischen Leitung miteinander verbindet passiert nichts. Um Strom fließen zu lassen sind, wie man erkennen kann, daher auch zwei Leitungen notwendig; eine allein kann keinen Strom erzeugen. Daher baut man eine sogenannte Salzbrücke, bestehend aus einem mit konzentrierter Salzlösung gefüllten U-Rohr, das so in die Behälter taucht, dass es an jedem Ende zur jeweiligen Lösung heran kommt. Dadurch wird eine Verbindung geschaffen, die es den Ionen ermöglicht, von einem Behältnis ins andere zu wandern. Dabei entsteht eine Redoxreaktion, aus der sich eine **Potentialdifferenz** abhängig von der Kombination der Metalle ergibt. Die daraus resultierende Spannung bezeichnet man als **Standardelektrodenpotential** (Kurz: Redoxpotential). Die Zinkelektrode ist die **Anode**, da an dieser Elektrode die Oxidation abläuft.

$$Zn_{(s)} \rightarrow Zn^{2+} + 2e^-$$

Metall / Kation	ε_0 (V)
Lithium Li^{+}	-3,01
Magnesium Mg^{2+}	-2,38
Aluminium Al^{3+}	-1,66
Titan Ti^{2+}	-1,63
Chrom Cr^{2+}	-0,91
Zink Zn^{2+}	-0,76
Eisen Fe^{2+}	-0,44
Nickel Ni^{2+}	-0,23
Zinn Sn^{2+}	-0,14
Blei Pb^{2+}	-0,13
Wasserstoff $H+$	0
Kupfer Cu^{2+}	+0,34
Silber Ag^{+}	+0,8
Gold Au^{3+}	+1,42

Abbildung 81
Elektrochemische Spannungsreihe mit Wasserstoff als Standard (0 V)

Analog dazu wird die Kupferelektrode **Kathode** genannt. Hier findet die Reduktion statt.

$$Cu^{2+} + 2e^{-} \rightarrow Cu_{(s)}$$

Das Daniell Element produziert 1,11 Volt. Um eine höhere Spannung U zu erzeugen, kann man die Sulfatlösungen aufkonzentrieren oder aber mehrere Elemente miteinander koppeln. Diese erhaltene Spannung ist dabei von den konjugierten Redoxpaaren, die das Element aufbauen, sowie von der Temperatur abhängig. Werden die Redoxpaare nach ihrem Potential geordnet, so erhält man die sogenannte **elektrochemische Spannungsreihe** (s. Abb. 81). Dabei wird Wasserstoff wieder als Bezugselement verwendet. Anhand des Potentials können edle und unedle Metalle voneinander unterschieden werden, aber auch bestimmte Spannungen erzeugt werden. Je weiter die Metalle in der Spannungsreihe voneinander entfernt sind, desto höhere Spannungen können erzeugt werden.

Eine galvanische Zelle produziert solange Elektrizität bis ihm die Ausgangsstoffe ausgehen. Wenn dies passiert, kann keine Reaktion mehr stattfinden und die Spannung sinkt. Galvanische Zellen die wieder aufgeladen werden können, die Sekundärzellen, können die Redoxreaktion jedoch umkehren, um den Ausgangsstoff zu erneuern. Die bekannteste aufladbare Batterie ist die **Autobatterie**. Es handelt sich dabei um sechs miteinander gekoppelte Bleiakkumulator-Zellen, die im geladenen Zustand aus Blei und Bleioxid bestehen. Die Anode ist aus Blei, die Kathode aus Bleioxid. Die Elektroden tauchen in einer Schwefelsäurelösung ein und führen folgende Reaktionen durch:

Anode: $Pb_{(s)} + H_2SO_{4(aq)} \rightarrow PbSO_{4(s)} + 2\,H^{+} + 2\,e^{-}$

Kathode: $2H^{+} + 2\,e^{-} + PbO_{2(s)} + H_2SO_{4(aq)} \rightarrow PbSO_{4(s)} + 2H_2O_{(l)}$

Es entsteht bei der gesamten Redoxreaktion somit festes Blei(II)sulfat und Wasser. Nach Start des Motors produziert ein Wechselstromgenerator – die Lichtmaschine – Elektrizität und löst somit die Autobatterie ab. Gleichzeitig kann die Lichtmaschine die Redoxreaktion so umkehren, dass Blei und Bleioxid erneuert werden:

$$2PbSO_{4(s)} + 2H_2O_{(l)} \rightarrow PbO_{2(s)} + Pb_{(s)} + 2\,H_2SO_{4(aq)}$$

Somit kann der Akkumulator immer wieder entladen und geladen werden. Allerdings können Schlaglöcher oder Hindernisse auf der Fahrbahn das Bleisulfat aus der Batterie abblättern und damit die Funktion beeinträchtigen.

10.5 Zusammenfassung

Galvanische Zellen bestehen aus zwei Elektroden und einem Elektrolyten und werden zur Umwandlung von chemischer in elektrische Energie verwendet. Durch ihre Entdeckung wurden Batterien (Primärzellen), als auch Akkumulatoren (Sekundärzellen) und Brennstoffzellen (Tertiärzellen) erst möglich. Das Prinzip dahinter ist die Redoxreaktion, eine chemische Reaktion, welche aus zwei Teilschritten besteht: der Oxidation, sowie der Reduktion. Während die Oxidation die Aufnahme von Elektronen ist, bezeichnet man die Abgabe der Elektronen als Reduktion. Der Reaktionspartner, welcher die Elektronen aufnimmt, wird Oxidationsmittel (Elektronenakzeptor) genannt. Umgekehrt ist das Reduktionsmittel der Elektronendonator. Die Aufnahme bzw. Abgabe der Elektronen wird über die sogenannte Oxidationszahl bestimmt, welche v.a. für Verbindungen eingeführt worden ist, die keine Ionen ausbilden können. Die Oxidationszahl beschreibt eine Formalladung für kovalente Verbindungen, bei Salzen hingegen handelt es sich dabei um die Ladung selbst, wobei Elemente in Molekülen auch unterschiedliche Oxidationszahlen haben können. Bei einem Oxidations-Teilschritt erhöht sich die Oxidationszahl von einer Seite zur anderen, bei der Reduktion hingegen wird sie erniedrigt.

In galvanischen Elementen fließen die Elektronen vom unedleren zum edleren Metall, weswegen in einer galvanischen Zelle immer zwei unterschiedliche Metalle benötigt werden. Solche Metallpaare werden Redoxpaare genannt und sind in der elektrochemischen Spannungsreihe nach ihrem Potential geordnet.

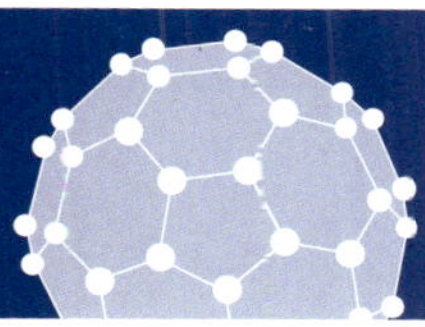

Fullerene

Wichtige anorganische Stoffe

11 Kapitel

11.1 Wasserstoff

Wasserstoff besitzt das chemische Symbol H für Hydrogenium [lat. *Wasser*]. Er ist das häufigste Element im Universum, allerdings nicht das der Erde. Wasserstoff besitzt drei Isotope. Sein häufigstes Isotop ist Protium, welches kein Neutron besitzt. Das Element besitzt die Ordnungszahl 1 und ist in der 1.Hauptgruppe vorzufinden. Wie die anderen Elemente seiner Gruppe (Alkalimetalle) besitzt es eine Oxidationszahl von +I. Allerdings kann er in Verbindung mit unedlen Metallen (Alkalimetalle) eine negative Oxidationszahl (-I) bekommen und erreicht damit die Edelgaskonfiguration des Heliums.

Die wichtigste Eigenschaft des Wasserstoffs ist es Wasserstoffbrückenbindungen eingehen zu können. Dabei handelt es sich um eine elektrostatische Anziehungskraft zwischen polaren Molekülen.

Wasserstoff bildet für den Menschen eine der wichtigsten Verbindungen: Wasser H_2O.

Wasser ist die einzige Verbindung, die in der Natur als Feststoff (Eis), Flüssigkeit und Gas (Wasserdampf) auftritt. Es besitzt eine Dichte von 1000 kg/m^3 und als Flüssigkeit, mit Ausnahme von Quecksilber, die größte Oberflächenspannung. Er besitzt einen neutralen pH-Wert und wird daher zur Verdünnung von Säuren als auch Basen verwendet. Zu den wichtigsten Eigenschaften des Wassers zählen die Dichteanomalie und die Wasserhärte.

Tipp

Wasserstoff bildet "Hydride" mit den Alkali- und Erdalkalimetallen in denen es als H- vorliegt (Ionenbindung).

Es hat noch die Isotope "Deuterium" und "Tritium" und es ist leichter als Luft und leicht brennbar.

11.2 Kohlenstoff

Kohlenstoff besitzt das chemische Symbol C für Carbon [*carbo*...lat. *Holzkohle*] und ist ein essenzieller Stoff der Biosphäre. Er kommt in allen Lebewesen vor und ist der Hauptbestandteil von Erdöl und Erdgas. In Kapitel 12. Organische Chemie wird genauer auf das Element Kohlenstoff eingegangen, da er der Grundbaustein der gesamten Organischen Chemie ausmacht. Jedoch ist Kohlenstoff auch in der Anorganischen Chemie ein sehr wichtiges Element.

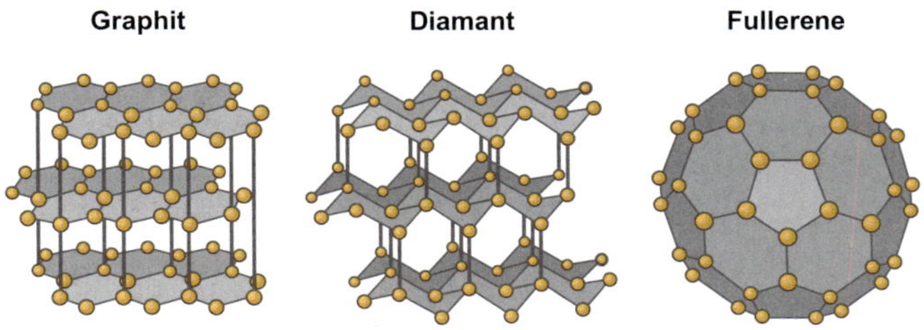

Abbildung 82
Modifikationen von Kohlenstoff

Kohlenstoff kommt in mehreren allotropen Modifikationen vor. Eine davon ist der weiche, elektrisch leitende **Graphit**, der als Dichtungsmaterial, Schmiermittel und Grundstoff von Bleistiften verwendet wird. **Diamant** ist ein dreidimensional kovalent gebundener Kohlenstoff, welcher als Isolator, Schleifmittel und Schmuckstück verwendet wird. Diamant ist das härteste natürliche Material und besitzt die höchste Wärmeleitfähigkeit. Wie auch organische Kohlenstoffe ist Diamant sp^3-hybridisiert, Graphit hingegen sp^2-hybridisiert. Die Hybridisierung wird in Kapitel 11. genauer definiert. Eine andere Modifikation des Kohlenstoffs sind die **Fullerene**. Diese sind weiche, elektrische Isolatoren. Dabei werden die hexagonalen Wabenmuster der Kohlenstoffatome in eine Fußball-ähnliche Struktur aufgebaut. Sie sind Gegenstand der Forschung und werden getestet zur Verwendung als Katalysatoren, zur Herstellung künstlicher Diamanten, als Halbleiter und Supraleiter. und in der Medizin.

Wichtige anorganische Verbindungen des Kohlenstoffs sind die sogenannten Carbide. Dabei handelt es sich um binäre Moleküle der Formel E_xC_y [E…Element]. In der Regel werden sie aus elementarem Kohlenstoff mit dem entsprechenden Element bei hohen Temperaturen umgesetzt.

Wichtige Carbide:

- ***Calciumcarbid CaC_2:***
  Ionisches Carbid mit starkem Salzcharakter. Es ist das Calciumsalz des Ethins und wird daher auch Acetylid genannt. Es wird v.a. zu Entschwefelung von Roheisen in der Stahlindustrie eingesetzt.

- ***Siliciumcarbid SiC:***
  Kovalentes Carbid mit Diamantähnlicher Struktur und dementsprechend hoher mechanischen Stabilität. Kovalente Carbide werden als Hartstoffe in Beschichtungen und Schleifmitteln verwendet.

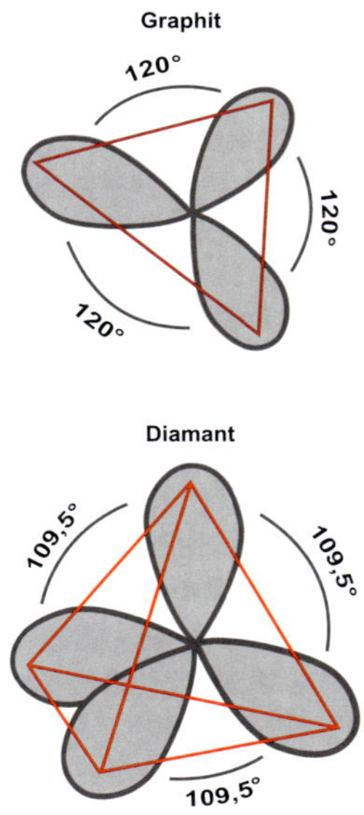

Abbildung 83
Hybridisierungen von Graphit und Diamant

- ***Wolframcarbid WC:***
  Metallartiges Carbid welches v.a. als Hartmetall für Werkzeugschneiden, Druckstöcke oder Umformwerkzeuge eingesetzt wird.

Eine andere wichtige Verbindungsklasse sind die Oxide und Oxosäuren des Kohlenstoffs. Dazu zählen die bekannten Oxide Kohlenmonoxid und Kohlendioxid. **Kohlenmonoxid** (CO) ist das Reaktionsprodukt der Verbrennung von Kohle, entsteht jedoch auch als Nebenprodukt bei der Verbrennung von Holz. Dementsprechend gelangt Kohlenmonoxid durch Wald- und Buschbrände, aber auch durch vulkanische Aktivitäten in die Atmosphäre, wo sie mit einer natürlichen Konzentration von 0,1 ppm vorhanden ist. Kohlenmonoxid ist ein farb- und geruchloses Atemgift, welches über die Lunge aufgenommen an den Blutfarbstoff Hämoglobin bindet, und zwar 325-mal stärker als Sauerstoff. Dadurch kann zusätzlicher Sauerstoff vom Blut nicht mehr aufgenommen werden und es kommt zur Erstickung. Aufgrund des tiefroten Hämoglobin-Kohlenmonoxid-Komplexes, färben sich die Schleimhäute rot und sind damit ein typisches Anzeichen einer Kohlenmonoxid-Vergiftung.
Während Kohlenmonoxid das Reaktionsprodukt einer unvollständigen Verbrennung von Kohlenstoff-Verbindung ist, ist **Kohlendioxid** (CO_2) das Produkt einer vollständigen Verbrennung, entsteht jedoch auch bei der Zersetzung von Carbonaten mit Säuren, welches einen typischen Carbonat-Nachweis darstellt. Kohlendioxid ist ein wichtiges Gas, welches nicht nur durch Verbrennung von organischen Stoffen, sondern auch durch die Atmung von Menschen und Tieren oder Fäulnisprozessen an die Atmosphäre abgegeben wird, während gleichzeitig Sauerstoff der Atmosphäre entzogen wird. Der umgekehrte Prozess ist die Photosynthese, wobei Pflanzen der Luft Kohlendioxid entziehen und Sauerstoff freisetzen

$$6\,CO_2 + 6H_2O \overset{hv}{\rightarrow} C_6H_{12}O_6 + 6O_2$$

Anhand dieser Netto-Reaktionsgleichung für die Photosynthese, die aus mehreren Schritten zusammengesetzt ist, sieht man, dass aus 6 mol Kohlendioxid und 6 mol Wasser durch Lichteinwirkung (hv) 1 mol Traubenzucker (Glucose) und 6 mol Sauerstoff entsteht.
Kohlendioxid ist das Säureanhydrid (vgl. Kapitel 12.6.) der **Kohlensäure** (H_2CO_3). Es entsteht zu einem geringen Teil (etwa 0,2%), wenn man Kohlendioxid in Wasser löst. In der Chemie wird gelöstes Kohlendioxid mit der Kohlensäure zur freien Kohlensäure zusammengefasst, weil sie zueinander im Gleichgewicht stehen.

$$CO_2 + H_2O \rightarrow H_2CO_3$$

Kohlensäure ist ein wichtiges Nebenprodukt im Säure-Basen-Haushalt (siehe Exkurs). Es steht ebenso wie zum Kohlendioxid mit seinen Salzen, dem Carbonat (CO_3^{2-}) und dem Hydrogencarbonat (HCO_3^-), im Gleichgewicht.

$$H_2CO_3 + H_2O \rightleftharpoons H_3\,O_+ + HCO_3^-$$

$$HCO_3^- + H_2O \rightleftharpoons H_3O^+ + CO_3^{2-}$$

Aufgrund ihres Zusammenhangs durch das Massenwirkungsgesetz, kann das Mengenverhältnis der Stoffe anhand des pH-Wertes festgelegt werden. So liegt bei einem pH von 4 mehr als 99% freie Kohlensäure vor. Bei pH 6,5 liegen freie Kohlensäure und Hydrogencarbonat etwa gleich vor, während Carbonat mit weniger als 1% vorliegt. Bei pH 8,3 besteht 98% aus Hydrogencarbonat und bei pH 10,5 liegen Hydrogencarbonat und Carbonat etwa gleich vor, während die freie Kohlensäure nur mehr gering vorhanden ist. Bei einem pH von 12,5 liegt schließlich das Carbonat zu 99% vor.

11.3 Sauerstoff

Sauerstoff besitzt das chemische Symbol O für Oxygenium [griech. *Säure-Erzeuger*]. Es tritt elementar nur als kovalenter Homodimer O_2 auf. Dieser wird als molekularer Sauerstoff bezeichnet. O_2 ist ein farb- und geruchloses Gas, welches in der Luft zu 20,9% enthalten ist. Wie bereits im vorhergehenden Kapitel beschrieben ist es an zahlreichen Verbrennungs- und Korrosionsvorgängen beteiligt. Die metastabile, aber reaktive und energiereiche Form des Sauerstoffs ist Ozon. Es handelt sich dabei um eine Verbindung von drei Sauerstoffatomen O_3, welches als Gas in der Ozonschicht die Lebewesen vor Schädigungen der UV-Strahlung schützt. Sauerstoff ist das häufigste Element auf der Erde, wobei sein Massenanteil am Wasser 88,8% und 23% an der Luft beträgt.

Tipp

Alle Sauerstoffverbindungen nennt man "Oxide" und es besitzt die Isotope ^{17}O und ^{18}O.

"Peroxide" sind Verbindungen in denen der Sauerstoff die Oxidationszahl -1 hat.

11.4 Stickstoff

Stickstoff besitzt das chemische Symbol N für Nitrogenium [griech. *Laugensalz-Abstämmig*]. Es tritt elementar, wie Sauerstoff, nur als kovalenter Homodimer N_2 auf und ist mit 75% der Hauptbestandteil der Luft. Stickstoff ist Bestandteil von Proteinen (s. Kapitel 13.3) und vielen anderen Naturstoffen und für Lebewesen essenziell.

Tipp

Stickstoffverbindungen mit einem Metall oder Halbmetall nennt man "Nitride".

Es hat neben dem ^{14}N noch das Isotop ^{15}N.

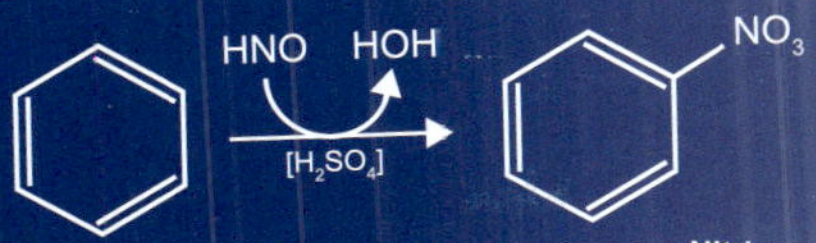

Nitrierung

Organische Chemie

12 Kapitel

Bis ins 19.Jahrhundert wurde angenommen, dass zur Erschaffung organischer Stoffe eine vis vitalis (Lebenskraft) nötig sei, da in der Natur nur Vorgänge beobachtbar waren, bei denen organische in anorganische zersetzt wurden. Dieser Glaube wurde 1828 von **Friedrich Wöhler** widerlegt. Er synthetisierte aus einem anorganischen Stoff (Ammoniumcyanat) einen Organischen (Harnstoff).

$$NH_4OCN \xrightarrow{60°C} H_2NCONH_2$$

Dieser Stoff, dessen Synthese bislang der Niere tierischer Organismen vorenthalten war, konnte plötzlich mit einfachen Mitteln hergestellt werden. Diese Entdeckung führte zur Entwicklung neuer Industrien. Es wurden Synthesen zur Herstellung von Farbstoffen, Aromastoffen und Reinigungsmitteln entwickelt. Die Kunststoffe wurden entdeckt und die Entwicklung von Medikamenten wurde gefördert. Auch die Möglichkeit der Konservierung von Lebensmitteln hat ihren Ursprung in der organischen Chemie.
Die Organische Chemie ist die Lehre der Kohlenwasserstoffe. Dazu zählen die große Gruppe der Aliphaten sowie die der Aromaten. Zu den Aliphaten zählen zusätzlich noch die sogenannten Alicyclen, die ringförmigen Aliphaten. In Tabelle 19 werden die beiden Gruppen miteinander verglichen.
Die Summenformel ist die Anzahl der Atome zusammengefasst. Die Strukturformel beschreibt das Aussehen (räumliche Struktur) des Moleküls. Es gibt verschiedene Arten von Strukturformeln, die wichtigsten werden in Abb.84 dargestellt. Jedes gebundene Kohlenstoff-Atom muss immer von 4 bindenden Elektronenpaaren umgeben sein.

Tabelle 19 Vergleich von Aliphaten, Alicyclen und Aromaten

	Gruppe				
	Aliphaten		Alicyclen	Aromaten	
Form	Kettenförmig		Ringförmig	Ringförmig	Ringförmig
Bindung	Einfachbindung	Mehrfachbindung		Einfache Aromaten	Kondensierte Aromaten
Untergruppe	Alkane	Alkene, Alkine	Cycloalkane, Cycloalkene	Benzen, Toluen	Naphtalen, Anthracen

	Summenformel	Valenzstrichformel	Keilstrichformel	Skelettformel
Methan	CH_4	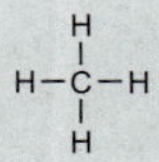	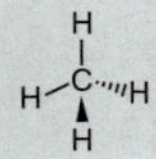	existiert nicht
Propan	C_3H_8	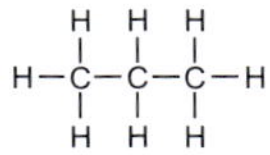	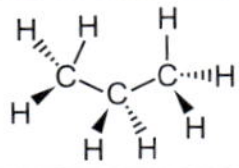	
Essigsäure	$C_2H_4O_2$	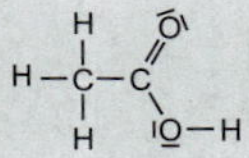	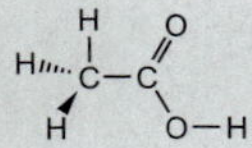	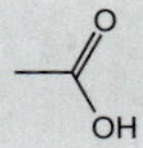
Wasser	H_2O	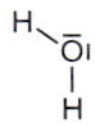	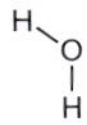	existiert nicht

Abbildung 84
Arten von Strukturformeln

12.1 Alkane

Alkane (Paraffine) sind gesättigte Kohlenwasserstoffe und bestehen, wie der Name schon sagt, aus Kohlenstoff und Wasserstoff. Sie werden gesättigt genannt, da zwischen jedem C-Atom eine Einfachbindung besteht. Ihre Summenformel ist $\mathbf{C_nH_{2n+2}}$.

Der einfachste Vertreter ist nach dieser Summenformel CH_4 (Methan). Methan besteht demnach aus einem Kohlenstoffatom und 4 Wasserstoffatome, welche tetraedisch aufgebaut sind.

Wenn man sich die Elektronenkonfiguration des C-Atoms ansieht, so ist nicht ganz klar, woher die 4 Bindungsstellen kommen. C-Atome besitzen nämlich im Grundzustand nur zwei Bindungsmöglichkeiten. In der Organischen Chemie kommen C-Atome hauptsächlich im sogenannten **sp^3-hybridisierten** Zustand vor. Dabei organisieren sich das 2s- und das 2p-Orbital so, dass sie energetisch gleichwertig werden und in jedem Orbital in der Außenschale nur mehr ein Elektron vorhanden ist. Wie bereits bei der Elektronenkonfiguration erklärt, werden Elektronen, die in einem Orbital allein vorkommen, Radikale genannt. Radikale bilden Bindungsstellen für das jeweilige Element. In Abb. 85 werden die drei verschiedenen Zustände - Grundzustand, angeregter Zustand und hybridisierter Zustand - des C-Atoms dargestellt.
Wenn man nun eine Methyl-Gruppe ($-CH_3$) anhängt, entsteht Ethan. Je mehr Methyl-Gruppen angehängt werden, desto länger werden die Ketten. Jede Kettengröße besitzt einen Namen und wird in der sogenannten **Homologen Reihe** der Alkane geführt. In Abb. 86 werden einige dieser Reihen - mit Summenformel einerseits und Strukturformel andererseits - dargestellt.

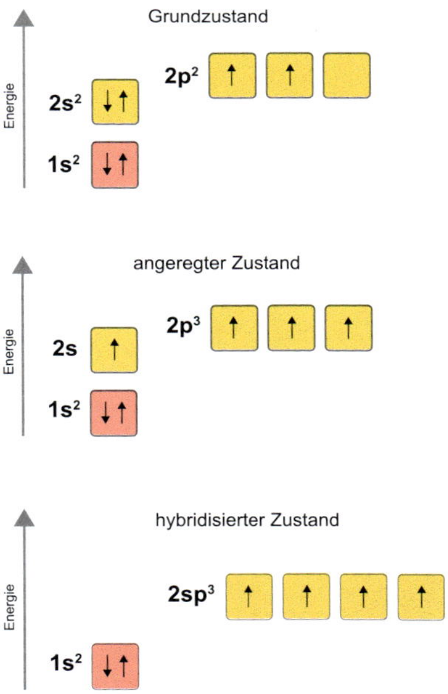

Abbildung 85
Zustände des Kohlenstoffatoms durch Darstellung im Termschema

Abbildung 86
Homologe Reihe der Alkane

	Summenformel	Strukturformel
Methan	CH_4	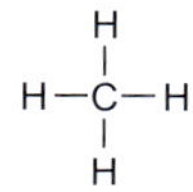
Ethan	C_2H_6	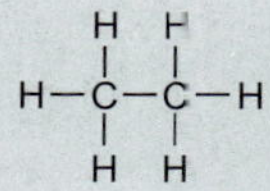
Propan	C_3H_8	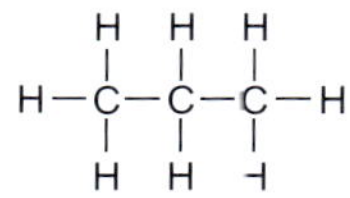
Butan	C_4H_{10}	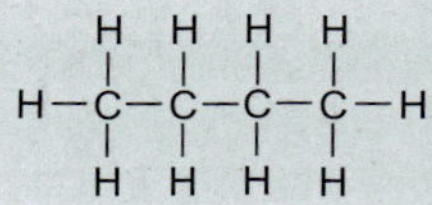
Pentan	C_5H_{12}	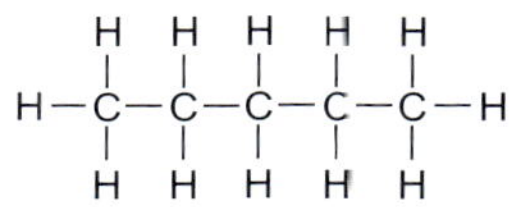
Hexan	C_6H_{14}	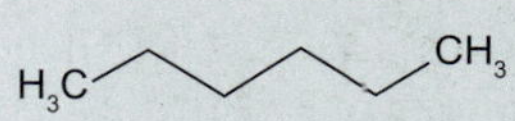

Verbindungen, die **dieselbe Summenformel, aber unterschiedliche Strukturformel besitzen**, heißen **Isomere**. Diese unterscheiden sich entweder in der Anordnung oder der Verknüpfung der Atome.

Es gibt mehrere Arten von Isomeren. Wichtig für die Aliphaten sind jedoch die Konstitutionsisomere. Davon existieren wiederum drei verschiedene Isomerie-Arten.

- ***Strukturisomerie***

  Das Kohlenstoffgerüst kann unterschiedlich aufgebaut sein.

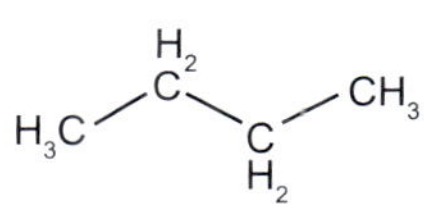

C_4H_{10}

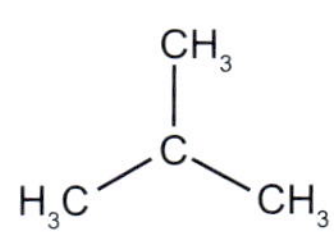

C_4H_{10}

Auf der linken Seite wird zur Anschauung Butan, auf der rechten Seite 1-methyl-1-propan dargestellt.

- ***Stellungsisomerie***

  Die funktionelle Gruppe kann an verschiedenen Stellungen liegen.

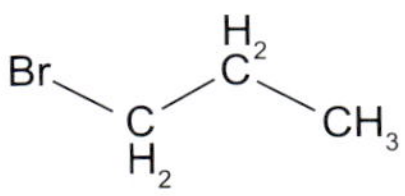

C_3H_7Br

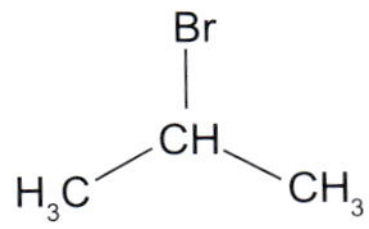

C_3H_7Br

Auf der linken Seite wird zur Anschauung 1-Brom-Propan, auf der rechten Seite 2-Brom-Propan dargestellt.

- ***Bindungsisomerie***

  Die Anzahl und Positionen der Bindungen unterscheiden sich

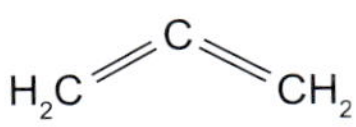

C_3H_4

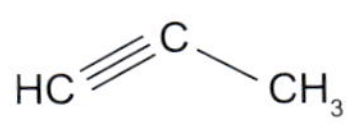

C_3H_4

Auf der linken Seite wird zur Anschauung 1,2-Propadien, auf der rechten Seite 1-Propin dargestellt.

Man erkennt, dass bei allen Beispielen die chemische Formel, die Summenformel, gleich ist, die Struktur jedoch eine andere.

<u>Nomenklatur</u>

Diese Namen entstammen der sogenannten IUPAC Nomenclatur (International Union of Pure and Applied Chemistry). IUPAC befasst sich mit der Benennung organischer Verbindungen. Aufgrund der Vielzahl an Chemikalien wurde eine Systematik der Benennung notwendig und 1892 bei einem Genfer Chemikerkongress wurden erstmals die Regeln für die Benennung aufgestellt.

> **Tipp**
>
> Die Nomenklatur ist eine wichtige Grundlage für das Verständnis von organischen Stoffen und wird daher hier und auch in den folgenden Kapiteln näher aufgeführt.

Es gibt auch sogenannte Trivialnamen – Trivialnamen geben keinerlei Hinweis auf die Struktur der Verbindung, daher kann man eine Verbindung genauso gut „Hund" nennen und es wäre ein Trivialname. Allerdings gibt es Trivialnamen die in der Chemie gebräuchlich sind, beispielsweise: Essigsäure, Zitronensäure und Zimtaldehyd.

<u>Grundregeln der Nomenklatur</u>

Die Benennung von Kohlenwasserstoffen wird wie folgt durchgeführt:

1. Auswahl der Hauptkette (=Grundgerüst)

a. Die Längste Kette ist die Hauptkette

Tipp

Werden ein oder mehrere Wasserstoffatome durch ein anderes Atom oder einer Atomgruppe ersetzt, so bezeichnet man diese als "funktionelle Gruppe"

Existieren funktionelle Gruppen, müssen diese in der Hauptkette sein, die Prioritäten der funktionellen Gruppen ergibt sich dabei aus der CIP Priorität.

b. Sofern es mehrere gleich lange Ketten gibt, wählt man wie folgt:
- Kette mit den meisten Seitenketten → Hauptkette
- Wenn es keine Unterschiede an der Anzahl der Seiten ketten gibt, so ist die Kette mit der niedrigsten Entfernung zur ersten Seitenkette die Hauptkette.

Richtige Benennung

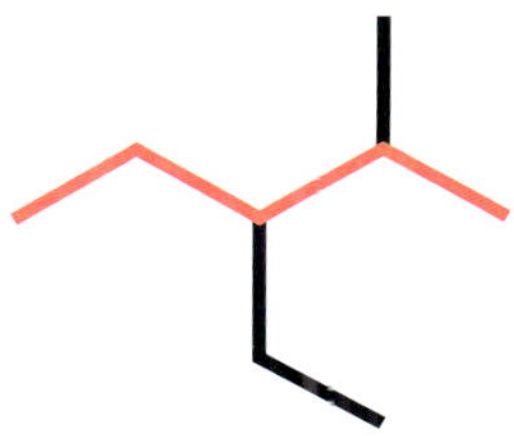

3-ethyl-2-methyl-pentan

Falsche Benennung

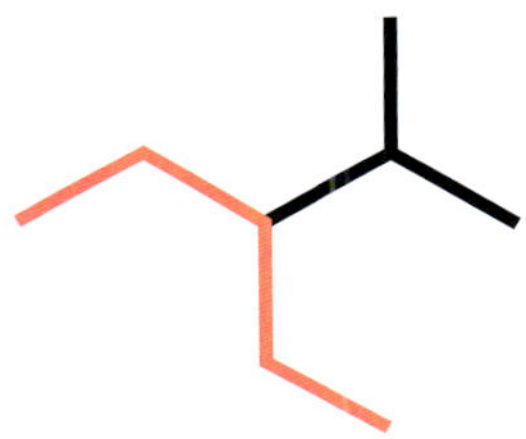

3-isopropyl-pentan

2. Nummerierung der Hauptkette

a. Die Hauptkette wird so nummeriert, dass die Seitenketten die niedrigstmögliche Nummerierung erhalten. Anders gesagt, man fängt von dem Ketten-Ende an zu zählen, welches näher an einer Seitenkette liegt.

b. Liegen die Seitenketten von beiden Ende gleich weit weg, so fängt man bei der Seitenkette an, dessen Anfangsbuchstaben als erstes im Alphabet vorkommt

Richtige Nummerierung

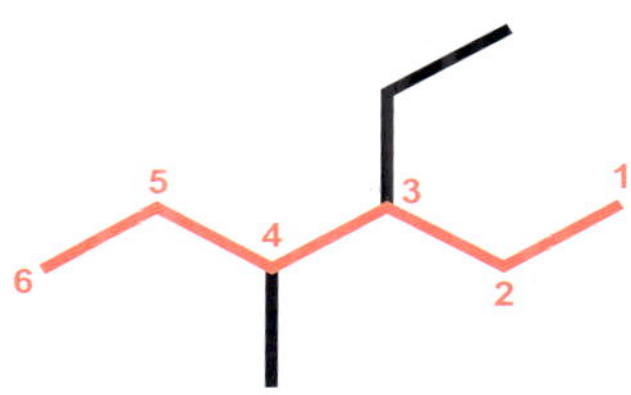

3-ethyl-4-methyl-hexan

Falsche Nummerierung

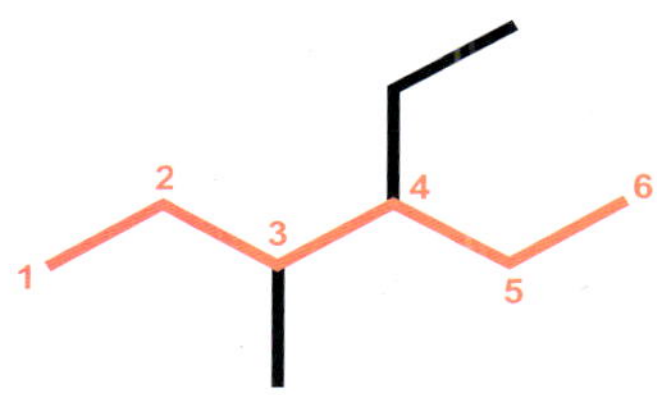

4-ethyl-3-methyl-hexan

3. Bestimmung der Positionen der Seitenketten

a. Die Positionsziffer der Seitenkette an der Hauptkette wird bestimmt.

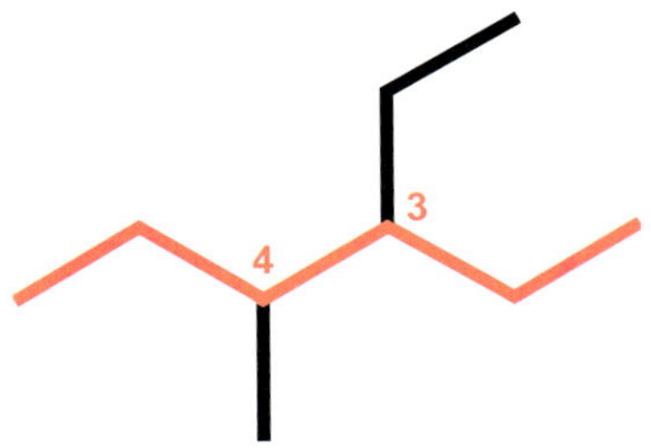

4. Bestimmung von Art und Anzahl der Seitenketten

a. Seitenketten werden mit der Endung –yl gekennzeichnet

b. Tritt die gleiche Alkylgruppe mehrfach als Seitenkette auf, so wird durch die Vorsilbe di- (2), tri- (3), tetra- (4), usw. angegeben, wie oft die betreffende Seitenkette im Molekül vorhanden ist

c. Aus Gründen der Eindeutigkeit wird die Ziffer des betreffenden C-Atoms, an dem die Seitengruppe sitzt, ebenso oft angegeben wie die Seitengruppe vorhanden ist

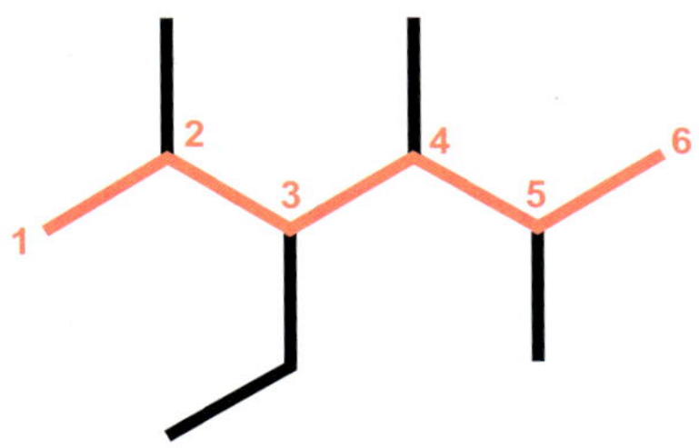

3-ethyl-2,4,5-trimethyl-hexan

5. Benennung verzweigter Seitenketten

a. Die längste Seitenkette ermitteln

b. Nummerierung erfolgt vom C-Atom aus, das an der Hauptkette hängt

c. Benennung der Verzweigung/en

d. Der gesamte Seitenkettenname wird nach der Hauptkettennummer in Klammer geschrieben

e. Sind mehrere gleichartige verzweigte Seitenketten im Molekül enthalten, wird dies durch die Vorsilben bis- (zwei), tris- (drei) und tetrakis- (vier) vor der Klammer vermerkt

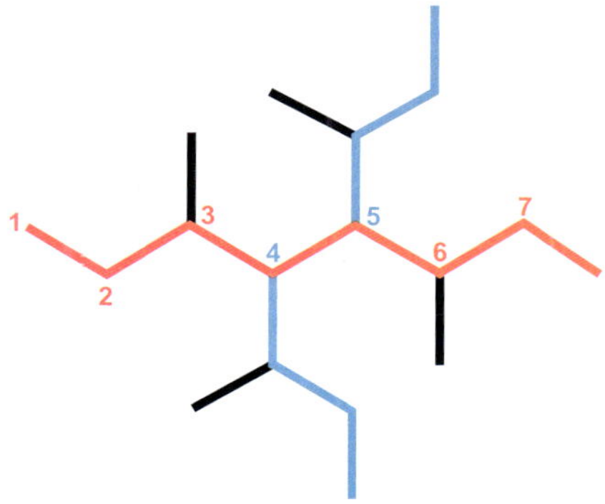

4,5-bis-(1-methyl-propyl)-3,6-dimethyl-octan

Tabelle 20 Nomenklatur-Regeln

Grundgerüst				Seitenkette	Suffix: -yl
Anzahl der C-Atome	Wortstamm	Anzahl der Bindung	Suffix	Anzahl der Seitenkette	Wortstamm
C_1	Meth-	1	-an	1	
C_2	Eth-	1 Doppel	-en	2	-di-
C_3	Prop-	1 Dreifach	-in	3	-tri-
C_4	But-			4	-tetra-
C_5	Pent-			5	-penta-
C_6	Hex-			6	-hexa-
C_7	Hept-				
C_8	Oct-				
C_9	Non-				

Eigenschaften der Alkane

Alkane sind völlig **apolar**. Da apolare Substanzen in Fett löslich und in Wasser unlöslich sind, nennt man sie auch **lipophil** [*lipos*…altgriech. *Fett*, *philus*…altgriech. *Freund*] und **hydrophob** [*hydros*… altgriech. *Wasser*, *phobus*… altgriech. *Feind*].

Der Siedepunkt der Alkane steigt mit der Kohlenstoff-Anzahl, sinkt jedoch mit der Verzweigtheit. Daher sind die Alkane von C_1 – C_5 **gasförmig**, C_6 – C_{16} **flüssig** und alle Alkane mit mehr

als **16 C-Atomen fest**. Die Elektronegativität der Alkane ist niedrig. Dementsprechend besitzen sie auch keine Wasserstoffbrücken sondern nur Van-der-Waals Kräfte.
Alkane werden hauptsächlich aus Erdöl gewonnen. Dabei wird Rohöl in eine Destillationskolonne gebracht und erhitzt. Die flüchtigsten Stoffe wandern in der Kolonne ganz nach oben. Dabei handelt es sich um die Gasförmigen Alkane C_1-C_5. Benzin besteht aus C_6-C_9 und Kerosin (Treibstoff von Flugzeugen) aus C_{10}-C_{14}. Feste Alkane werden v.a. als Teer verwendet.
Die wichtigste chemische Eigenschaft von Alkanen ist ihre allgemeine **Trägheit gegenüber Reaktionen**. Allerdings reagieren sie sehr heftig mit Sauerstoff oder Halogenen.

Reaktionen der Alkane

Um die festen Bindungen zwischen den Kohlen- und Wasserstoffatomen zu lösen, bedarf es einer hohen Aktivierungsenergie. Dies kann durch hohe Temperaturen, Licht oder Katalysatoren erreicht werden. Alkane reagieren hauptsächlich bei Verbrennungen und radikalischen Substitutionen.

- ***Verbrennung***

  Eine Verbrennung ist immer eine Reaktion mit Sauerstoff O_2. Im Falle der Alkane reagieren die Wasserstoffatome zu Wasser und die Kohlenstoffatome zu Kohlendioxid. Dies nennt man vollständige Verbrennung. Im Falle einer unvollständigen Verbrennung reagieren die Kohlenstoffatome jedoch zu Kohlenmonoxid.

  Man unterscheidet zwischen thermischer und katalytischer Verbrennung. Im ersten Fall werden hohe Temperaturen, im zweiten ein Katalysator verwendet. Die katalytische Verbrennung ermöglicht eine Verbrennung bei niedrigen Temperaturen, da sie die Bindungen lockert und damit die Aktivierungsenergie senkt.

$$C_3H_8 + 5O_2 \rightarrow 3CO_2 + 4H_2O$$

  Das Beispiel zeigt die Reaktionsgleichung einer Verbrennung von Propan.

- ***Radikalische Substitution SR***

  Die radikalische Substitution ist eine Kettenreaktion, dessen Mechanismus in Abb. 87 dargestellt wird.

  Um Alkane radikalisch substituieren zu können, werden Halogene als Reaktionspartner verwendet. Daher heißt diese Reaktion auch **Halogenierung**. Die Reaktion findet

1. Startreaktion

$$Cl_2 \xrightarrow{h\nu} 2\,Cl\bullet$$

2. Kettenfortpflanzungsreaktion

$$Cl\bullet + CH_4 \longrightarrow HCl + CH_3$$
$$CH_3\bullet + Cl_2 \longrightarrow CH_3Cl + Cl\bullet$$

3. Kettenabbruchsreaktion

$$Cl\bullet + Cl\bullet \longrightarrow Cl_2$$
$$CH_3\bullet + CH_3\bullet \longrightarrow CH_3{-}CH_3$$
$$Cl\bullet + CH_3\bullet \longrightarrow CH_3Cl$$

Abbildung 87 Radikale Substitution

allerdings erst unter Einfluss von UV-Licht statt. Dabei ersetzt ein Halogen-Atom ein Wasserstoffatom. Das abgespaltene Wasserstoffatom bildet mit dem übriggebliebenen Halogenatom Halogenwasserstoff.

$$C_7H_{16(l)} + Br_{2(l)} \xrightarrow{\text{UV-Licht}} C_7H_{15}Br_{(l)} + HBr_{(g)}$$

In folgendem Beispiel wird die strukturelle Reaktionsgleichung von Butan mit Chlorgas dargestellt:

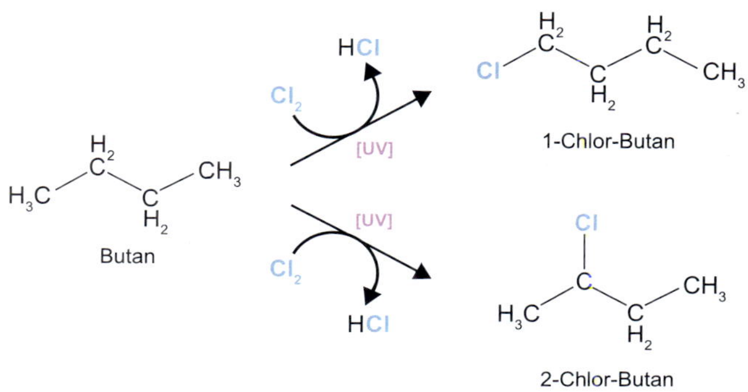

Man sieht, dass bei so einer Halogenierung viele verschiedene Produkte entstehen können. Allerdings wird bevorzugt das H-Atom ersetzt, das an einem tertiären C-Atom hängt. In Abb.60 werden vier Arten des C-Atoms gezeigt. Primäre C-Atome besitzen nur einen, Sekundäre 2, Tertiäre 3 und Quartäre 4 Kohlenstoffatome als Nachbar.

Abbildung 88
Stellungsunterschiede von Kohlenstoff
Das H-Atom des tertiären C-Atoms wird bevorzugter substituiert

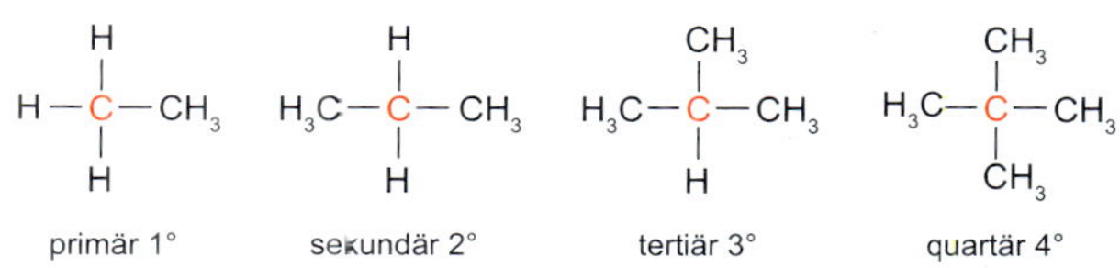

Cycloalkane

Cycloalkane sind **gesättigte, ringförmige** Kohlenwasserstoffe mit der Summenformel $\mathbf{C_nH_{2n}}$, wobei n größer als 2 sein

Abbildung 89
Homologe Reihe der Cycloalkane

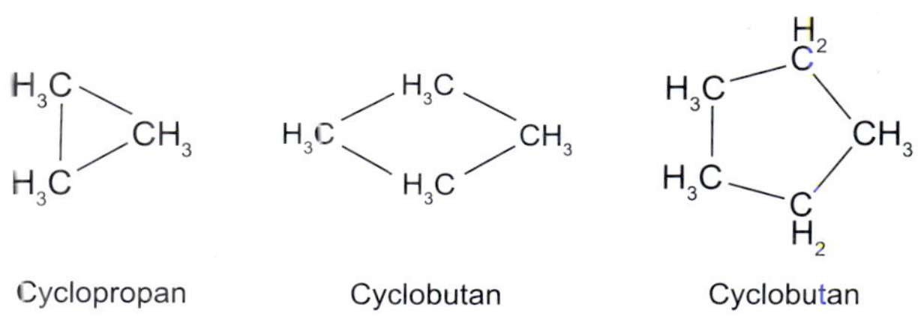

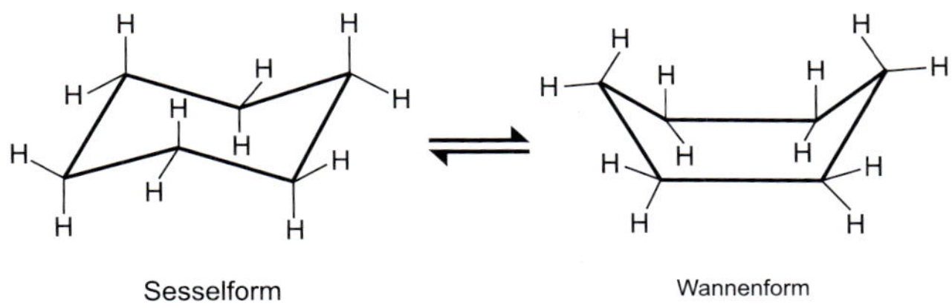

Abbildung 90
Konformere von Cyclohexan

muss. Der optimale Bindungswinkel ist 109°, allerdings wird dieser bei kleinen Ringen nicht erreicht. Dadurch herrscht eine ebene Struktur mit einer Spannung, der sogenannten **Ringspannung**, vor. Diese Ringspannung lässt solche Ringe leichter öffnen. Größere Ringe besitzen zwei verschiedene Formen, sogenannte Konformere: Die Sessel und die Wannenform.

Aufgrund des Ringschlusses sind die C-C-Bindungen nicht mehr frei drehbar. Daher existiert nun eine neue Stereoisomerie: Die Cis-Trans-Isomerie, welche im nächsten Kapitel genauer erklärt werden. Die Benennung der Cycloalkane erfolgt analog zu den Alkanen. Zusätzlich erhalten sie den Präfix Cyclo-, um ihre Ringform zu definieren.

Übung Alkane

1. Benenne folgende Strukturen nach der IUPAC Nomenklatur:

a)

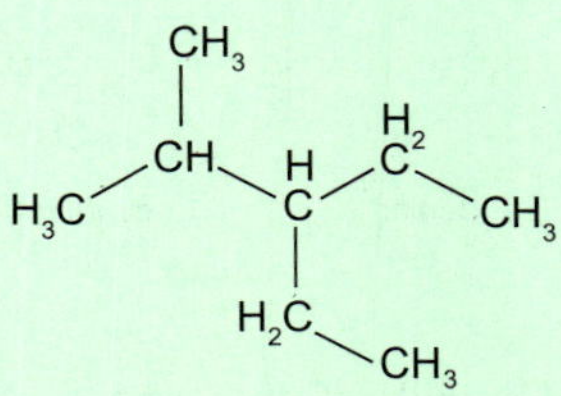

b)

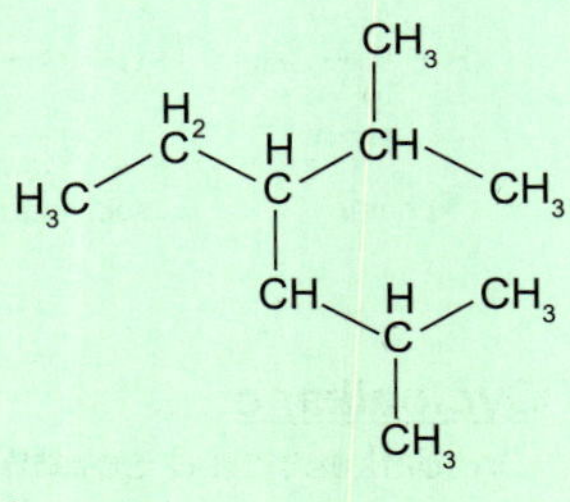

c)

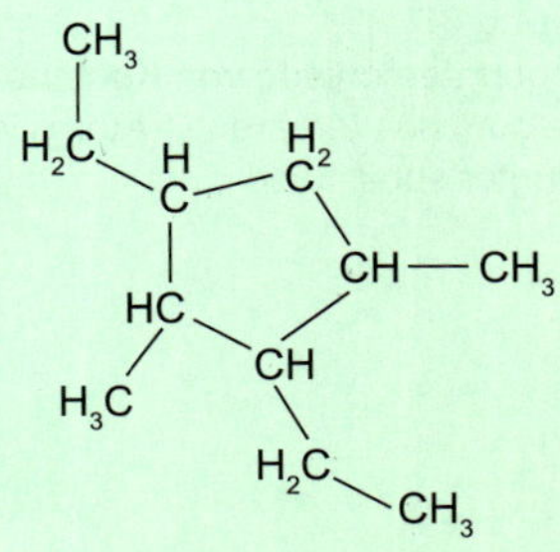

2. Zeichne folgende Strukturformeln:

    a) *3,4-Diethylhexan*
    b) *2,3,3,4-Tetramethylhexan*
    c) *4-Isopropyl-3,5,6-Trimethyloctan*
    d) *3,4-Diethyl-2,3,4,5-Tetramethylhexan*
    e) *1,2-Diethyl-4-Methyl-6-Propyl-Cycloheptan*
    f) *2,3-Diethyl-1,4-Dimethyl-Cyclopropan*

12.2 Alkene (Olefine)

Alkene wurden früher auch Olefine genannt [*oleum facere*... lat. *Ölbildner*], da in der ersten durchgeführten Reaktion mit Alkenen Chlor und Ethen miteinander reagiert haben und daraus das stark ölige Dichlorethan entstanden ist. Es handelt sich bei Alkenen um ungesättigte Kohlenwasserstoffe, d.h. Alkene besitzen zumindest eine Doppelbindung. Ihre Summenformel lautet $\mathbf{C_nH_{2n}}$.

Alkene besitzen eine Doppelbindung. Diese setzt sich zusammen aus einer σ-Bindung und einer π-Bindung. Alle Einfachbindungen bestehen allein aus σ-Bindungen. Für Doppelbindungen existiert zusätzlich noch die π-Bindung. Diese entsteht, wie in Abb.62 ersichtlich, aufgrund von Überlappung der sp_y-Orbitale der jeweiligen C-Atome. Alkene können auch mehrere Doppelbindungen besitzen. Sie werden dann mehrfach ungesättigte Kohlenwasserstoffe bzw. **Polyene** genannt. Ihre Einteilung erfolgt nach Stellung der Doppelbindungen. Im folgenden Beispiel wird die Einteilung anhand von Dienen, also zweifach ungesättigten Kohlenwasserstoffen, dargestellt.

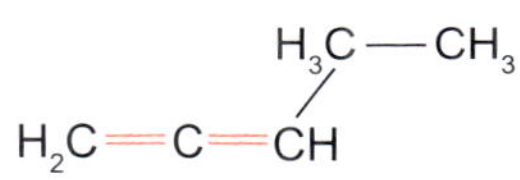

1,2-Pentadien

Kumuliertes Dien

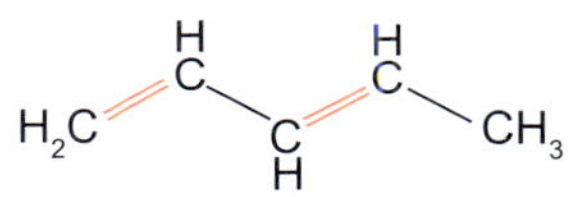

1,3-Pentadien

Konjugiertes Dien

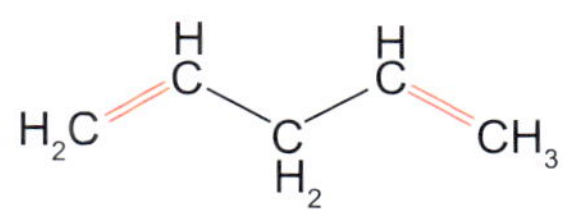

1,4-Pentadien

Isoliertes Dien

Bei kumulierten Dienen sind die Doppelbindungen benachbart und die Bindungen linear. Konjugierte Diene sind durch eine Einfachbindung getrennt, isolierte Diene durch mindestens 2 Einfachbindungen. Da Alkene aufgrund ihrer Doppelbindung an dieser Stelle **nicht mehr drehbar** sind, existieren unterschiedliche Arten von Bindungsmöglichkeiten. Daher wird ein neues Isomer eingeführt: Die Cis/Trans-Isomerie, eine Stereoisomerie. Es wird dabei die Stellung der funktionellen Gruppen mit höherer Priorität betrachtet. Je nach Stellung wird das Molekül mit Cis (bzw. Z für „zusammen") oder mit Trans (bzw. E für „entgegen") bezeichnet.

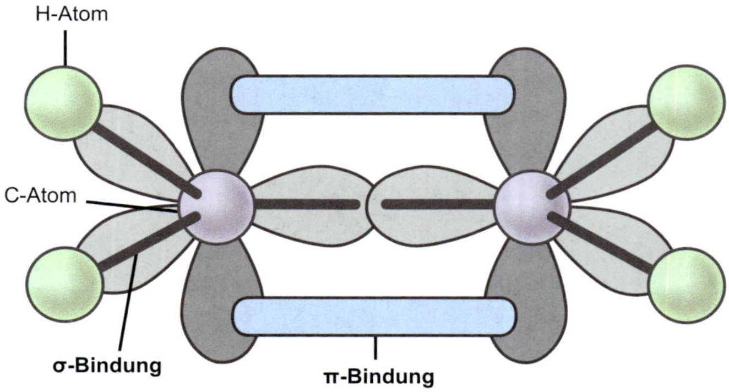

Abbildung 91
Entstehung der Doppelbindung (durch Sigma- und Pi-Bindungen)

Nomenklatur

Der Hauptstamm enthält die Doppelbindung:

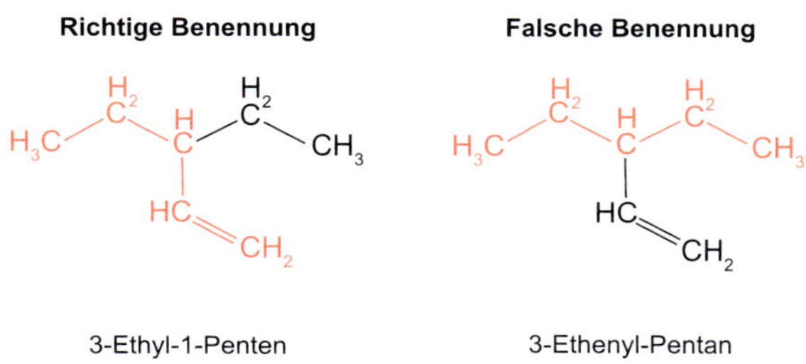

Falls der Substituent eine Doppelbindung enthält, so erhält der Substituent den Suffix: -enyl

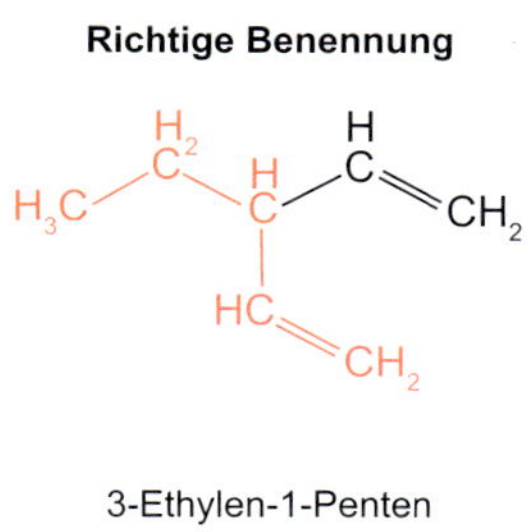

Die Nummerierung erfolgt über den kürzesten Weg zur Doppelbindung

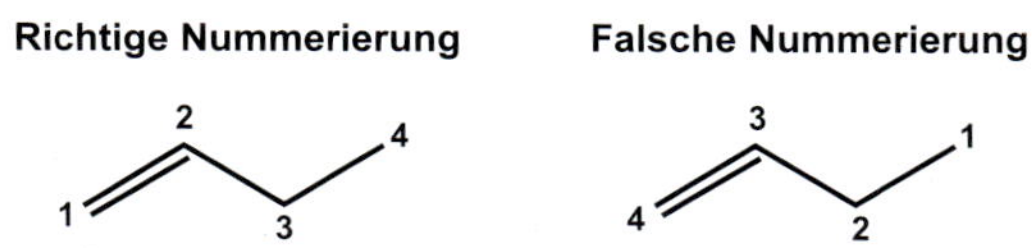

Für die Nummerierung der Doppelbindung nimmt man immer die kleinere (erste) Zahl

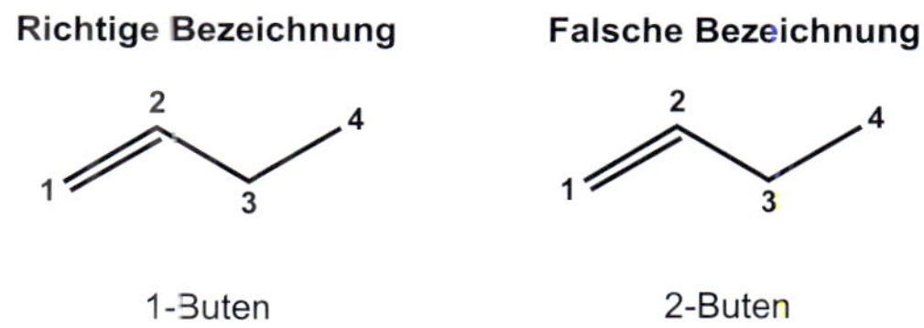

Für die Cis-Trans Isomerie werden die Substituenten an den C-Atomen mit der Doppelbindung mit höherer Priorität betrachtet. Je nachdem ob diese sich gegenüberliegen oder auf der gleichen Seite befinden, spricht man von Trans (bzw. E) oder Cis (bzw. Z).

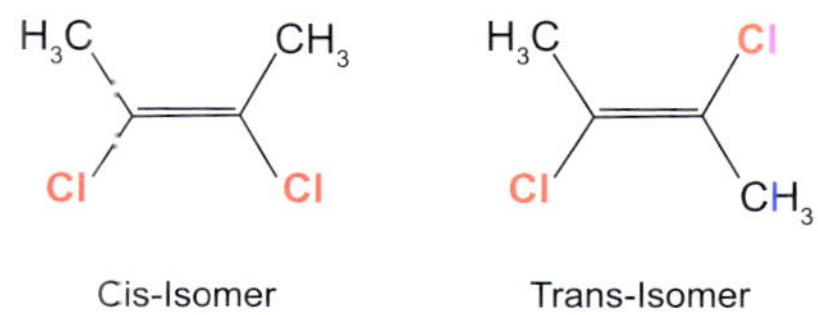

Um die Prioritätenfolge der Substituenten zu definieren wurde die CIP-Regel, nach den Chemikern Cahn, Ingold und Prelog, eingeführt.

CIP-Priorität

Nach der CIP Prioritätenregel müssen folgende Schritte durchgeführt werden.

- Die Substituenten der ersten Sphäre nach höchster Ordnungszahl ordnen. Dabei werden die Atome zur ersten Sphäre gezählt, die direkt am olefinischen C-Atom gebunden sind. Doppelbindungen werden doppelt gezählt und freie Elektronenpaare bekommen als pseudo-Ordnungszahl 0.

- Sind 2 oder mehr Substituenten der ersten Sphäre identisch, werden die Substituenten der zweiten Sphäre nach Ordnungszahl geordnet.

- Die Substituenten mit den zwei höchsten Ordnungszahlen sind die Atome, die zur Benennung der Cis-Trans-Isomerie betrachtet werden.

- Liegen diese zwei Atome auf derselben Seite, so handelt es sich um ein Cis-Isomer, liegen sie einander gegenüber, so spricht man von einem Trans-Isomer.

Einige Beispiele für die Priorität der Substituenten sind hier in abfallender Priorität dargestellt:

–I > –Cl > –S-CH_3 > –SH > –F > –O-CH_3 > –OH > –N3 > –$N(CH_3)_2$ > –NH-C_6H_5 > –NH_2 > –COOH > –$CONH_2$ > –$CONH_2$ > –CHO > –CH_2OH > –CD_3 > –CD_2H > –DH_2 > –CH_3 > –D > –H > e- (freies Elektronenpaar)

Eigenschaften und Reaktionen

Alkene sind schwach polare Stoffe, allerdings sind sie dennoch hydrophob und lassen sich daher nicht mit Wasser mischen. Sie sind brennbar und sehr reaktionsfähig. Die wichtigsten Reaktionen der Alkene werden hier dargestellt.

- ***Additionsreaktion***

  Die Doppelbindung der Alkene ist eine besonders reaktionsfähige Stelle, welche durch elektrophile Addition AE leicht gelöst werden kann. So entstehen aus Alkenen Alkane. Im folgenden Beispiel reagiert 2-Buten durch Addition von Wasserstoff zu Butan.

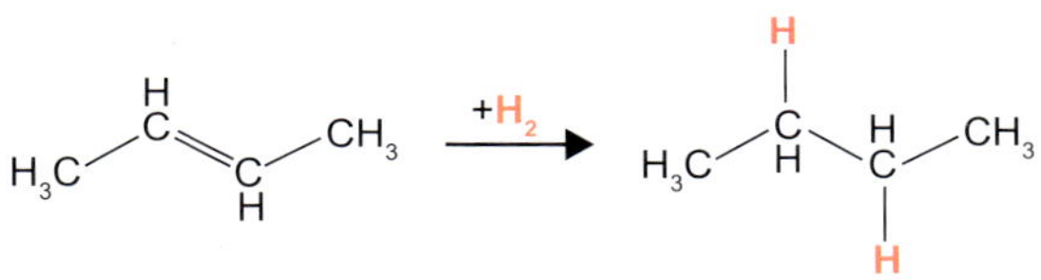

2-Buten Butan

Additionsreaktionen können auch mit Halogenen oder Halogeniden erfolgen. Im folgenden Beispiel wird die Additionsreaktion von Salzsäure an 1-Hexen gezeigt.

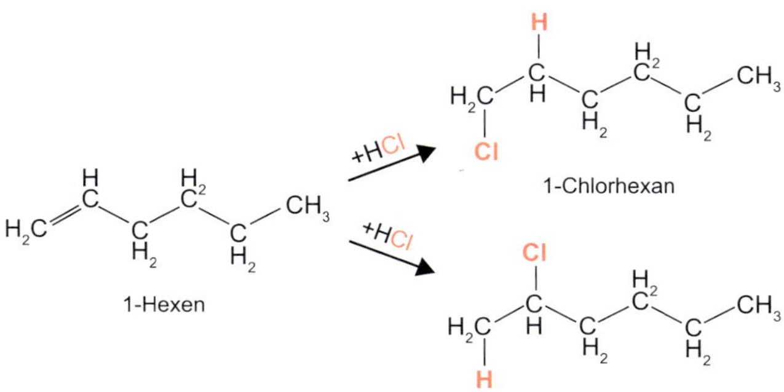

In dieser Reaktion können, wie gezeigt, zwei Produkte entstehen. Die Erfahrung zeigt aber, dass das 2.Produkt

Tipp

Bei einer Additionsreaktion wird ein Orbital einer Doppelbindung aufgebrochen. Die frei werdenden Elektronen bilden nun mit den Elektronen des neuen Bindungspartners 2 neue Orbitale.
Bsp.: "PET" und "PVC" sind Alkene.

2-Chlorhexan bevorzugt gebildet wird. Dies wurde durch **Wladimir Markownikow** mit folgender Regel definiert: **Bei Additionsreaktionen von Wasserstoffverbindungen, wird das H-Atom bevorzugt an das C-Atom gebunden, das bereits mehrere H-Atome besitzt.**

Eliminationsreaktion

Die Umkehrreaktion der Additionsreaktion ist die Elimination. Dabei reagieren Halogenalkane durch Halogenwasserstoff-Abspaltung zu Alkenen.

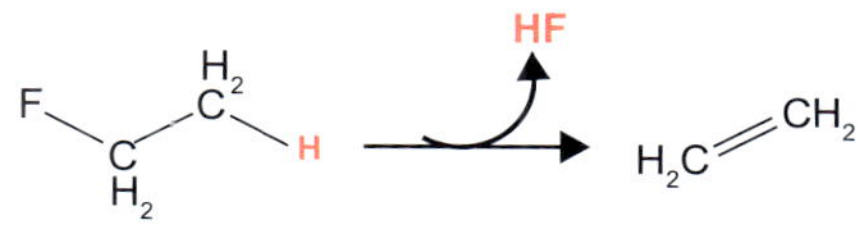

1-Fluorethan 1-Ethen

12.3 Alkine

Alkine sind ungesättigte Kohlenwasserstoffe mit ein oder mehreren **Dreifachbindungen**. Ihre Summenformel ist C_nH_{2n-2}. Analog zu Alkanen und Alkenen erfolgt ihre Benennung mit dem Suffix –in. Alkine können ebenso wie Alkene Additionsreaktionen eingehen, dabei werden sie häufig doppelt addiert, um einen gesättigten Zustand zu erreichen.

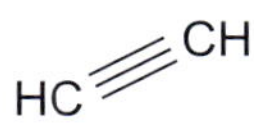

Ethin

Übung Alkene / Alkine

1. Benenne folgende Strukturen nach der IUPAC Nomenklatur:

a)
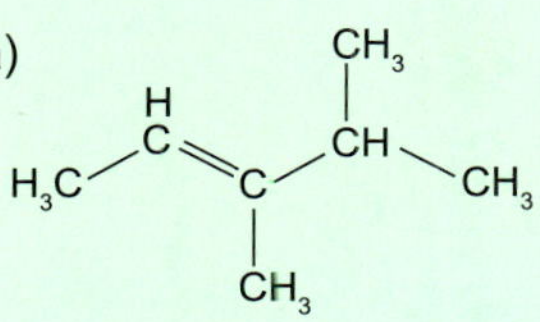

b)
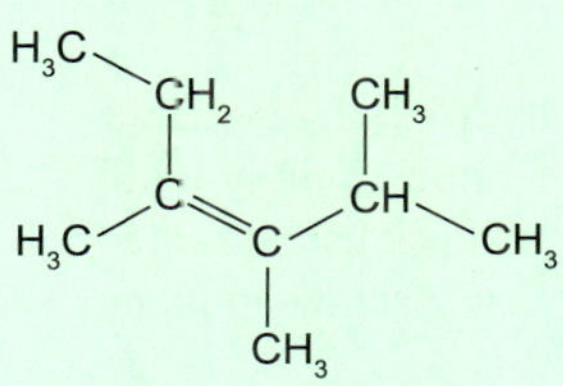

c)
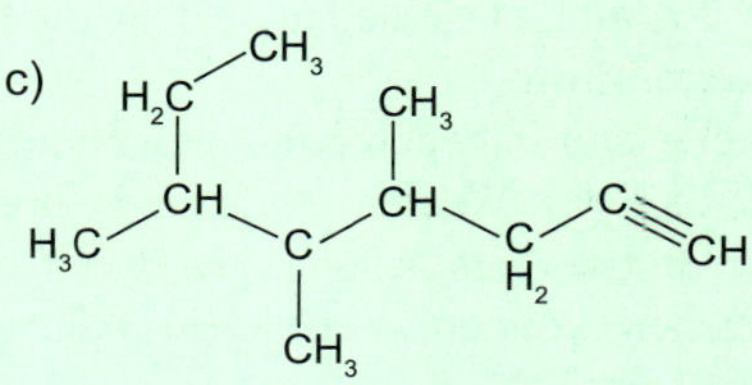

2. Zeichne folgende Strukturformeln

a) *Cis-2-Brom-2-Hexen*
b) *Trans-2-Chlor-3-Methyl-2-Hepten*
c) *[2Trans-4Cis]-2,5-Dibrom-3-Ethyl-2,4-Hexadien*

Zusammenfassung

Alkane sind gesättigte Kohlenwasserstoffe mit Einfachbindungen (σ-Bindung) und der Summenformel C_nH_{2n-2}. Ihre Kohlenstoffe sind allesamt sp_3-hybridisiert, das heißt, sie können anstatt von zwei Bindungen vier eingehen. Die Kettenlänge der Alkane wird durch die Anzahl an Kohlenstoffen bestimmt, wobei jede Kettenlänge einen eigenen Namen besitzt und in der homologen Reihe aufgeführt ist. In der Nomenklatur werden sie mit der Endung –an benannt. Verbindungen die dieselbe Summenformel, jedoch unterschiedliche Strukturformeln besitzen, werden Isomere genannt, wobei es unterschiedliche Arten von Isomeren gibt.
Alkane sind träge, apolare und damit lipophile Substanzen, deren Siedepunkt mit der Kettenlänge steigt. So sind die Alkane bis C_5 gasförmig und ab C_{16} fest. Trotz ihrer Trägheit gehen sie einige Reaktionen ein; Bei Verbrennungen werden sie zu Kohlendioxid und Wasser oxidiert und in der sogenannten radikalischen Substitution werden ihre Wasserstoffe entfernt und durch Halogene ersetzt. Alkane, deren Enden ringförmig zusammengeschlossen sind, werden Cycloalkane genannt. Aufgrund des Ringschlusses sind die Kohlenstoffe nicht mehr frei drehbar, wodurch eine weitere Isomerie-art, die Cis-Trans-Isomerie, möglich wird.

Alkene sind ungesättigte Kohlenwasserstoffe mit Doppelbindungen, die sich aus einer σ-Bindung sowie einer π-Bindung zusammensetzen. In der Nomenklatur erhalten sie die Endung –en. Alkene mit mehreren Doppelbindungen werden Polyene genannt. Aufgrund der Doppelbindung sind die Kohlenstoffe der Alkene nicht frei drehbar, wodurch die Cis-Trans-Isomerie, wie auch bei den Cycloalkanen, möglich ist. Es handelt sich dabei um eine Isomerie-Art, die davon abhängig ist, welche Reste an den Carbonyl-Verbindungen mit der Doppelbindung vorhanden sind. Je nachdem ob sich die Reste mit höherer Priorität auf der gleichen Seite oder gegenüber liegen, spricht man von Cis oder Trans. Die Priorität wird dabei anhand der CIP-Priorität entschieden, welche die Reste mit höherer Masse höher einstuft.
Alkene sind schwach polar, jedoch noch hydrophob und daher unlöslich in Wasser. Aufgrund ihrer Doppelbindung sind sie reaktiver als Alkane, wodurch sie Additionsreaktionen eingehen können, bei denen Alkane bzw. Halogenalkane entstehen.

Kohlenwasserstoffe mit Dreifachbindungen werden Alkine genannt und werden analog zu Alkanen und Alkenen mit der Endung –in benannt.

12.4 Aromaten

Bereits 1835 war die Summenformel vom wichtigsten Vertreter der Aromaten, dem **Benzen**, früher Benzol genannt, bekannt. Diese lautet **C_6H_6**. Allerdings war die Struktur für die damaligen Wissenschaftler ein Rätsel, da die Summenformel eine ungesättigte Verbindung andeutet, das Benzen allerdings sehr reaktionsträge ist. 1865 wurde schließlich von **August Kekulé** als Struktur für das Benzen eine Ringform mit abwechselnder Doppel- und Einfachbindung vorgeschlagen. Diese Struktur ist bis heute gültig und in Verwendung.
Im Allgemeinen werden Aromaten als ein System ringförmiger Kohlenwasserstoffe bezeichnet, welche **delokalisierte Elektronen** enthalten. Man kann sich diese Delokation der Elektronen als eine Art Wolke vorstellen, die oberhalb und unterhalb der planaren Struktur vorhanden ist. In Abb.91 und Abb.92 wird diese Vorstellung ersichtlich. In Abb.92 erkennt man außerdem die Überlappung der Orbitale zu Bindungen. Die 6 sp^3-hybridisierten C-Atome bilden ein regelmäßiges, **planares Sechseck**, wobei jedes C-Atom zusätzlich noch 3 σ-Bindungen mit zwei weiteren C-Atomen und einem H-Atom eingeht. Für die Darstellung von Benzen wird die **Skelett-Darstellung** verwendet, die vor allem der Hervorhebung der Gleichwertigkeit der Bindungen im Ring dienen soll.

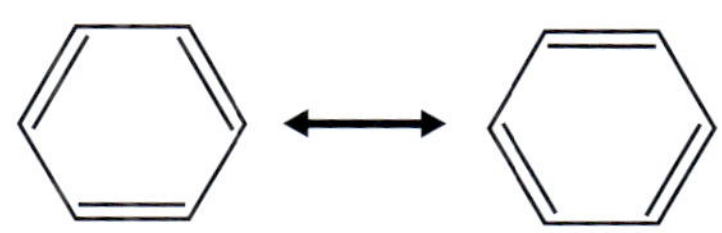

Es ist ersichtlich, dass die Doppelbindungen sich untereinander verschieben lassen. Das wird **Mesomerie** genannt und führt zu einer starken **Bindungsstabilität** des Rings.

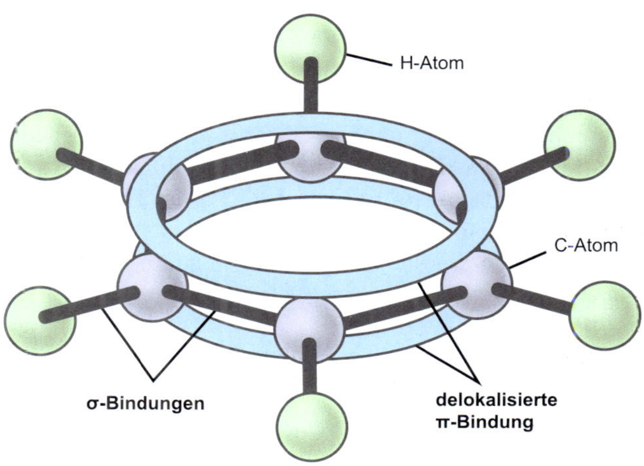

Abbildung 92
Benzen-Struktur mit der Elektronenwolke (blau) oberhalb und unterhalb der C-Atome

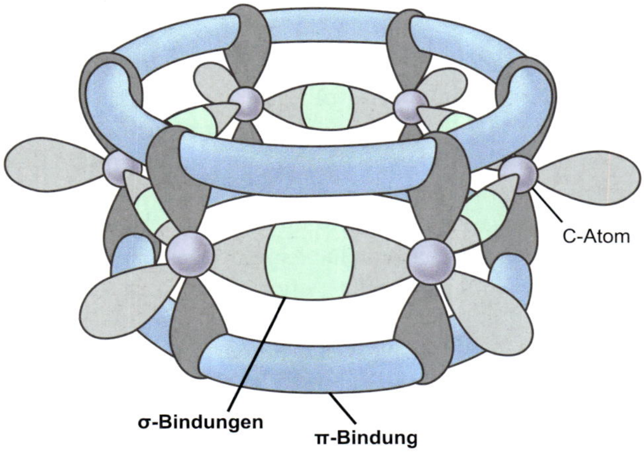

Abbildung 92
Benzen-Struktur anhand der Überlappung der Orbitale

Die Mesomerie ist ein chemisches Phänomen, bei dem eine Struktur mit ihren Bindungsverhältnissen in mehreren sogenannten Grenzformen vorkommt. Der Unterschied der Grenzformen liegt in ihren Elektronenverteilungen, wobei die tatsächliche Verteilung zwischen den Grenzformen liegt. Daher kommt die Mesomerie hauptsächlich in Strukturen mit Doppelbindungen vor. Die tatsächliche Elektronenverteilung bei der Skelettformel liegt zwischen den beiden Grenzstrukturen. Benzen wurde früher als Lösungsmittel verwendet, da er mit fast allen organischen Solventien löslich ist. Da der Stoff jedoch **giftig und cancerogen** (krebserregend) ist, wird Benzen heute kaum mehr als solches verwendet. Seine Verwendung liegt heute bei der Herstellung von industriellen Chemikalien wie Nitrobenzol.

Reaktionen der Aromaten

- ***Elektrophile Substitution SE***

  Aufgrund der guten Stabilität des Ringes gehen Aromaten, vergleichsweise mit Alkenen und Alkinen, selten Additionsreaktionen ein. Aufgrund der delokalisierten Elektronen ist jedoch der Angriff von elektrophilen, also Elektronenanziehenden, Teilchen begünstigt. Somit ist die Hauptreaktion von Aromaten die elektrophile Substitution SE.

  Im Folgenden werden zwei Beispiele für diese Reaktion angeführt.

  Halogenierung

  Bei der Halogenierung werden Halogene an den Aromaten gebunden. Dabei greift ein Atom des Halogens, im unten gezeigten Fall ein Brom-Atom, das C-Atom am Ring an.

Daraufhin verliert das C-Atom seinen Wasserstoff, der mit dem übrig gebliebenen Brom-Atom eine Bindung eingeht und als Bromwasserstoff verflüchtigt. Zurück bleibt 1-Brom-Benzen. Da die Aktivierungsenergie für diese Reaktion hoch ist, wird ein Katalysator verwendet.

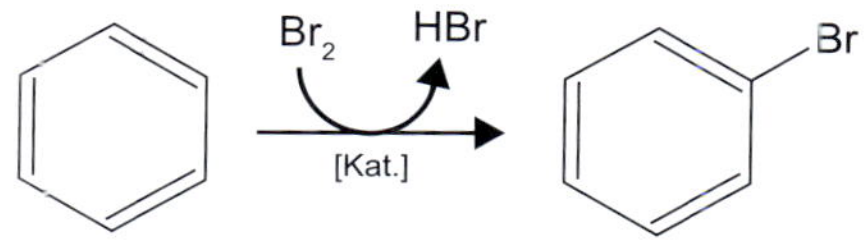

Nitrierung
Bei der Nitrierung wird dem Aromaten Nitriersäure, eine Mischung aus Salpetersäure und Schwefelsäure, zugesetzt. Analog zur Halogenierung löst hier der Angriff des Stickstoff-Atoms der Salpetersäure auf das C-Atom im Ring die Reaktion aus. Wiederum ist der Wasserstoff die Abgangsgruppe und reagiert hier mit einem Sauerstoff- und dem Wasserstoff-Atom der Salpetersäure zu Wasser. Zurück bleibt 1-Nitro-Benzen. Je nach der Reaktionsbedingung können so eine oder mehrere Nitro-Gruppen an den Aromaten angehängt werden.

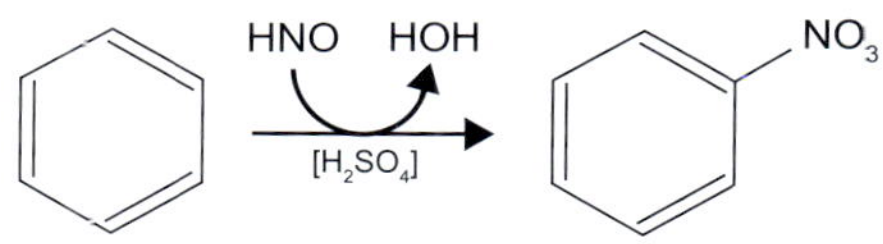

- ***Friedel-Crafts-Alkylierung***
  Bei der sogenannten Friedel-Krafts-Alkylierung handelt es sich um eine sogenannte **Namensreaktion**, die nach ihren Entdeckern **Charles Friedel** und **James Mason Crafts** benannt wurde. Dabei wird unter katalytischer Wirkung dem Aromaten eine Alkyl-Gruppe unter Abspaltung einer Abgangsgruppe angehängt. Als Substituenten werden dabei Alkylhalogenide, Alkohole, Alkene oder Alkine verwendet. In unten gezeigter Reaktion wird mittels Chlormethan an dem Benzen eine Methylgruppe substituiert und Wasserstoff abgespalten. Der Wasserstoff verbindet sich mit dem übrig gebliebenen Chlor und verflüchtigt sich als gasförmige Salzsäure. Zurück bleibt Methyl-Benzen, auch Toluen genannt.

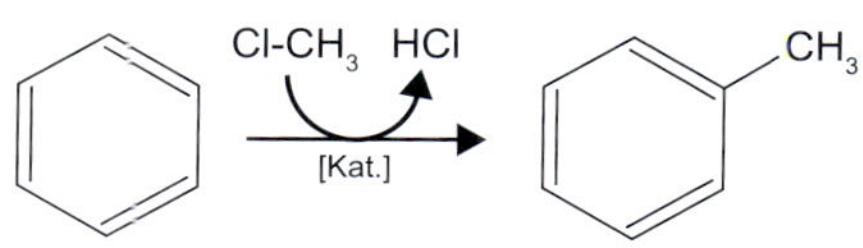

Toluen ist eine farblose, leicht entzündliche und gesundheitschädliche Flüssigkeit, die vor allem als Lösungsmittel verwendet wird. Es dient jedoch auch der Herstellung von Farbstoffen, Sprengstoffen sowie dem Süßstoff Saccharin.

Kondensierte Aromaten

Aromaten bestehen natürlich nicht nur aus Benzen als Grundgerüst. Es gibt sogenannte **kondensierte Aromaten**, die aus zwei oder mehreren Benzenringen bestehen und an einer gemeinsamen Kante miteinander verbunden sind. Als Beispiel wird hier **Naphthalen** geführt:

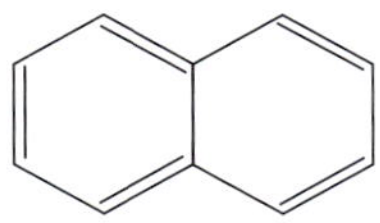

Dieser Aromat mit der Summenformel $C_{10}H_8$ ist ein Feststoff aus farblosen, glänzenden Blättchen, der früher v.a. zur Mottenbekämpfung in Mottenkugeln eingesetzt wurde. Heute dient der Stoff vor allem zur Herstellung von Azo-Farbstoffen und Phtalsäureanhydrid, welches zu Lösungsmitteln, Kunststoffen und Kraftstoffen weiterverarbeitet wird.

Zusammenfassung

Aromaten sind Stoffe, bestehend aus einem oder mehreren Benzenringen. Benzen ist eine reaktionsträge, cancerogene Substanz mit der Summenformel C_6H_6. Es handelt sich um ein regelmäßiges, planares Sechseck, in dem aufgrund von drei konjugierten Doppelbindungen delokalisierte Elektronen enthalten sind. Diese konjugierten Doppelbindungen lassen sich umklappen und ineinander verschieben, wodurch der sogenannte mesomere Effekt entsteht, welcher den Ring stabil hält. Aufgrund dieser Stabilität gehen Aromaten selten Additionsreaktionen ein, allerdings lassen sich die delokalisierten Elektronen leicht durch elektrophile Teilchen angreifen (Elektrophile Substitution).

Aromaten die aus mehr als nur einem Benzenring bestehen, die an einer Kante miteinander verbunden sind, werden kondensierte Aromaten genannt.

Übung Aromaten

1. Benenne folgende Strukturen nach der IUPAC Nomenklatur:

a)

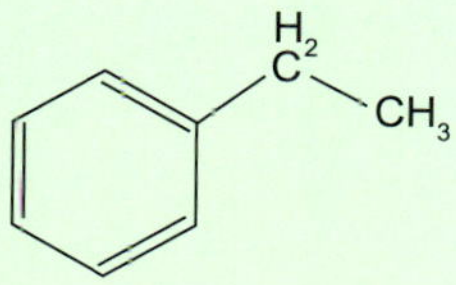

b)

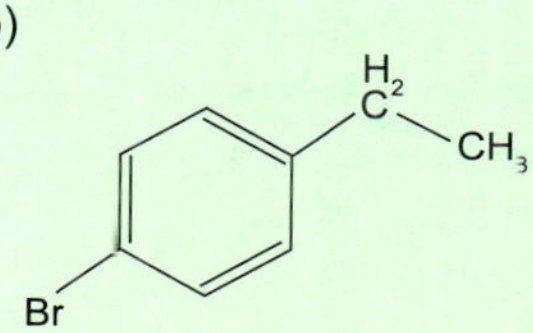

c)

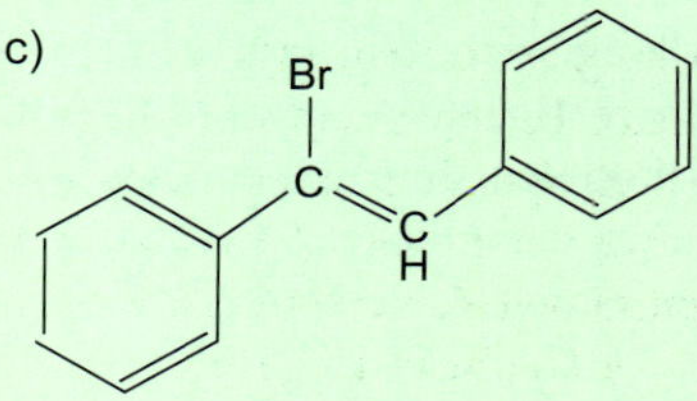

2. Zeichne folgende Strukturformeln:

a) *Toluen (1-Methylbenzen)*
b) *1,4-Difluor-benzen*
c) *1,3-diethyl-benzen*
d) *1-ethyl-3-methyl-benzen*

12.5 Alkohole

Wenn man im Alltag von Alkohol spricht, meint man eigentlich **Ethanol**, der einzige genießbare Alkohol. In der Chemie werden alle Kohlenwasserstoffe mit der **funktionellen Gruppe** –OH als Alkohol deklariert. Die allgemeine Summenformel für einfache Alkohole lautet $C_nH_{2n+1}OH$ für Alkohole mit nur einer –OH Gruppe. Wie man beim Ethanol bereits heraushört, werden den Alkanen für die –OH-Gruppe das Suffix –ol angehängt. So heißt der Alkohol des Methans **Methanol**.
Methanol ist der einfachste Alkohol mit dem Trivialnamen Holzgeist, da der Stoff früher durch Erhitzen von Holz unter Luftausschluss hergestellt wurde. Heutzutage wird er industriell aus Kohlenmonoxid und Wasserstoff synthetisiert.

$$CO + 2H_2 \xrightarrow{\text{Kat.}} CH_3OH$$

Methanol ist der Ausgangsstoff für viele Produkte, wie beispielsweise Ameisensäure (Methansäure), Formaldehyd (Methanal) und Essigsäure (Ethansäure). Der Stoff wird außerdem als Kraftstoff oder Kraftstoffzusatz verwendet und dient in Brennstoffzellen als Gemisch mit Wasser als Wasserstofflieferant. Für den menschlichen Körper ist Methanol jedoch giftig, da er im Zuge des Metabolismus in Formaldehyd und schließlich zur Ameisensäure oxidiert wird. Ameisensäure wird nur langsam metabolisiert und führt bei bereits geringen Konzentrationen zur Azidose.

Einteilung der Alkohole

Alkohole werden nach zwei Kriterien unterteilt:

- ***Anzahl der OH-Gruppen***
  Die Anzahl der OH-Gruppen gibt die Wertigkeit des Alkohols an. So spricht man bei einer OH-Gruppe von **einwertigen**, bei zwei OH-Gruppen von **zweiwertigen Alkoholen**. Ihre Benennung erfolgt analog zu den Seitenketten der Alkane. So wird die Anzahl durch den Präfix di, tri, tetra, usw. vermerkt.

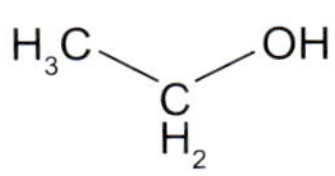

Ethanol
Einwertiger Alkohol

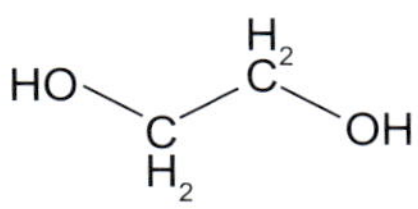

Ethan-1,2-diol-Glycol
Zweiwertiger Alkohol

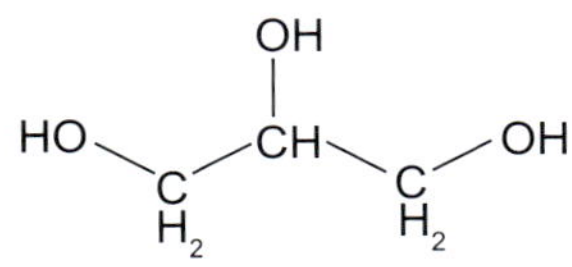

Propan-1,2,3-triol-Glycerol
Dreiwertiger Alkohol

- ***Stellung der OH-Gruppe***
  Man unterscheidet zwischen **primären, sekundären** und **tertiären C-Atomen**. Primäre C-Atome besitzen nur eine C-C Bindung, sekundäre zwei und tertiäre dementsprechend drei. Je nachdem an welcher Art C-Atom die OH-Gruppe gebunden ist, spricht man dann analog von **primären, sekundären** oder **tertiären Alkoholen.**

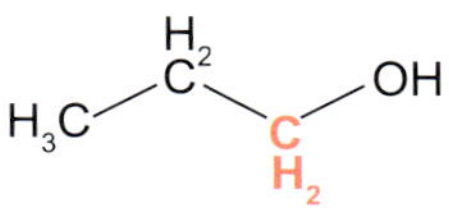

Propan-1-ol
Primärer Alkohol

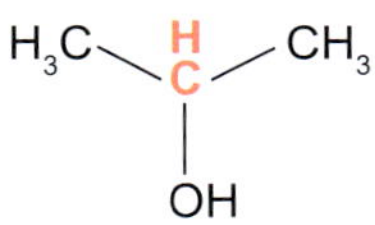

Propan-2-ol
Sekundärer Alkohol

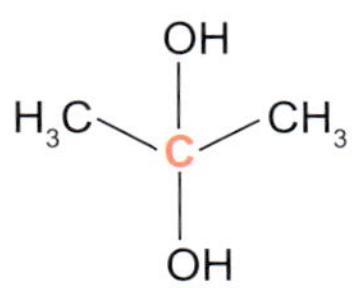

2-Methyl-Propan-2-ol
Tertiärer Alkohol

Eigenschaften der Alkohole

Alkohole sind aufgrund der hohen Elektronegativitätsdifferenz zwischen Sauerstoff und Kohlenstoff **polar** und können daher **Wasserstoffbrücken** ausbilden. Dementsprechend liegen ihre **Siedepunkte wesentlich höher** als die der Alkane. So ist Methanol bei Zimmertemperatur flüssig, während sein verwandter Alkan Methan gasförmig vorliegt. Ab 12 C-Atomen sind Alkohole bei Zimmertemperatur fest. Mehrwertige Alkohole wirken sich auf die Viskosität aus. So sind bereits mehrwertige Alkohole mit 5 C-Atomen Feststoffe mit charakteristischem **süßen Geschmack.**

Aufgrund ihrer Polarität sind kurzkettige Alkohole gut wasserlöslich. Allerdings können kurzkettige Alkohole, v.a. Methanol und Ethanol, sich auch mit apolaren Substanzen mischen. Aufgrund dessen werden diese als Lösungsmittel verwendet. Bei längerkettigen Alkoholen überwiegt der apolare Teil der Kohlenwasserstoffkette, weswegen diese nicht mehr wasserlöslich sind.

Reaktionen der Alkohole - Alkoholderivate

Alkohole können vielfältige Reaktionen eingehen. Die wichtigsten Reaktionen werden hier dargestellt.

- ***Oxidationsreaktion (Aldehyde, Ketone & Carbonsäuren)***
  Bei den dargestellten Oxidationsreaktionen sind Oxidationen unter Beibehaltung des Kohlenstoffgerüsts gemeint. Je nach Stellung der OH-Gruppen können verschiedene Oxidationsprodukte mit unterschiedlichen Eigenschaften entstehen.
  Bei der Reaktion mit primären Alkoholen entsteht ein Aldehyd [***al****coholus* ***dehyd****rogenatus*…lat. *„dehydrierter Alkohol“*] . Diese sind wiederum gute Reduktionsmittel und können weiter zu Carbonsäuren oxidiert werden.

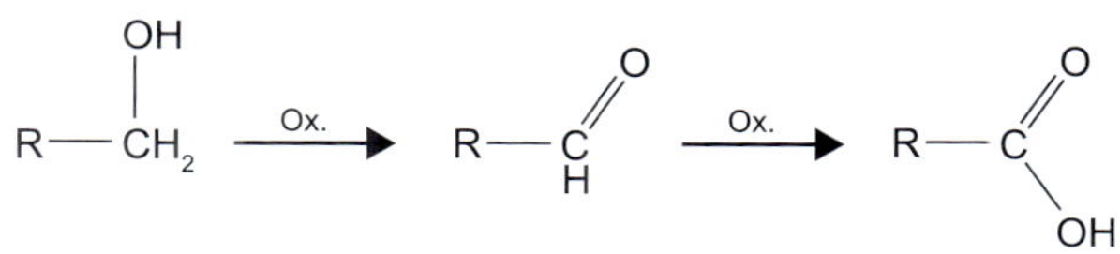

Primärer Alkohol Aldehyd Carbonsäure

Aldehyde besitzen die **funktionelle Gruppe –CHO**. Sie werden mit dem Suffix **–al** bezeichnet. So ist Methanal (Formaldehyd) der Aldehyd des Methans. Carbonsäuren besitzen die **funktionelle Gruppe –COOH** und bekommen als Suffix **-säure**. Ethansäure – im Alltag Essigsäure genannt – ist somit die Carbonsäure des Ethans. Carbonsäuren werden im nächsten Kapitel 10.6. genauer dargestellt.

Sekundäre Alkohole oxidieren zu **Ketonen**. Im Unterschied zu Aldehyden sind diese jedoch nicht weiter oxidierbar.

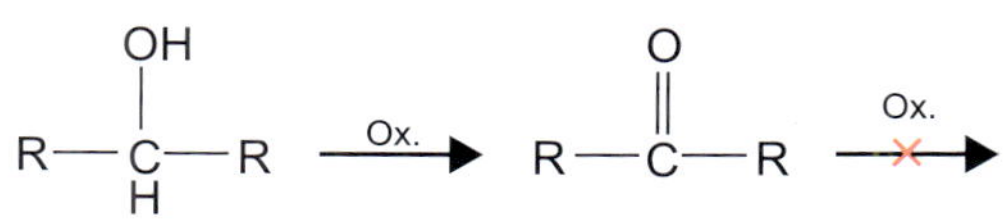

Sekundärer Alkohol Keton

Ketone besitzen die **funktionelle Gruppe RCO** und erhalten als Suffix **–on**. Das R steht für **R**est und man kann dafür beliebig lange Aliphatische Ketten oder beliebig große Aromaten einsetzen. Das einfachste Keton ist Propanon, im Alltag auch **Aceton** genannt. Diese Flüssigkeit ist ein wichtiger Ausgangsstoff für viele Synthesen und wird im Labor als Lösungsmittel und Extraktionsmittel verwendet. Im Alltag wird Aceton als Nagellackentferner verwendet.

Tertiäre Alkohole können nicht unter Beibehaltung des Kohlenstoffgerüsts oxidiert werden.

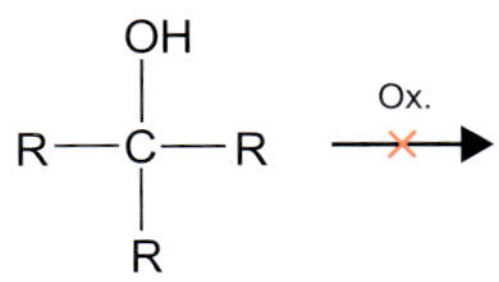

Tertiärer Alkohol

- ***Kondensationsreaktion (Ether)***

Kondensationsreaktionen sind Reaktionen zwischen zwei Molekülen unter Abspaltung niedermolekularer Stoffe, wie Wasser, Ammoniak, Kohlendioxid, Salzsäure oder Alkoholen. Bei den säurekatalysierten Kondensationsreaktionen von Alkoholen entstehen **Ether**. Dazu werden zwei Moleküle Alkohol und eine protische Säure benötigt. Dabei wird ein Molekül Alkohol von der Säure protoniert und anschließend vom zweiten Molekül nucleophil angegriffen, wobei Wasser abgespalten wird (Kondensation).

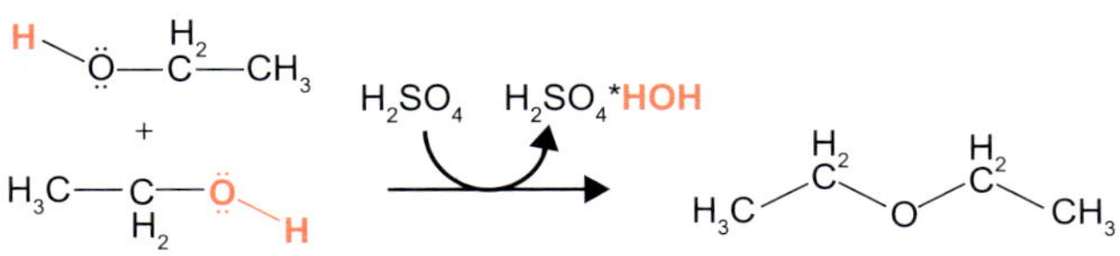

Ethanol + Ethanol

Diethylether

Ether ist eine neue Verbindungsklasse mit der **funktionellen Gruppe ROR‘** mit R‘ ≠ R. In der Nomenklatur werden solche Verbindungen mit dem Suffix **–ether** bezeichnet.
Eine andere Nomenklaturregel lautet:
Der längere Rest ist die Hauptkette und wird entsprechend der Nomenklatur benannt. Die restliche Gruppe wird mit geringerer Priorität behandelt und vor dem Grundnamen mit der Benennung **Alkoxy-** bzw. **Phenoxy-** gestellt. So nennt man Diethylether nach dieser Regel Ethoxyethan.

Ether sind polar und leicht brennbar. In Kombination mit Luftsauerstoff können Ether Peroxide bilden, welche sehr reaktionsfreudig und explosiv sind.

Diethylether, der im Alltag nur Ether genannt wird, ist ein wichtiges Lösungsmittel der präparativen Chemie. Er wurde früher in der Medizin vor allem als Narkosemittel eingesetzt. Allerdings ist man davon weggegangen, aufgrund seiner langsamen Abklingzeit, den Nachwirkungen (Übelkeit, Erbrechen) und der Explosionsgefahr bei Ether-Luft-Gemischen.

- ***Nucleophile Substitution SN***

  Bei der katalysierten Umsetzung von Schwefelwasserstoff mit einem Alkohol entstehen Mercaptane, auch Thioalkohole (kurz: Thiole) genannt.
  Mercaptane besitzen die funktionelle Gruppe –SH. Ihre Namen werden mit dem entsprechenden Alkan und dem Suffix –thiol gebildet.

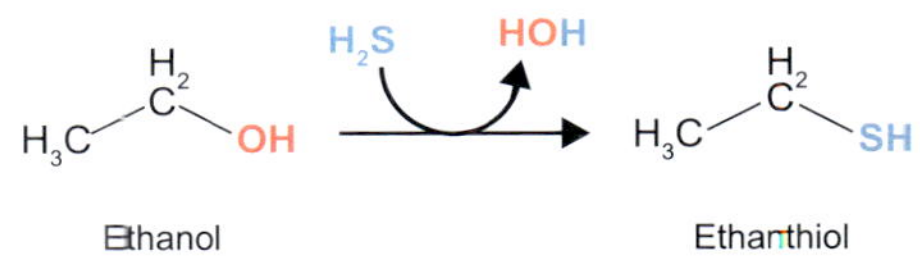

Zusammenfassung

Alkohole bestehen aus Kohlenwasserstoffen mit einer Hydroxylgruppe (OH) als funktionelle Gruppe (ROH). Aufgrund dessen bestehen Alkohole nicht nur aus einem apolaren Kohlenstoffrest, sondern auch aus einer polaren Gruppe und können daher Wasserstoffbrücken ausbilden. Alkohole werden nach ihrer Anzahl an OH-Gruppe (Wertigkeit) unterteilt, sowie nach der Stellung dieser funktionellen Gruppe. Je höher wertig ein Alkohol ist, desto süßer schmeckt er. Die Stellung der OH-Gruppe wirkt sich auf das Reaktionsverhalten aus. Alkohole können oxidiert werden. Primäre Alkohole haben ihre funktionelle Gruppe an einem primären Kohlenstoff gebunden, also an einem Ende der Kette, und reagieren zu Aldehyden mit der funktionellen Gruppe RCHO. Bei sekundären Alkoholen ist die Hydroxylgruppe an einem Kohlenstoff gebunden, das zwei weitere Kohlenstoffe als Nachbarn besitzt. Diese Alkohole können zu Ketonen oxidiert werden mit der funktionellen Gruppe RCOR. Tertiäre Alkohole hingegen, bei denen die funktionelle Gruppe an einen Kohlenstoff mit drei weiteren Kohlenstoffen als Nachbarn gebunden ist, können unter Beibehaltung der Struktur nicht weiter oxidiert werden.

Alkohole können auch Kondensationsreaktionen eingehen, wobei ein Wassermolekül abgespalten wird und ein Ether (ROR) entsteht. Bei der nucleophilen Reaktion mit Schwefelwasserstoff entstehen Mercaptane, auch Thioalkohole (RSH) genannt.

Übung Alkohole

Zeichne folgende Alkohole und gib ihre Wertigkeit sowie ihre Stellung (primär, sekundär, tertiär) an:

1. *Pentan-2,3,4-Triol*
2. *3-Methyl-Butan-2-ol*
3. *Phenol*
4. *2,5-Dimethyl-Hexan-3,4-Diol*

12.6 Carbonsäuren und ihre Derivate

Carbonsäuren sind in Regel schwache Säuren, wobei die Säurewirkung von der Kohlenwasserstoffkette abhängig ist. Je länger die Kette, desto geringer die Säurewirkung. Kurzkettige Carbonsäuren sind aufgrund ihrer Polarität gut wasserlöslich, allerdings lösen sie sich auch gut in apolaren Lösungsmitteln. Die Gruppe der Carbonsäure wird in drei Arten gegliedert:

- ***Nach Art des Kohlenwasserstoffrestes***
  Dabei wird zwischen **aliphatischen** und **aromatischen Carbonsäuren** unterschieden

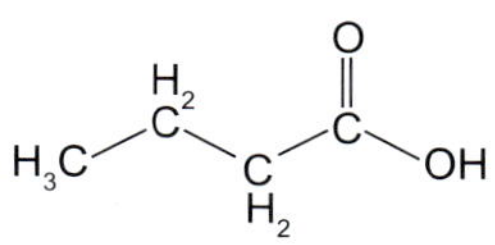

Butansäure

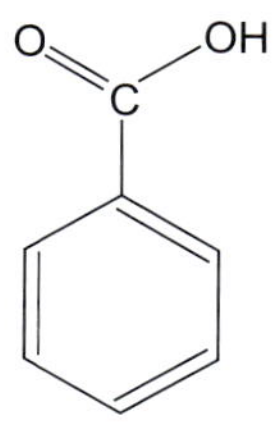

Benzoesäure

- ***Nach Anzahl der Carboxylgruppe***
  Je nach Anzahl an Carboxylgruppen wird zwischen **Mono-, Di-** und **Tri-Carbonsäuren** unterschieden

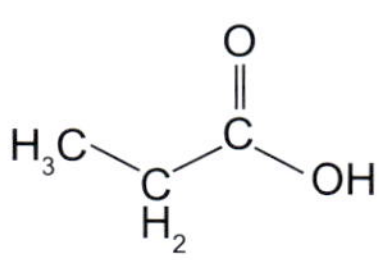

Propansäure

Mono-Säure

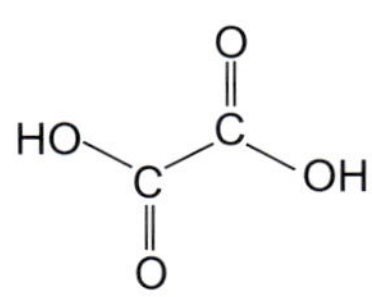

Ethandisäure (Oxalsäure)

Di-Säure

- ***Nach zusätzlichen funktionelle Gruppen***
  Man erhält durch zusätzliche funktionelle Gruppen Hydroxy-, Oxo- oder Amino-Carbonsäuren

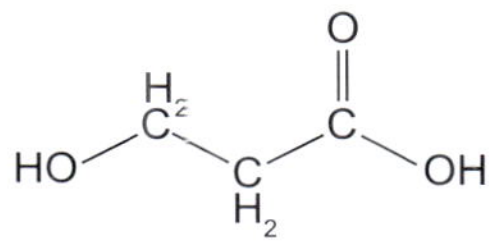

3-Hydroxy-Propansäure (Milchsäure)
Hydroxy-Säure

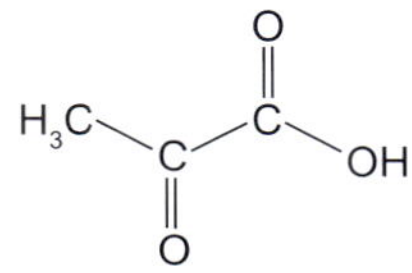

2-Oxo-Propansäure
Oxo-Säure

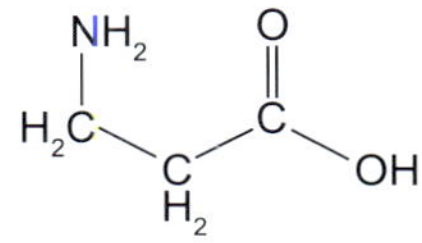

3-Amino-Propansäure
Amino-Säure

Carbonsäuren sind sehr reaktionsfreudig. Verbindungen die durch folgende Reaktionen gebildet werden, nennt man Carbonsäurederivate, welche oftmals reaktionsfreudiger als die eigentlichen Carbonsäuren sind und daher vielfach zu Synthesezwecken eingesetzt werden.

- ***Säureanhydride***
  Säureanhydride entstehen durch katalytische Kondensation von zwei Carboxylgruppen, wobei die Reaktion sowohl zwischen zwei Säuremolekülen (intermolekular) oder bei Dicarbonsäuren auch innerhalb des Moleküls (intramolekular) stattfinden kann.

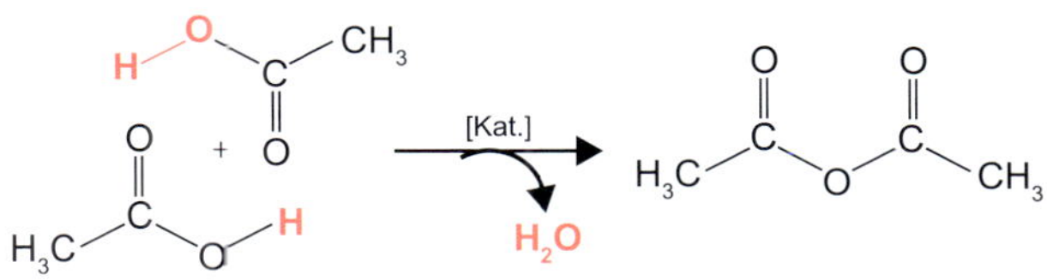

Carbonsäure + Carbonsäure　　Säureanhydrid

- ***Säurechloride***
  Diese Verbindungsklasse entsteht aufgrund von Reaktion zwischen Carbonsäuren und Chlorierungsmitteln.

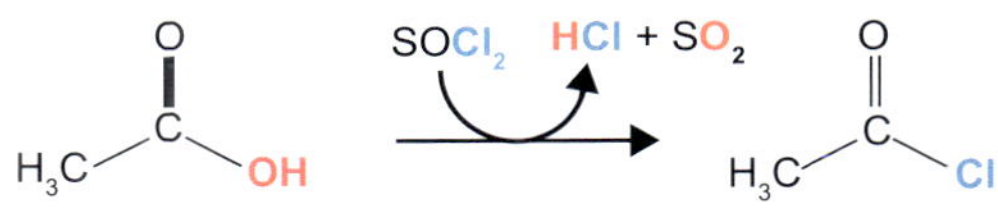

Carbonsäure　　Säurechlorid

- ***Säureamide***
  Säureamide entstehen durch Reaktion von Säurechloriden mit Ammoniak unter Abspaltung von Salzsäure.

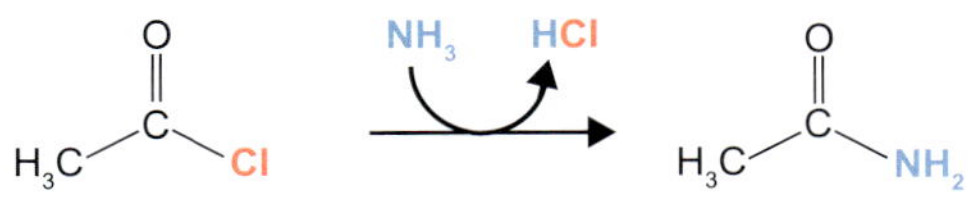

Säurechlorid Säureamid

- ***Ester***
  Durch säurekatalytische Kondensationsreaktion zwischen Carbonsäuren und Alkoholen entstehen Ester. Die Säure protoniert hier die Carbonsäure, woraufhin der Alkohol nucleophil angreift und Wasser abgespalten wird.

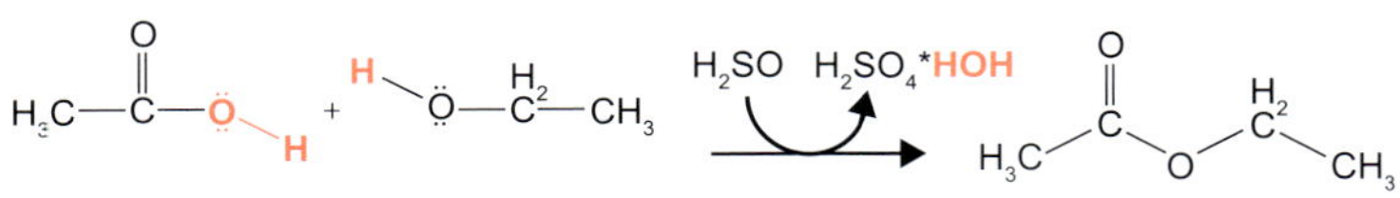

Essigsäure + Ethanol

Essigethylester (Ethylacetat)

Ester ist eine vielseitige Verbindungsklasse. Sie werden als Speisefette, Sprengstoffe, Arzneimittel und Aromastoffe verwendet. Ester besitzen die funktionelle Gruppe –COOR und bekommen den Suffix –ester in der Nomenklatur, wobei Ethylester auch Acetat (Ethanoat) genannt wird. Dies liegt daran, dass Ester auch als Salze der Carbonsäuren benannt werden können. Dabei wird dem Alkylrest das Suffix –at angehängt.

Die Reaktionsfreudigkeit von Carbonsäuren gegenüber nucleophilenTeilchen nimmt wie folgt zu:

Carboxylat-Ion < Carbonsäureamid < Carbonsäure < Carbonsäureester < Säureanhydrid < Säurechlorid

In Tabelle 21 werden die neuen Verbindungsklassen mit ihren funktionellen Gruppen nochmals zusammengefasst.

Zusammenfassung

Wenn man Aldehyde weiter oxidiert, entstehen Carbonsäuren. Es handelt sich dabei um schwache Säuren, wobei gilt: je länger die Kohlenwasserstoffkette, desto schwächer die Säure. Carbonsäuren sind sehr reaktiv, weswegen viele verschiedene Säurederivate existieren. Durch katalytische Kondensationen

Tabelle 21 Verbindungsklassen mit ihren funktionellen Gruppen

Verbindungsklasse	Funktionelle Gruppe	Suffix	VK	Funkt. Gruppe	Suffix
Alkohol	-OH	-ol	Ester	-COOR	-ester
Aldehyd	-CHO	-al	Amin	$-NH_2$	-amin
Keton	-CO-	-on	Amid	$-CONH_2$	-amid
Carbonsäure	-COOH	-säure	Thioalkohol	-SH	-thiol
Ether	-ROR`	-ether			

entstehen Säureanhydride (R-CO-O-CO-R). Säurechloride (R-CO-Cl) entstehen durch Chlorierung, welche unter Abspaltung von Wasser mit Ammoniak zu Säureamiden ($R-CO-NH_2$) weiterreagieren können. Bei der Kondensation von Carbonsäuren mit Alkoholen entstehen Ester (R-COOR), welche als Speisefette, Sprengstoffe, Arzneimittel oder Aromastoffe verwendet bzw. weiterverarbeitet werden können.

Kapitel 13 **Naturstoffe**

13.1 Lipide

Bei Lipiden handelt es sich um Fette und Öle. Diese sind chemisch gesehen **Ester des dreiwertigen Alkohols Glycerin** (1,2,3-Propantriol) (Abb.93). Sie unterscheiden sich untereinander durch die an den Ester hängenden Resten, den sogenannten **Fettsäuren**. Natürliche Fettsäuren kommen aufgrund der Fettsäure-Synthese fast nur mit einer geraden Anzahl an C-Atomen vor. Sie können gesättigt oder ungesättigt vorliegen, wobei ungesättigten Fettsäuren in der Natur fast immer in Cis-Konfiguration auftreten. **Trans-Fettsäuren** sind in der Natur selten und kommen insbesondere in industriell hergestellten Lebensmitteln vor. In der Natur kommen sie zu 3-6% in Milchprodukten, sowie im Fleisch von Wiederkäuern vor. Pflanzliche Fette hingegen sind frei von Trans-Fetten. Da Trans-Fettsäuren den Gehalt an LDL-Cholesterin im Blut erhöhen, sind sie Mitverursacher von koronaren Herzerkrankungen (Arteriosklerose, Herzinfarkt).

Ob ein Fett oder ein Öl vorliegt hängt mit der Anzahl an Doppelbindungen zusammen. Besteht ein Fett hauptsächlich aus **ungesättigten Fettsäuren**, so ist sein Aggregatzustand **flüssig**. Pflanzliche Fette bestehen hauptsächlich aus Ölen. Umgekehrt handelt es sich bei **festen** Fetten um solche mit hauptsächlich **gesättigten Fettsäuren**, also mit wenigen Doppelbindungen.

Fette sind **Energielieferanten** und geben bei ihrer vollständigen Verbrennung wesentlich mehr Energie ab als Kohlenhydrate. Allerdings sind sie auch für die Vitaminaufnahme wichtig. Einige Vitamine sind lipophile Substanzen, daher kann der menschliche Organismus diese nur gemeinsam mit fetthaltiger Nahrung verwerten. Fettfreie Ernährung ist also immer mit Mangelerscheinungen verbunden. Die für den menschlichen Körper wichtigen Fettsäuren werden **essenzielle Fettsäuren** genannt. Essenziell bedeutet, dass der Körper diese Stoffe nicht selbst herstellen kann. Dazu zählen beispielsweise Linolsäure, Linolensäure, Arachidonsäure, Eicosapentaensäure (EPA) und Docosapentaensäure (DHA).

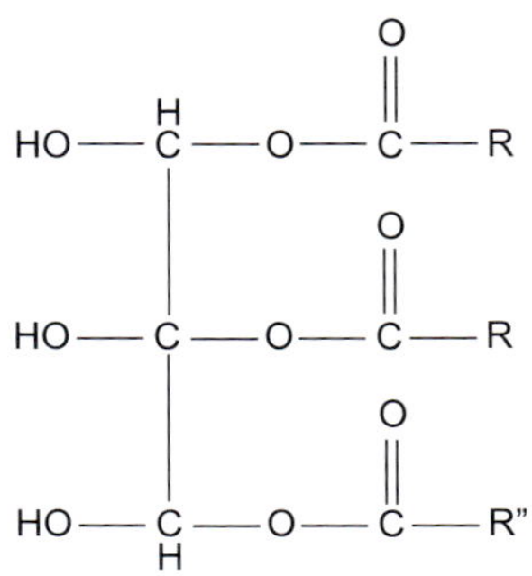

Abbildung 93
Lipide - Ester des dreiwertigen Glycerins

Da Fettsäuren in der Natur unterschiedliche Kettenlängen haben und das Molekülende nicht verändert werden kann,

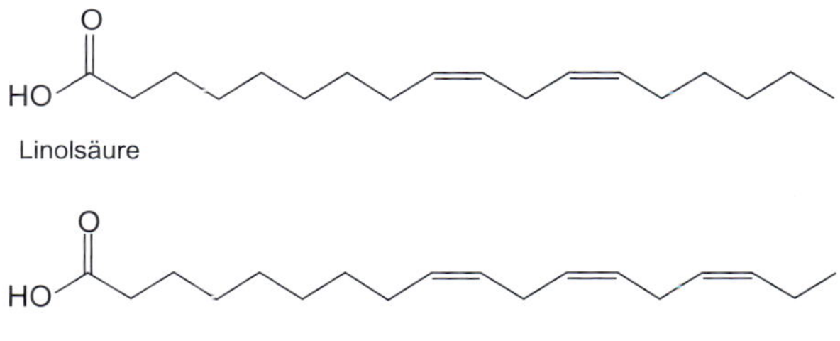

Abbildung 94
Linolsäure und Linolensäure
Ungesättigte Fettsäuren

wird das letzte Kohlenstoffatom einheitlich mit ω (Omega) bezeichnet. Die C-Kette wird dann auch vom letzten C-Atom ausgehend (also nach der Nomenklatur falsch herum) nummeriert und die ersten Doppelbindungen vom Kettenende aus in den Namen eingebaut. Die Linolsäure, besitzt an 6.Stelle vom Ende ihrer Kohlenstoffkette aus eine Doppelbindung. Sie ist daher eine ω-6-Fettsäure. Arachidonsäure gehört ebenso zu den **ω-6-Fettsäuren**. Linolensäure ist, wie auch EPA (Eicosapentaensäure) und DHA (Docosahexaensäure), welche jedoch vorwiegend in Fischen und Algen vorkommen, eine **ω-3-Fettsäure**. EPA und die Arachidonsäure dient der Synthese der Prostaglandine. Dabei handelt es sich um eine Hormongruppe, die vor allem Funktionen wie Schmerz, Blutgerinnung und Entzündungen steuert. Eine gute Versorgung von EPA und DHA verhindert Herzkreislauferkrankungen, wie beispielsweise Arteriosklerose.

Steoride

Steroide sind Derivate des Kohlenwasserstoffs Steran und gehören zur Klasse der Lipide. Sie kommen natürlich in Tieren, Menschen, Pflanzen und Pilzen vor und werden hauptsächlich im glatten endoplasmatischen Retikulum synthetisiert. Sie werden grob in Steroidhormone, Sterine und Gallensäure unterteilt. Das für den Menschen wichtigste Steroid ist das **Cholesterin**, ein Sterin. Dieses stellt im Körper Lipoproteine und Steroidhormone (Bsp. Corticosteroide) her. Künstliche Steroide des männlichen Sexualhormons Testosteron werden **Anabolika** genannt und werden als Dopingmittel zum Muskelaufbau missbraucht.

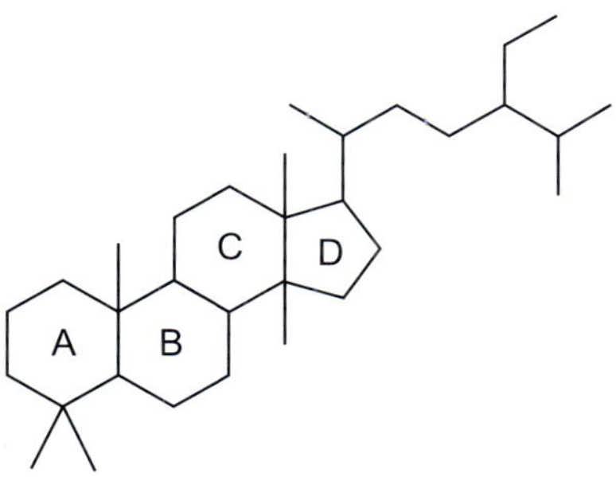

Abbildung 95 Steroid-Struktur

Zusammenfassung

Lipide sind Ester des dreiwertigen Alkohols Glycerin und unterscheiden sich anhand der, an den Estern hängenden, sogenannten Fettsäure-Resten, welche sowohl gesättigt als auch ungesättigt vorliegen können. Bei hauptsächlich ungesättigten Fettsäuren, handelt es sich um ein Öl, während Fette aus hauptsächlich gesättigten Fettsäuren bestehen. Lipide sind wichtige Energielieferanten, werden aber auch für die

Vitaminaufnahme lipophiler Vitamine gebraucht. Einige Lipide kann der menschliche Körper nicht selbst herstellen, sie sind daher für ihn essenziell. Es handelt sich dabei um die Omega -3- und Omega-6-Fettsäuren. Steroide gehören ebenfalls zur Klasse der Lipide und werden grob in Steroidhormone, Sterine und Gallensäure unterteilt, wobei das für den Menschen wichtigste Steroid wohl das Cholesterin ist, ein Sterin, welches im Körper Lipoproteine und Steroidhormone herstellt.

13.2 Vitamine

Vitamine sind für den menschlichen Organismus essenzielle, organische Substanzen und müssen daher mit der Nahrung zugeführt werden. Vitaminmangel führt je nach Vitamin zu charakteristischen Mangelerkrankungen. Man unterscheidet zwischen fettlöslichen und wasserlöslichen Vitaminen. Die wasserlöslichen Vitamine werden in Tabelle 22 gelistet.

Tabelle 22 Wasserlösliche Vitamine

	Nutzen	Mangel	Aufnahme
Vitamin B_1 (Thiamin)	Glucoseabbau, Citratcyclus, Fettsäuresynthese, Nervenleitung	Beriberi Krankheit	*Bedarf*: 0,5mg/5000kJ Fleisch, Leber
Vitamin B_2 (Riboflavin)	Vorstufe des Redox-Coenzym FAD der Atmungskette	Entzündungen der Mund- und Rachenschleimhaut, Bindehautentzündungen, Wachstumsstillstand	*Bedarf*: 0,7 mg/5000kJ Leber, Hefe, Eier, Milch, Kartoffeln
Vitamin B_6 (Gruppe der Pyridoxine)	Coenzyme im Aminosäure-Stoffwechsel (zB Transaminierung)	Störungen des Nervensystems	*Bedarf*: 2mg/d Leber, Hefe, Getreide, Gemüse
Vitamin B_{12} (Gruppe der Cobalamine)	Coenzyme, Zellteilung, Blutbildung	Störung der Erythrozytenbildung im Knochenmark (=perniziöse Anämie), Verringerung der Magensäurebildung, Rückenmarksveränderung bis hin zu Lähmungen, Tritt v.a. bei strikt vegetarischer Ernährung auf, da pflanzliche Ernährung den Bedarf nicht decken kann	*Bedarf*: 3µg/d Fast alle Nahrungsmittel tierischer Produkte (Leber, Eier, Milch, Fleisch)
Vitamin C (Ascorbinsäure)	Stoffwechsel der Aminosäuren, Transport von Eisen	Skorbut: Blutung der Haut des Zahnfleisches und der inneren Organe	*Bedarf:* 75mg/d Paprika, Citrusfrüchte,

Im Gegensatz dazu sind die fettlöslichen Vitamine in der folgenden Tabelle 23 aufgelistet.

Tabelle 23 Fettlösliche Vitamine

	Nutzen	Mangel	Aufnahme
Vitamin A (Retinol, 3-Dehydroxyretinol)	Hautaufbau, Sehprozess	Hauttrockenheit, Wachstumshemmung, Infektionsanfälligkeit, Nachtblindheit, Augenaustrocknung	*Bedarf:* 0,9mg/d Fischöl, Milch, Butter, Eigelb
Vitamin D (Gruppe der Calciferole)	Regulierung des Calcium- & Phosphatstoffwechsels	Rachitis, Entmineralisierung & Deformation der Knochen	*Bedarf:* 2,5 - 10µg/d Bildung bei Bestrahlung der Haut mit UV-Licht
Vitamin E (Gruppe d. Tocopherole)	Antioxidantien		*Bedarf:* 12mg/d Pflanzenöl
Vitamin K (Menadion und Derivate)	Blutgerinnung	Störungen der Blutgerinnung	*Bedarf:* 1mg/d Grüne Pflanzen (Kohl, Spinat)

Chiralität

Chiral bedeutet, dass die Atome sich durch Spiegelung nicht in Deckung bringen lassen und daher keine Drehspiegelachse besitzen. Meist ist das bei organischen Verbindungen der Chemie der Fall, in denen ein C-Atom vier unterschiedliche Substituenten besitzt. In so einem Fall existiert ein isomeres Molekül dazu, das sich wie ein Spiegelbild verhält. Die so unterscheidbaren spiegelbildlichen Formen nennt man Enantiomere. In der physikalischen Messung werden sie durch ihre unterschiedliche optische Aktivität differenziert. Dabei bringt man eine chirale Verbindung zwischen einen Polarisator und einen Analysator.

Der Polarisator erzeugt Licht, das nur auf einer Ebene schwingt. Der Analysator erzeugt Licht, das auf einer Ebene um 90° versetzt zum Polarisator schwingt.

Chirale Verbindungen drehen die Polarisationsebene von linear polarisiertem Licht. Somit kommt es zur Aufhellung der Probe. Die Chiralität ist damit eine neue Isomerieart: Die optische Isomerie. Die unterschiedlichen Enantiomere

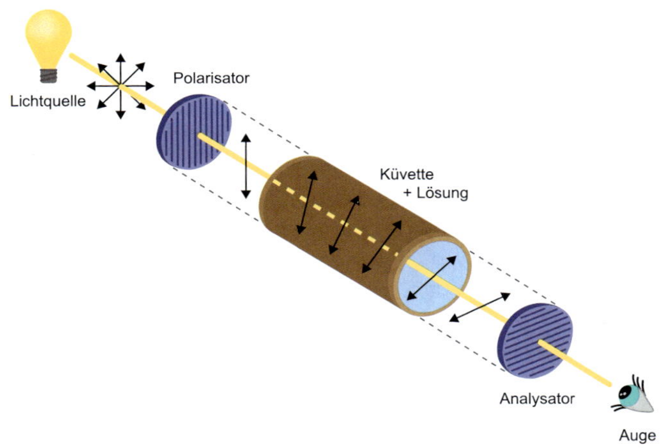

Abbildung 96
Optische Aktivität: Drehung von polarisiertem Licht mittels chiraler Verbindung

werden mit D- [*Dextra*...lat. *Rechts*] und L- [*Laevus*... lat. *Links*] gekennzeichnet. D-Isomere drehen polarisiertes Licht nach rechts, L-Isomere drehen es nach links. In Abb. 98 werden als Beispiel die Enantiomere der Milchsäure dargestellt. Man erkennt, dass dabei die Hydroxy-Gruppe (OH) betrachtet wird. Darauf wird bei der Nomenklatur noch näher eingegangen.

In der Biochemie laufen die meisten Synthesen mit chiralen Verbindungen statt. Kohlenhydrate sowie Aminosäuren sind chiral und kommen in der Natur nur in einer Form vor.

Im Labor entstehen allerdings oft Mischungen aus den Enantiomerepaaren. Diese Mischungen werden Racemate genannt. Dem französischen Chemiker Louis Pasteur gelang 1848 erstmals die Trennung eines Racemats: Das der Weinsäure. Allerdings wurde im Laufe des 20.Jahrhunderts Racemates: als Medikamente verkauft. Im günstigsten Fall wirkte die eine Form wie gewünscht und die andere wurde ohne Nebenwirkungen ausgeschieden.

Im Falle des heute verbotenen Schlafmittels Contergan jedoch wirkte die eine Form der chiralen Substanz Thalidomid wie gewünscht mit beruhigender Wirkung. Sein Enantiomer allerdings war ein teratogener Stoff, der zu tausenden Geburten mit Missbildungen führte.

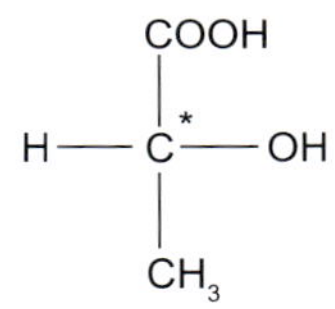

D-Milchsäure

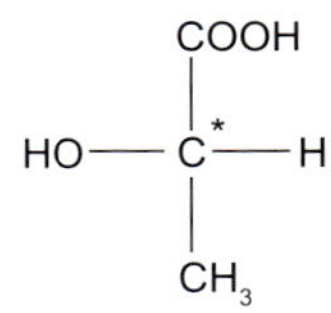

L-Milchsäure

Abbildung 97
Milchsäure - Eine chirale Verbindung in D- und L-Form dargestellt

Zusammenfassung

Die Chiralität ist eine Form der Isomerie; die optische Isomerie. Chirale Moleküle lassen sich durch Spiegelung nicht in Deckung bringen. Wie die linke und rechte Hand des Menschen, sind die beiden Isomere, die sogenannten Enantiomere, einander wie Spiegelbilder. Chirale Moleküle werden für gewöhnlich immer als Mischung beider Enantiomere erhalten, wobei diese Mischungen als Racemate bezeichnet werden. Medizinische Racemate können im günstigsten Fall einfach ohne Nebenwirkungen ausgeschieden werden, jedoch kann das zweite unerwünschte Enantiomer auch heftige Nebenwirkungen mit sich bringen, weswegen die Trennung von Racematen in der Biotechnologie sehr wichtig ist.

13.3 Aminosäuren

Tipp

Schwefelhältig sind Methionin und Cystein. **Aromatisch** sind Phenylalanin, Tyrosin und Tryptophan.

Aminosäuren sind Säuren mit einer zusätzlichen funktionellen Gruppe; Der **Amino-Gruppe NH_2. Amine sind Derivate des Ammoniaks** und werden analog zu den Kohlenwasserstoffen in primäre, sekundäre und tertiäre Amine unterteilt. Aufgrund des freien Elektronenpaares können Amine Protonen aufnehmen und reagieren daher als **Basen**, wobei aliphatische Amine stärkere, aromatische Amine schwächere Basen sind.

Aminosäuren besitzen einen hohen Schmelzpunkt und sind daher bei Raumtemperatur fest. In diesem Zustand liegen sie als **Zwitterion** vor. Das heißt, sie besitzen sowohl eine positive als auch eine negative Ladung in ihrem Molekül.

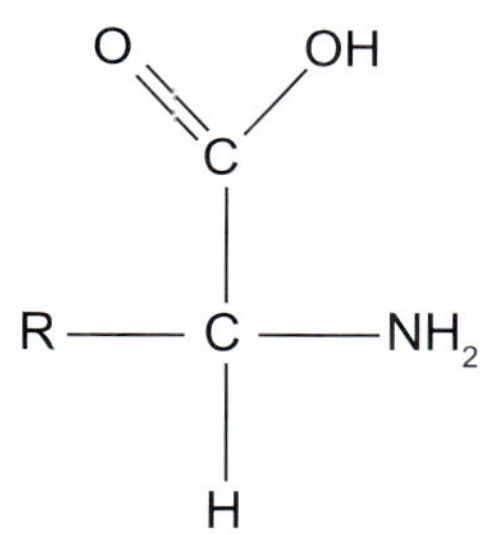

Abbildung 98
Allgemeine Strukturformel von Aminosäuren

In der Natur existieren 23 proteinogene Aminosäuren. 20 davon sind in Tabelle 24 nach ihrer Wichtigkeit für den Menschlichen Körper gelistet. Das sind die α-Aminosäuren, die Bausteine der für den Menschen wichtigen Proteine. Allerdings sind über 400 nicht-proteinogene, in der Natur vorkommenden Aminosäuren bekannt. Die natürlich vorkommenden proteinogenen Aminosäuren sind alle bis auf die α-Aminoessigsäure (Glycin) chiral.

Tabelle 24 Vergleich der Aminosäuren

Essentielle Aminosäuren		Nicht essentielle Aminosäuren	
Histidin	Lysin	Alanin	Glutamnsäure
Valin	Methionin	Arginin	Glyzin
Isoleucin	Phenylanalin	Asparagin	Prolin
Leucin	Threonin	Asparaginsäure	Serin
Tryptophan		Cystein/Cysin	Tyrosin
		Glutamin	

Proteine

Die Verknüpfung der Aminosäuren erfolgt über eine sogenannte **Peptidbindung**. Dabei wird der Säurerest und der Aminorest durch Wasserabspaltung (Kondensation) miteinander verbunden. So können mehrere Aminosäuren miteinander verknüpft werden und es entstehen **Proteine**, auch Polyamide genannt. Proteine sind **Makromoleküle** aus langen Aminosäure-Sequenzen. Die Abfolge der Aminosäurensequenz wird auch **Primärstruktur** genannt. Sie beginnt dabei immer mit der Aminosäure die eine unverknüpfte Aminogruppe (-NH_2) enthält und endet immer mit der Aminosäure mit unverknüpfter Carboxylgruppe (-COOH).

Proteine sind praktisch für die gesamte Steuerung des Körpers verantwortlich. Sie entstehen durch **Polykondensation**, also einer mehrfach durchgeführten Wasserabspaltung, von α-Aminosäuren. Da sie dementsprechend extrem unterschiedliche Eigenschaften haben, werden Proteine aufgrund ihrer Struktur unterschieden:

- ***Primärstruktur***
  Entspricht, wie bereits erwähnt, der Abfolge der Aminosäuresequenz. Jede Peptidkette besitzt zwei unterschiedliche Enden: Am einen Ende hängt die Amino-Gruppe, welches man N-terminales Ende nennt. Am anderen Ende hängt eine Carboxygruppe, das analog zur Aminogruppe C-terminales Ende heißt.

- ***Sekundärstruktur***
  Die Aminosäuresequenz kann auf zwei unterschiedlichen Arten gefaltet sein: Als α-Helix ist die Proteinkette schraubenförmig gewunden, als β-Faltblatt bilden sich Wasserstoffbrücken zwischen mehreren parallel liegenden Proteinketten aus. Außer den Wasserstoffbrücken können

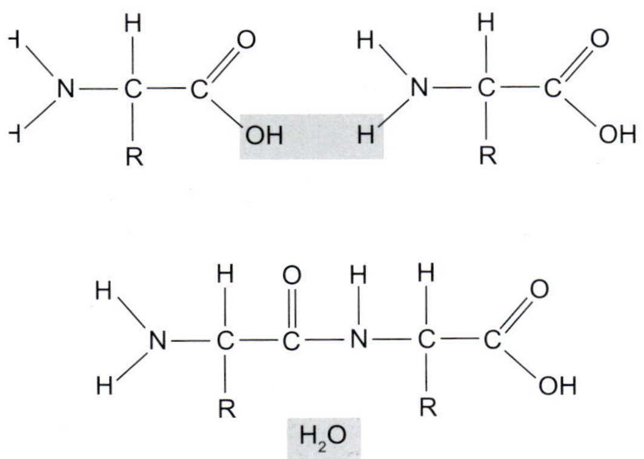

Abbildung 99
Aufbau einer Peptidbindung zwischen Aminosäuren

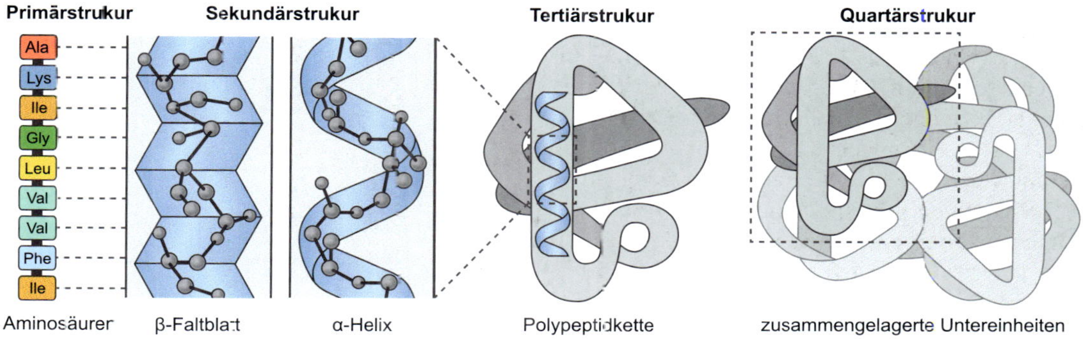

Abbildung 100 Proteinstrukturen

auch andere Verknüpfungen erfolgen. Beispielsweise können die SH-Gruppen zweier Cystein-Moleküle eine Disulfid-Bindung eingehen.
Die dritte Struktur ist der "Zufallsknäuel"

- ***Tertiärstruktur***
  Die räumliche Lage der Sekundärstruktur nennt man Tertiärstruktur. Dabei handelt es sich um unterschiedlich abwechselnde α-Helices und β-Faltblätter. Solche Abfolgen können zwischen 30 und 150 Aminosäuren beinhalten und werden Domänen genannt. Die wichtigste Domäne ist die β-α-β-Domäne, da sich zwischen zwei solch benachbarten Domänen eine Spalte ausbildet, in der andere Moleküle gebunden werden können.

- ***Quartärstruktur***
  Die zuvor beschriebenen Strukturen beschreiben die Gestalt einer einzelnen Polypetid-Kette. Wenn sich mehrere Tertiärstrukturen miteinander verbinden, das heißt, wenn mehrere Polypeptid-Ketten miteinander verbunden sind, dann nennt man das Quartärstrukturen. Auch hier verknüpfen sich die Ketten durch Dipol-Kräfte, Wasserstoffbrücken und Disulfidbrücken. Auch komplex gebundene Metall-Ionen können innerhalb eines Proteins eine Rolle spielen. Als Beispiel dient hier das Hämoglobin, welches für den Transport von Sauerstoff im Blut sorgt und einen Eisenkomplex besitzt.

Im Körper wirken Proteine als Strukturproteine (z.B. Collagen für Haut, Bindegewebe und Knochen), als Biokatalysatoren (in Blut und Zellflüssigkeit), als Hormone (Insulin), als Antikörper für das Immunsystem oder als Transportmittel, wie beispielsweise das bereits genannte Hämoglobin für Sauerstoff. Aufgrund der Vielfältigkeit der Proteine ist eine ausgewogene Nahrungsaufnahme von Eiweiß essentiell. Viele Aminosäuren lassen sich zwar ineinander umwandeln,

allerdings sind 8 der 23 Aminosäuren für den menschlichen Körper essentiell, das heißt lebensnotwendig. Die essenziellen Aminosäuren sind Valin, Methionin, Leucin, Isoleucin, Phenylalanin, Tryptophan, Threonin und Lysin. Proteine mit genügend essentiellen Aminosäuren werden vollwertige Eiweiße genannt. Tierisches Eiweiß besteht aus einem hohen Betrag an vollwertigem Eiweiß. Pflanzliche Eiweiße haben jedoch im Allgemeinen eine niedrige Proteinwertigkeit. Somit ist eine rein vegane Ernährung hinsichtlich der Eiweißversorgung problematisch.
Den essenziellen Aminosäuren stehen die semi-essenziellen gegenüber, welche nur in bestimmten Situationen, wie beispielsweise bei Verletzungen, mit der Nahrung aufgenommen werden müssen. Alle anderen Aminosäuren werden teilweise direkt im Körper synthetisiert oder aus einer anderen Aminosäure gewonnen.

Zusammenfassung
Aminosäuren sind Carbonsäuren mit einer zusätzlichen Amino-Gruppe NH_2, ein Derivat des Ammoniaks. Es existieren 23 proteinogene Aminosäuren, welche als Bausteine für Proteine verwendet werden können. Proteine sind über eine Peptidbindung zusammengeknüpfte Aminosäuren. Solch eine Aminosäure-Sequenz (Primärstruktur) kann sich auf zwei verschiedene Arten falten (Sekundärstruktur), wobei die Faltstrukturen sich einander abwechseln können (Tertiärstruktur). Bei Wechselwirkungen mit ein oder mehreren anderen Tertiärstrukturen, spricht man von einer Quartärstruktur. Proteine wirken als Strukturbaustoffe, Hormone, Biokatalysatoren (Enzyme), Antikörper oder Transportmittel und sind daher essentiell für den Menschen.

13.4 Kohlenhydrate

Wenn man von Kohlenhydraten spricht, meint man nicht zwangsläufig Zucker. Sie kommen vor allem in der pflanzlichen Biomasse vor und sind daher die am häufigsten vorkommenden organischen Verbindungen. So gehören Cellulose und Stärke ebenso wie der Traubenzucker Glucose zu der Gruppe der Kohlenhydrate. Die Eigenschaften der Kohlenhydrate werden dabei von der Molekülgröße bestimmt. So unterscheidet man zwischen Mono- und Polysacchariden.

Monosaccharide, auch Einfachzucker genannt, bestehen aus mehrwertigen Alkoholen mit einer Carbonylgruppe. Formal können sie durch Oxidation von mehrwertigen Alkoholen entstehen. Glucose, Fructose und Galaktose sind beispielsweise Monosaccharide. **Disaccharide** werden die Verbindungen aus zwei Monosacchariden genannt. Die Saccharose, der sogenannte Rohrzucker, ist so ein Disaccharid und besteht aus den Verbindungen Fructose und Glucose. **Polysaccharide** bestehen aus 3 oder mehreren Monosacchariden und werden durch Kondensation hergestellt. Dazu zählen Cellulose und Stärke, die beide aus Glucose-Einheiten bestehen.

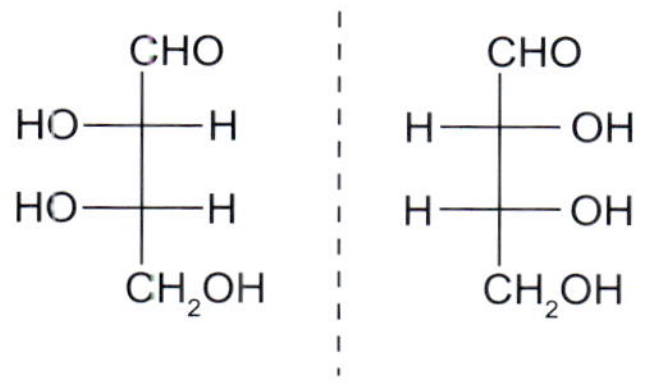

L **D**

Erythrose

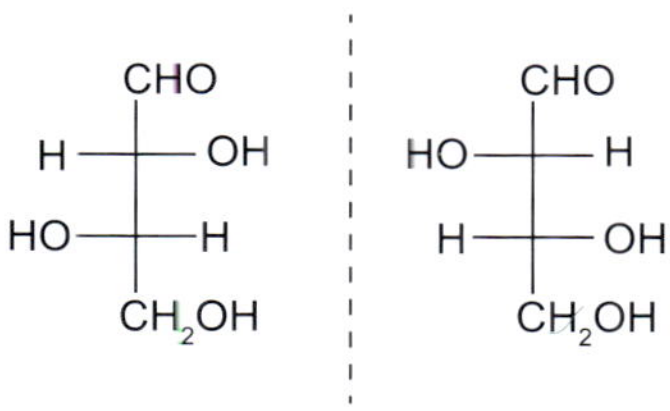

L **D**

Threose

Abbildung 101
Enantiomerepaare von Erythrose und Threose in Fischerprojektion. Bei D-Formen ist die unterste OH-Gruppe auf der rechten, bei L-Formen auf der linken Seite

Struktur der Monosaccharide

Wie bereits erwähnt, bestehen Einfachzucker aus mehrwertigen Alkoholen mit einer Carbonylgruppe. Zusätzlich besitzen Kohlenhydrate ein Aldehyd oder ein Keton als funktionelle Gruppe. Allerdings werden sie in der Nomenklatur als **Aldosen** und **Ketosen** bezeichnet. In Abb. 103 sind die Aldosen aufgelistet. Charakteristisch für Monosaccharide sind das Auftreten eines asymmetrischen Zentrums und die damit verbundene Chiralität. Zur Unterscheidung der optischen Isomere wird die sogenannte **Fischer-Projektionsformel** verwendet. Dabei werden die Ketten vertikal angeschrieben mit der Carbonylgruppe so weit oben, wie möglich. Monosaccharide werden fast nur mit Trivialnamen bezeichnet. Enantiomerpaare unterscheidet man mit dem Präfix D- bzw. L-. In der Natur kommen jedoch so gut wie nur D-Kohlenhydrate vor. Ob ein Monosaccharid nun links- oder rechtsdrehend ist, erkennt man anhand der Fischer-Projektionsformel. Ist die unterste –OH Gruppe auf der rechten Seite, so handelt es sich um ein D-Monosaccharid. Ist sie jedoch auf der linken Seite, handelt es sich um ein L-Monosaccharid.

Monosaccharide kommen auch als sogenannte Halbacetale bzw. Halbketale vor. Das sind die Ringformen der Monosaccharide und kommen durch die Addition des Alkohols an die C=O Bindung zustande. Sechserringe werden als Pyranosen, Fünferringe als Furanosen bezeichnet.

Abbildung 102
Halbketal-Bildung durch Addition des O-Atoms der untersten OH-Gruppe an das oberste C-Atom

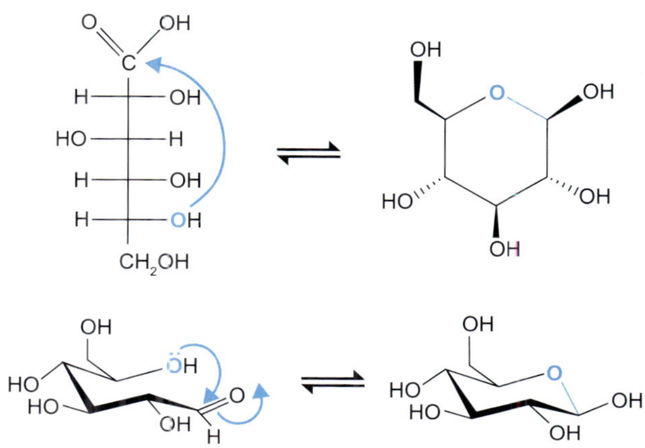

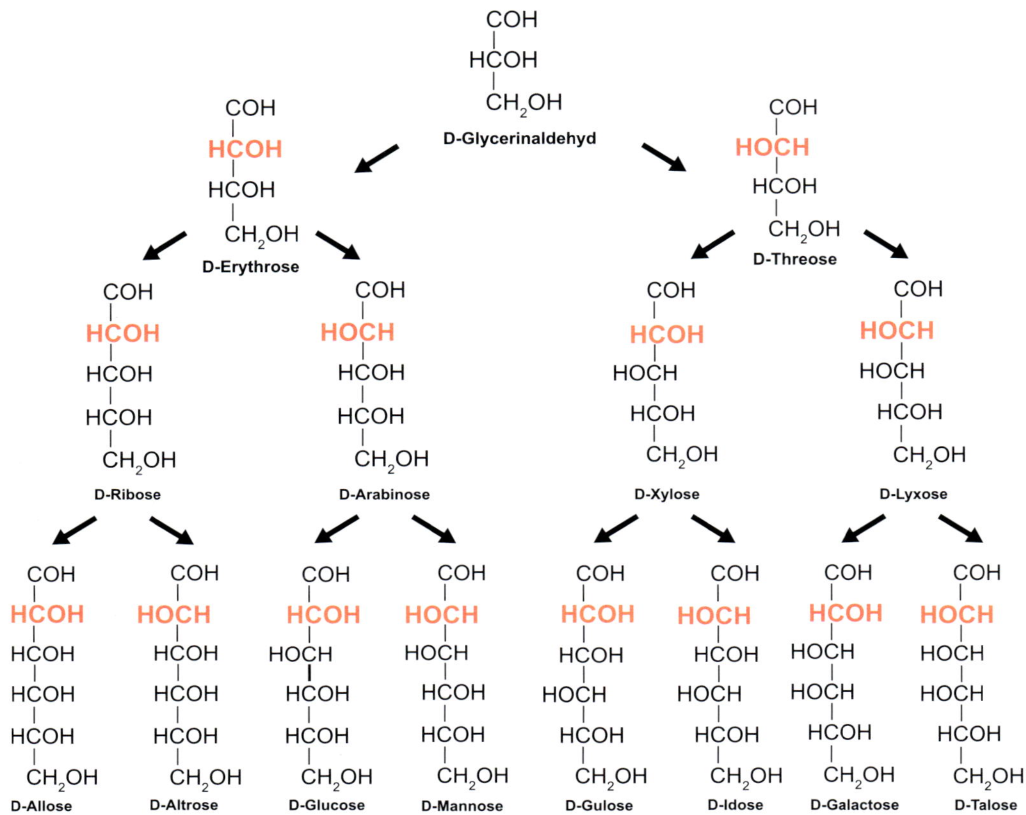

Abbildung 103
Auflistung einiger Aldosen

Wichtige Monosaccharide sind:

- Glucose (Traubenzucker)
- Galactose (Bestandteil des Milchzuckers: Lactose)
- Fructose (Bestandteil des Rohrzucker: Saccharose)
- Ribose (Bestandteil der RNA)
- Desoxyribose (Bestandteil der DNA)

Polysaccharide

Polysaccharide sind lange Ketten aus mehreren Monosacchariden und werden durch Kondensation gebildet.

Wichtige Polysaccharide sind die Stärke und die Cellulose.

Stärke besteht aus α-Glucose-Einheiten und besitzt die Summenformel $(C_6H_{10}O_5)_n$. Es handelt sich dabei um einen Reservestoff für Pflanzen, bzw. einen Energiespeicher für den tierischen und menschlichen Organismus. Stärke besteht zu 20-30% aus Amylose (lineare Ketten mit helicaler Struktur mit α-1,4-glycosidischen Bindungen) und zu 70-80% aus Amylopectin (stark verzweigte Ketten mit α-1,6-glycosidischen

Tipp

Disaccharide: Sind Doppelringe welche durch Kondensation von 2 Monosacchariden entstehen.

Maltose: Verknüpfung erfolgt 1-Glucose-4-Glucose

Lactose: Verknüpfung erfolgt 1-Galactose-4-Glucose. Kann durch Enzym Lactase gespalten werden

Saccharose: Verknüpfung erfolgt 1-Glucose-2-Fructose

Abbildung 104
Stärke - Glucose-Moleküle über α-1,6- und α-1,4- glycosidische Bindungen

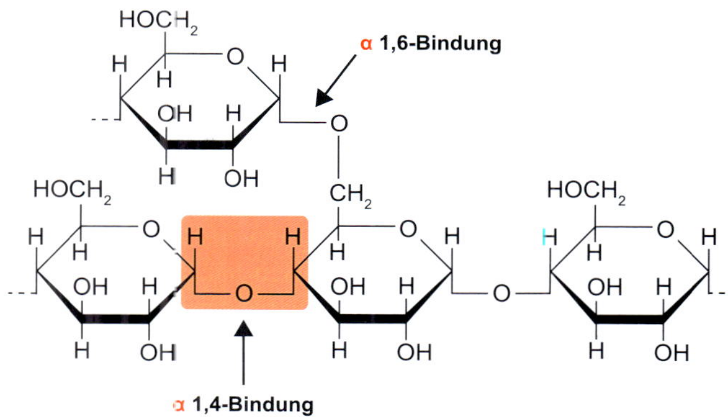

und α-1,4-glycosidischen Bindungen). Glycosidisch bedeutet, dass die Zucker über ein Sauerstoffatom miteinander verbunden sind (Zucker-O-Zucker). 50% der pflanzlichen Zellwände bestehen aus **Cellulose**. Es handelt sich dabei um ein unverzweigtes Polysaccharid mit β-D-Glucose Molekülen. Sie werden über β-1,4 glycosidisch gebunden. Da Cellulose sehr reißfest ist, wird es für die Papierherstellung, sowie Kleidungsherstellung (Baumwolle) verwendet.

Energiehaushalt des menschlichen Körpers

Nährstoffe, wie Kohlenhydrate, Fette und Proteine, werden mithilfe der Nahrung zugeführt. Diese werden im Körper so oxidiert, dass nutzbare Energie entsteht. Der Körper verwendet die aus der Abbaureaktion von Nährstoffen gewonnene Energie für vielerlei Zwecke, wie beispielsweise der Erhaltung der Körperwärme auf etwa 36°C, der Aufrechterhaltung von Organfunktionen, dem Wachstum, dem Wiederaufbau von Haaren und Nägeln, sowie der Durchführung von Stoffwechselreaktionen. Der Bedarf ist dabei abhängig von Geschlecht, Größe, Gewicht, Alter, Muskelmasse und einigen Hormonen.

Abbildung 105
Cellulose - Glucose-Moleküle verbunden durch β-1,4-Bindungen

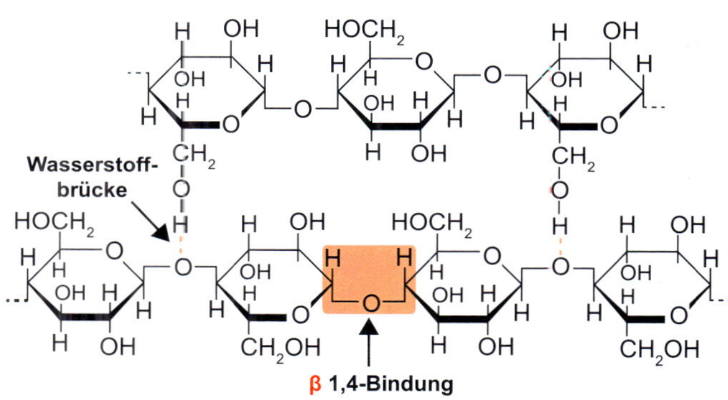

Der Bedarf setzt sich dabei aus dem Grundumsatz, dem Leistungsumsatz und den Verdauungsverlusten zusammen. Ersteres bezeichnet die Grundenergiemenge, die benötigt wird, um alle Funktionen aufrechtzuerhalten, unabhängig davon, ob der Körper ruht oder aktiv ist. Sie ist in erster Linie abhängig von der Muskelmasse, da dort die meiste Energie benötigt wird. Abhängig davon, wie viel körperliche Aktivität ein Körper zu leisten hat, ändert sich sein Leistungsumsatz. Ein Couch-Potato hat beispielsweise einen wesentlich geringeren Leistungsumsatz als ein Spitzensportler und benötigt dementsprechend weniger Energie. Er macht etwa 10-20% des Gesamtumsatzes aus. Der Verdauungsverlust ist, wie der Name schon sagt, der Verlust von Energie aufgrund der Verdauung und beträgt ca. 10 % der Energie. Der Energiebedarf kann genähert werden und beträgt ungefähr 25 kcal (Kilokalorien) pro kg Körpergewicht und pro Tag. Ein 70 kg schwerer Mann benötigt daher nach der Näherung ca. 1750 kcal pro Tag. Energie kann auch gespeichert werden. Der Körper besitzt einen Fett- und einen Kohlenhydratspeicher. Fettzellen sind die größten Energiespeicher im Körper und sichern den Energieumsatz im Ruhezustand sowie bei Alltagstätigkeiten. Fette können jedoch nur in Anwesenheit von Kohlenhydraten abgebaut werden. Glucose, also Traubenzucker $C_6H_{12}O_6$, wird im Körper in Form von Glykogen gespeichert. Die größten Kohlehydratspeicher sind die Muskeln und die Leber. Hier werden sie v.a. für die Glycolyse, den Glucose-Stoffwechsel, benötigt, um dem Körper Energie zuzuführen. Glykogen der Leber dient zur Regulierung des Blutzuckerspiegels und das Glykogen der Muskeln wird direkt an die Muskeln abgegeben, kann danach jedoch nicht mehr ins Blut abgegeben werden. Man unterscheidet dabei zwischen dem anaeroben und aeroben Stoffwechsel, wobei im anaeroben Milchsäure entsteht.

Anaerob: $C_6H_{12}O_6 \rightleftharpoons 2\,ATP + C_3H_6O_3$

Aerob: $C_6H_{12}O_6 \rightleftharpoons 36\,ATP + CO_2 + H_2O$

$C_3H_6O_3$...Milchsäure

Im anaeroben Prozess entstehen aus einem Mol Glucose zwei Mol ATP und ein Mol Milchsäure, während im aeroben aus 1 Mol Glucose 34 Mol ATP sowie Kohlendioxid und Wasser entsteht. Aus Adenosintriphosphat kann der Körper schließlich durch hydrolytische Spaltung Energie gewinnen.

Hydrolytische Spaltung: ATP → ADP + PO_4^{3-}

Bei den drei Phosphatresten handelt es sich um sehr energiereiche Bindungen. Wenn ATP hydrolytisch gespalten wird, entsteht Adenosindiphosphat ADP sowie Phosphat (PO_4^{3-}) und Energie wird freigesetzt. So kommt der Körper u.a. an seine gespeicherte Energie wieder heran.
Proteine können im Körper nicht angelagert werden und müssen daher ausreichend zugeführt werden, da ansonsten das Muskeleiweiß darunter leidet und abgebaut wird. Proteine werden im Körper v.a. für Strukturaufbau benötigt, wie beispielsweise Knochen, Hornhaut und Muskelzellen

Zusammenfassung
Kohlenhydrate, also Zucker, sind oxidierte mehrwertige Alkohole. Man unterscheidet Monosaccharide, Disaccharide und Polysaccharide. Glucose, auch bekannt als Traubenzucker, ist ein Monosaccharid, während beispielsweise Saccharose ein Disaccharid, bestehend aus Glucose und Fructose, ist. Zu den Polysacchariden zählen die schwer verdauliche Cellulose, ein Stoff der sowohl im Holz als auch in der Baumwolle vorkommt, sowie die vielfach eingesetzte Stärke, ein Energiespeicher für den menschlichen Körper. Aufgrund der Oxidation der mehrwertigen Alkohole, werden Aldosen bzw. Ketosen erhalten, welche neben den Hydroxylgruppen die funktionelle Gruppe des Aldehyds bzw. des Ketons besitzen. Kohlenhydrate sind optisch aktiv und besitzen daher zwei unterschiedliche, optische Isomere, sogenannte Enantiomere, wobei eine links- (L) und die andere rechtsdrehend (D) ist.

13.5 Nukleinsäuren

Nukleinsäuren (*Nucleus*… griech. *Kern*) sind Informationsträger der Zelle und wurden erstmals 1868 von **Friedrich Miescher** aus Zellkernen isoliert. Allerdings wurden ihr Aufbau und ihre Funktion erst durch **James Watson** und **Francis Crick** 1953 verstanden. Nukleinsäuren bestehen aus Nukleotiden, dabei bilden abwechselnde Einfachzucker mit einer daran hängenden Base und Phosphatsäureester die Gesamtstruktur. Die bekannteste Nukleinsäure ist die **Desoxyribonukleinsäure (DNA)**. Es handelt sich dabei um den **Speicher des Erbguts**. Für den Aufbau der DNA werden folgende Bausteine benötigt:

- **Desoxyribose**, eine Pentose als Einfachzucker, an dem die Basen hängen.

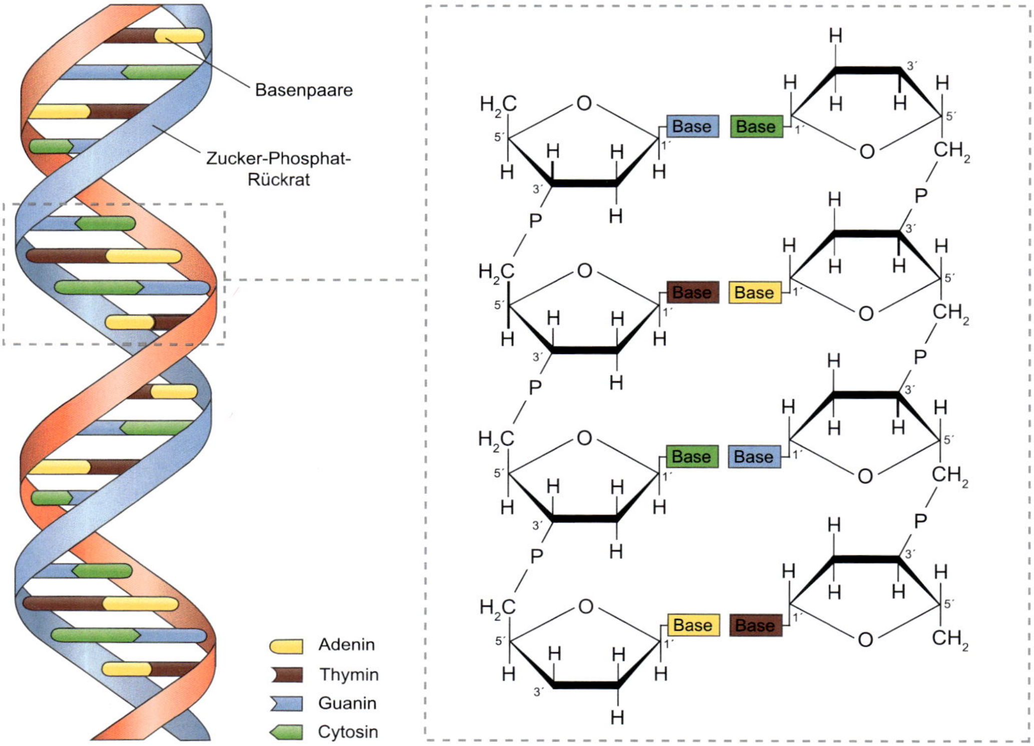

Abbildung 106
DNA-Struktur bestehend aus einem Zuckerphosphat-Rückgrat und via Wasserstoffbrückenbindung verbundene Basenpaare

- **4 Basen**: Cytosin, Thymin (Derivate des Pyrimidins) und Adenin und Guanin (Derivate des Purins)

- **Phosphatsäureester** als struktureller Rückgrat der DNA

Das zentrale Glied ist die 2-Desoxyribose. Wie in Abb. 106 gezeigt, ist an der 1.Stelle (1‘) eine der 4 Nukleinbasen glykosidisch mit dem Einfachzucker verknüpft. Analog zur Stärke und Cellulose bedeutet eine glykosidische Verknüpfung hier eine Bindung über ein Sauerstoffatom. An der 3. (3‘) und 5.Stelle (5‘) der 2-Desoxyribose hängen die Phosphatsäureester und verknüpfen so den Einfachzucker mit weiteren Zuckermolekülen.

Die DNA-Moleküle liegen als **Doppelstrang** in einer **Doppelhelix** vor. Die Basenpaarung ist dabei nicht beliebig, sondern genau definiert. So treten nur die Paarungen **Adenin/Thymin (A/T)** und **Guanin/Cytosin (G/C)** auf. Somit sind die beiden Stränge nicht identisch, sondern einander komplementär.
Die Basenpaare sind dabei über Wasserstoffbrücken miteinander verbunden. Wie in Abb.108 erkennbar, bilden sich zwischen Guanin und Cytosin drei, zwischen Thymin und Adenin

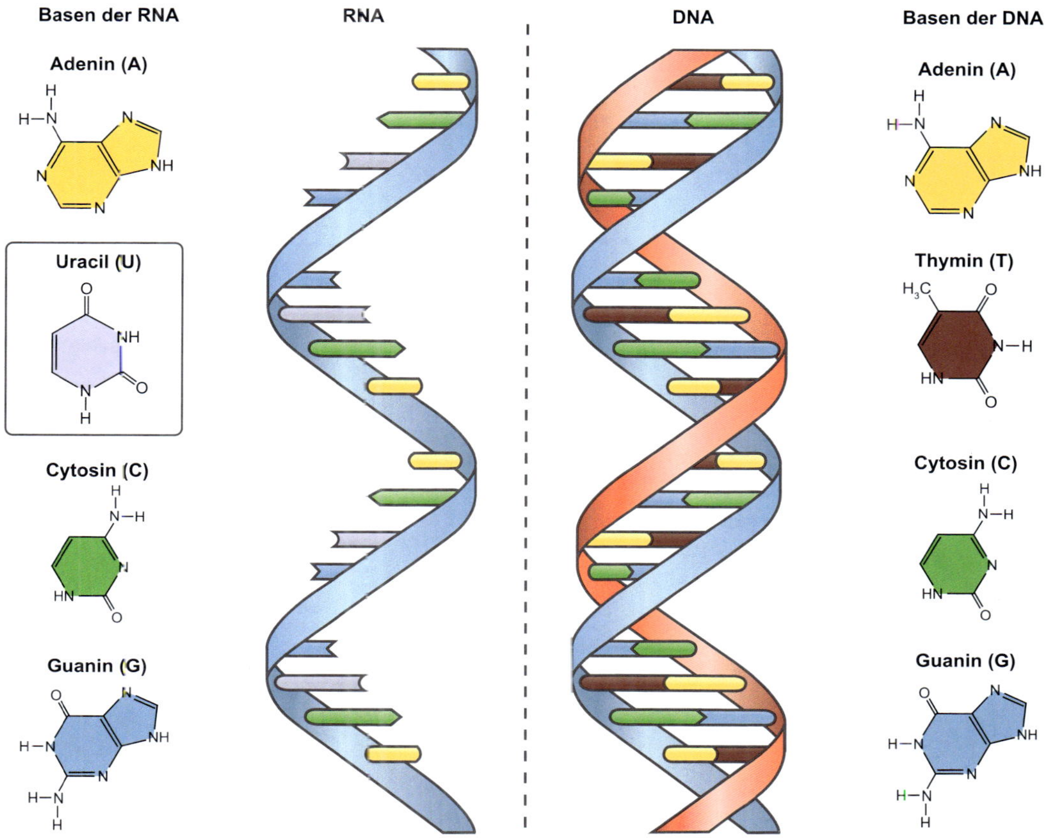

Abbildung 107
Vergleich von RNA (links) und DNA (rechts)

nur zwei Wasserstoffbrücken. Die Nukleinbasen sind wichtig für die Eigenschaften der Nukleinsäure. So ist der Doppelstrang stabiler, je höher der Anteil an Guanin-Cytosin-Paare ist.

Die RNA, die Ribonukleinsäure, gibt die genetische Information weiter und fungiert daher in der Proteinbiosynthese. Sie besitzt im Gegensatz zur DNA nur einen Strang und wird durch Transkription einer DNA aufgebaut. Die Basenpaare der RNA unterscheiden sich insofern von der DNA, als dass die Base Thymin durch die neue Base Uracil ersetzt wird. Uracil ist ebenso wie Thymin und Cytosin ein Pyrimidinderivat. Aufgrund der OH-Gruppe an 2. Stelle der Ribose ist die RNA wesentlich weniger stabil, als die DNA.

Zusammenfassung

Nukleinsäuren sind Erbgutträger und bestehen aus Einfachzuckern (Monosaccharide), daran gebundenen Phosphatsäureestern, sowie vier unterschiedlichen Basen. Die bekannteste Nukleinsäure ist die DNA, die Desoxyribonukleinsäure, welche zwei Stränge beinhaltet, die eine Doppelhelix bilden.

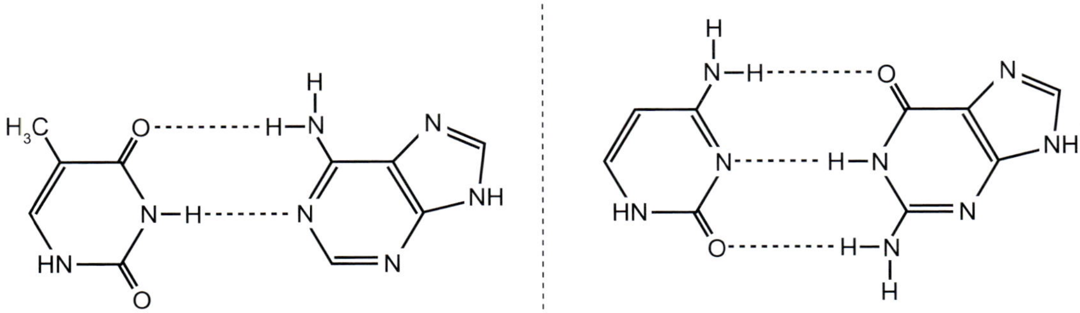

Thymin (T) Adenin (A) Cytosin (C) Guanin (G)

Abbildung 108 Basenpaare der DNA

Zusammengehalten werden sie durch die vier Basen, Adenin, Guanin, Cytosin und Thymin, wobei jeweils zwei Basen Wasserstoffbrücken zueinander aufbauen können. Adenin und Thymin bilden zwei Wasserstoffbrücken, während Guanin und Cytosin sogar drei ausbilden. Um die genetische Information der DNA in der Proteinbiosynthese weitergeben zu können, gibt es die RNA, eine Nukleinsäure mit nur einem Strang, wobei hier anstatt der Base Thymin die Base Uracil mit Adenin ein Basenpaar ergibt.

Glossar

Absorptionsspektrum: Spektrum, in dem Wellenlängen, die zuvor von Atomen absorbiert wurden, fehlen

Aerosol: Heterogenes Gemisch aus flüssigen Tropfen in Gas (Nebel) oder festen Partikeln in Gas (Rauch)

Aktivierungsenergie: Die Energie, die benötigt wird, um eine Reaktion ablaufen zu lassen

Aldehyd: Funktionelle Gruppe –CHO, Suffix: -al

Aldose: Saccharid mit einer Aldehyd-Gruppe

Alkalose: Erhöhung des Blut-pH-Wertes über 7,45 durch Verlust von H^+-Ionen, wobei ein pH-Wert ab 7,7 in der Regel zum Tod führt

Alkane: Gesättigte, reaktionsträge, drehbare, apolare, lipophile Kohlenwasserstoffe mit der Summenformel C_nH_{2n+2}. Aufgrund der sp^3-Hybridisierung besitzen die C-Atome vier Bindungsstellen.

Alkene: Ungesättigte, leicht polare, aber hydrophobe, nicht drehbare Kohlenwasserstoffe mit mindestens einer Doppelbindung und der Summenformel C_nH_{2n}. Suffix: -en

Alkine: Ungesättigte Kohlenwasserstoffe mit mindestens einer Dreifachbindung und der Summenformel C_nH_{2n-2}. Suffix: -in

Alkohol: Stoffe mit der funktionellen Gruppe –OH. Kurzkettige Alkohole sind wasserlösliche, polare Stoffe mit hohem Siedepunkt und werden als Lösungsmittel verwendet. Suffix: -ol

Alpha Strahlung: Radioaktive Strahlung, besteht aus zwei Protonen und zwei Neutronen

Aminosäuren: Carbonsäuren (RCOOH) mit einer Aminogruppe (NH_2)

Ampholyt: Stoff, der je nach Reaktionspartner als Säure oder Base reagieren kann

Anion: Negativ geladenes Ion, Bsp. Cl^-

Aromaten: Ringförmige, 3-fach ungesättigte, konjugierte Kohlenwasserstoffe mit der Summenformel C_6H_6. Die wichtigsten Merkmale von Aromaten sind ihre planare Struktur, die vorhandenen delokalisierten Elektronen und die daraus resultierende Mesomerie. Der wichtigste Vertreter ist Benzen.

Arrhenius-Konzept: Nach Arrhenius sind Säuren Stoffe, welche H^+-Ionen und Basen Stoffe, die OH^--Ionen bilden

Atom: Besteht aus einem positiven Kern, in dem Nuklide (Protonen und Neutronen) vorhanden sind und einer negativ geladenen Hülle mit Elektronen

Atombindung: Nichtmetall + Nichtmetall, Bildung aufgrund von Teilen eines Elektronenpaares

Autoprotolyse: Selbstprotolyse, Zerfall eines Moleküls in seine Ionen

Avogadro Konstante: 1 mol = $6{,}022 \times 10^{23}$ Teilchen

Azidose: Senkung des Blut-pH-Wertes unter 7,35 durch Zufuhr von H^+-Ionen, wobei das Hämoglobin Sauerstoff nicht mehr optimal binden kann und es bei starker Säure-Zufuhr zur Erstickung kommt

Basenstärke: Größe der Tendenz, Protonen aufzunehmen, wird beeinflusst durch die Elektronegativität EN und die Atomgröße

Beta Strahlung: Radioaktive Strahlung, besteht aus einem Elektron.

Bohr'sches Modell: Bohr meinte, dass die Elektronen innerhalb eines Atoms elektrostatisch vom Atomkern angezogen werden und um den Kern in Bahnen kreisen würden. Allerdings würden nach seiner Theorie die Elektronen irgendwann in den Kern stürzen, was nicht der Fall ist.

Brönsted-Basen: A-, Protonenakzeptoren - Stoffe, die Protonen aufnehmen, pH-Wert zwischen 8 und 14

Brönsted-Säuren: HA, Protonendonatoren – Stoffe, die also Protonen abgeben, pH-Wert zwischen 1 und 6

Carbonsäure: Funktionelle Gruppe –COOH, Suffix: -säure

Chiralität: siehe optische Isomerie

Chromatographie: Stofftrennung, Trennung nach der Löslichkeit/Haftbarkeit

CIP-Priorität: Prioritäten-Regel der funktionellen Gruppen, wobei die Substituenten nach ihrer Ordnungszahl geordnet werden. Je höher die Ordnungszahl, desto höher die Priorität

Cis/Trans-Isomerie: Isomerieform, wobei die zwei funktionellen Gruppen mit den höchsten Prioritäten betrachtet werden, liegen diese sich über die Doppelbindung gegenüber = Trans (E), liegen sie auf derselben Seite = Cis (Z)

Cycloalkane: Ringförmige, gesättigte Kohlenwasserstoffe mit Summenformel C_nH_{2n}.

Destillation: Stofftrennung, Trennung nach dem Siedepunkt

Dipol: Kovalente Verbindungen, welche einen positiven und einen negativen Pol besitzen und damit polar sind. Sobald der Betrag beider Pole denselben Wert besitzt, spricht man von einem Dipol, welcher innerhalb eines elektrischen Feldes seine positiven Pole in Richtung der negativ geladenen Platte ausrichtet

Dipol-Dipol-Kräfte: Nebenvalenzkraft, welche nur in polaren kovalenten Verbindungen vorkommt. Es handelt sich dabei um die Wechselwirkung mehrerer Dipole einer Verbindung

DNA: Desoxyribonukleinsäure, Erbgutträger mit der Struktur einer Doppelhelix, bestehend aus einem Einfachzucker, einem daran gebundenen Phosphatsäureester, sowie vier unterschiedlichen Basen (Thymin, Adenin, Cytosin und Guanin)

Doppelbindung: Zweifachbindung bestehend aus einer σ- und einer π-Bindung, wobei die p-Orbitale sich bei der π-Bindung überlagern

d-Orbital: Kleeblattförmiges Orbital (Im Querschnitt). Es existieren 5 d-Orbitale

Edelgaskonfiguration: Ionen, die mit den Edelgasatomen isoelektronisch sind

Eine **chemische Reaktion** läuft wie folgt ab: Reaktand -> Produkt. Bei Kernreaktionen werden die Massen- und Ordnungszahlen ausgeglichen.

Elektrochemische Spannungsreihe: Auflistung der Redox-Paare nach ihrem Standardelektrodenpotential.

Elektronegativität: Maß eines Atoms, Elektronen an sich zu ziehen

Elektronenaffinität: Energie, die bei der Aufnahme eines Elektrons in ein Atom frei oder benötigt wird

Elektronenkonfiguration: Zuordnung der Elektronen in die Orbitale, diese erfolgt mittels drei Regeln: Hund'sche Regel, Pauli-Prinzip und Energieprinzip

Elektronenpaare: Doppelt besetzte Orbitale, gehen keine Bindungen ein

Elektrophile Additionsreaktion: AE-Reaktion, bei Alkenen entstehen durch Reaktion mit Wasserstoff oder Halogenen Alkane.

Elektrophile Substitution: SE-Reaktion, bei Aromaten spricht man dabei hauptsächlich von der Halogenierung und Nitrierung.

Element: Reinstoff, alle Elemente findet man im PSE

Elimination: Reaktion, bei der aus Halogenalkanen durch Halogenwasserstoff-Abspaltung Alkene entstehen

Emissionsspektrum: Spektrum, welches die charakteristische Emission von Wellenlängen eines angeregten Atoms/Moleküls darstellt

Emulsion: Ein heterogenes Gemisch, welches aus zwei Flüssigkeiten besteht, die nicht ineinander löslich sind und damit verschiedene Polaritäten besitzen

Enantiomere: Isomere, die einander Spiegelbilder sind und wie rechte und linke Hand einander gleichen. Ihre Atome lassen sich durch Spiegelung nicht in Deckung bringen.

Endergone Reaktion: siehe Freie Reaktionsenthalpie

Endotherme Reaktion: Eine Reaktion, bei der Energie in Form von Wärme benötigt wird

Energie Prinzip: Regel zur Elektronenkonfiguration, Energieärmere Orbitale werden zuerst besetzt

Entropie: ΔS, das Maß für die Unordnung in einem System

Essenzielle Fettsäuren: Fettsäuren, welche der menschliche Körper nicht selbst herstellen kann, es handelt sich dabei um die ω-3- und ω-6-Fettsäuren

Ether: Entstehen durch Kondensationsreaktion zwischen zwei Alkoholen. Funktionelle Gruppe –ROR', Suffix: -ether oder Präfix: Alkoxy-

Exergone Reaktion: siehe Freie Reaktionsenthalpie

Exotherme Reaktion: Eine Reaktion, wobei Energie in Form von Wärme frei wird (Bsp.: Explosion)

Extraktion: Stofftrennung, Trennung nach der Löslichkeit

Filtration: Stofftrennung, Trennung nach der Partikelgröße

Flammenfärbung: Atome werden durch Erhitzen angeregt und färben dabei die Flamme

Fluoreszenz: Elektronen werden durch UV-Strahlung angeregt und fallen schrittweise in ihren Grundzustand zurück, dabei wird Strahlung emittiert, die man als Fluoreszenz bezeichnet

f-Orbital: Blumenförmiges Orbital (Im Querschnitt). Es existieren 7 f-Orbitale

Freie Reaktionsenthalpie: ΔG, ein Maß, eine Reaktion überhaupt stattfinden kann. Dabei wird in exergone ($\Delta G < 0$) und endergone ($\Delta G > 0$) Reaktion unterschieden, wobei erstere spontan ablaufen kann und zweitere nicht.

Friedel-Crafts-Alkylierung: Säurekatalysierte Reaktion eines Aromaten mit Alkylhalogeniden, Alkoholen, Alkenen o. Alkinen zu Alkyl-Aromaten

Galvanische Zellen: Vorrichtung aus zwei Elektroden und einem Elektrolyten zur Herstellung elektrischer Energie. Es wird dabei zwischen primären (Batterien), sekundären (Akkus) und tertiären Zellen (Brennstoffzellen) unterschieden.

Gamma Strahlung: Begleitstrahlung von Alpha- und Betastrahlung, besitzt eine sehr hohe Energie

Gesetz der Massenerhaltung: Die Anzahl der Mole ist auf beiden Seiten der Reaktion immer gleich

Gesetz von Boyle-Mariotte: p*V = konst.

Gesetz von Charles: Beweis für die Existenz eines absoluten Temperaturnullpunktes (0 K = -273,15°C) V=konst.*T

Gesetz von Gay-Lussac: p = konst.*T

Halbwertszeit: Die Zeit, die es braucht, damit die Hälfte aller Atome einer Probe zerfällt, wobei eine Probe für den Menschen strahlentechnisch nach 10 Halbwertszeiten sicher ist.

Henderson-Hasselbalch Gleichung: Die Puffergleichung nach Hasselbalch:
$pH = pK_A + \log(c\,(Base))/(c\,(Säure))$

Heterogenes Gemisch: Gemisch aus mindestens 2 Phasen, die durch Grenzflächen voneinander getrennt sind, an denen sich Eigenschaften sprunghaft ändern, und deren Bestandteile mit dem Auge/Mikroskop erkennbar sind

Homogenes Gemisch: Gemisch aus nur einer Phase

Homologe Reihe: Reihenfolge der Alkane nach der C-Anzahl (Methan, Ethan, Propan, Butan, Pentan, Hexan, Heptan, Octan, Nonan, Decan,…)

Hund'sche Regel: Regel zur Elektronenkonfiguration, Energiegleiche Orbitale werden zunächst einfach besetzt. Erst wenn alle energiegleichen Orbitale einfach besetzt wurden, werden sie zweifach besetzt

Ideale Gaskonstante: $R=8{,}314\ (\frac{K*mol}{m^3*bar})$

Ideales Gasgesetz: p*V = n*R*T

Interferenz: Die Überschneidung von Wellen und die daraus resultierende Schwächung (Destruktive Interferenz) oder Verstärkung (Konstruktive Interferenz) der Strahlung

Ionenbindung: Nichtmetall + Metall, Bindung aufgrund von Bildung von Ionen durch Abgabe bzw. Aufnahme von Elektronen, deren Ladungen sich elektrostatisch anziehen

Ionisierungsenergie: Energie, die beim Entzug des äußersten Elektrons im Atom frei wird

Isomere: Verbindungen mit derselben Summenformel und unterschiedlicher Strukturformel

Isotope: Atome gleicher Protonenzahl, aber unterschiedlicher Neutronenzahl

Katalysator: Ein Stoff, welcher die Aktivierungsenergie einer Reaktion herabsetzt und damit die Reaktionsgeschwindigkeit erhöht. Biologische Katalysatoren sind Enzyme.

Kation: Positiv geladenes Ion, Bsp. Na^+

Kern-Hülle-Modell: siehe Atom

Kernreaktion: Eine Kernumwandlung, also eine induzierte Spaltung eines Kerns, durch Zusammenstoß mit einem Kern oder Teilchen

Keton: Funktionelle Gruppe –RCO, Suffix: -on

Ketose: Saccharid mit einer Keton-Gruppe

Kondensationsreaktion: Reaktion zweier Moleküle unter Abspaltung von niedermolekularen Verbindungen wie Wasser, Ammoniak, Kohlendioxid oder Salzsäure.

Kondensierte Aromaten: Aromaten mit zwei oder mehreren Benzenringen, die an einer gemeinsamen Kante miteinander verbunden sind

Korrosion: Rosten durch langsame Oxidation von unedlen Metallen durch Wasser oder Luftsauerstoff

Legierung: Metallverbindung zweier Metalle

Lewis-Basen: Elektronendonatoren, können Elektronen abgeben

Lewis-Säuren: Elektronenakzeptoren, können Elektronen aufnehmen

Lewis-Schreibweise: Darstellung der Atome mit ihren Elektronen

Licht: Besteht aus Photonen, besitzt sowohl Wellen- als auch Teilcheneigenschaften

Lichtanregung: Erfolgt durch Wärme, hohe elektrische Spannung, Absorption von Photonen oder durch chemische Reaktion

Lipide: Fette und Öle, welche chemisch gesehen aus Estern des dreiwertigen Glycerins bestehen, wobei sie sich anhand der an den Estern hängenden Fettsäureresten voneinander unterscheiden

Markownikow-Regel: Bei einer Additionsreaktion bindet der Wasserstoff bevorzugt an das C-Atom mit den meisten H-Atomen

Mercaptan: Auch Thioalkohole bzw. Thiole genannt. Funktionelle Gruppe: -SH, Suffix: -thiol

Mesomerie: Chemisches Phänomen, wobei eine Struktur in mehreren Grenzformen vorkommt.

Metallbindung: Metall + Metall, entsteht durch Teilen aller Valenzelektronen mittels eines Elektronengases

Molare Masse: Massenzahl, Summe der relativen Atommassen eines Elements bezogen auf 1 Mol

Molarität: siehe Stoffmenge

Monosaccharide: Einfachzucker, wie beispielsweise Glucose (Traubenzucker), bestehend aus mehrwertigen Alkoholen mit einer Carbonyl-Gruppe.

Neutralisation: Reaktion zwischen einer Säure und einer Base bei der Wasser und ein Salz entsteht

Nomenklatur: Benennung der organischen Verbindungen nach IUPAC.

Nucleophile Substitution: SN-Reaktion. Bei der Reaktion von Alkohol mit Schwefelwasserstoff entstehen Mercaptane

Nukleinsäuren: Informationsträger der Zelle, besteht aus Einfachzuckern, Nukleinbasen und Phosphatsäureester

Oktettregel: Jedem Atom sollen vier Elektronenpaare zugeordnet werden

Optische Isomerie: Isomerieart, bei der sich Atome durch Spiegelung nicht in Deckung bringen lassen. Die Isomere werden Enantiomere genannt.

Orbitalmodell: Orbitale werden als Aufenthaltswahrscheinlichkeit der Elektronen angesehen, wobei vier unterschiedliche Orbitale existieren: s-, p-, d- und f-Orbital. Diese Raumbereiche werden in energetisch unterschiedliche Niveaus, die sogenannten Schalen (siehe Schalenmodell), unterteilt. Das Orbitalmodell ersetzte mit dem Schalenmodell das Bohr'sche Atommodell

Oxidation: Abgabe von Elektronen; Stoffe, die oxidiert werden können, nennt man Reduktionsmittel

Oxidationszahl: Formalladung zur Bestimmung der Reaktionsart

Pauli Prinzip: Regel zur Elektronenkonfiguration, Orbitale werden zweifach durch Elektronen besetzt, die einen Spinunterschied besitzen müssen

Peptidbindung: Verknüpfung zweier Aminosäuren durch Kondensation des Säurerests der einen Aminosäure mit dem Aminorest der anderen

Phase: Räumlicher Bereich, in dem physikalische Parameter und chemische Zusammensetzung gleichartig sind

Photoelektrischer Effekt: Ladungsträger (Elektronen) werden mithilfe von Licht aus Materie (Metallplatte) freigesetzt

pH-Wert: Negative dekadische Logarithmus der Oxonium-Ionen Konzentration. Gibt an ob ein Stoff sauer, neutral oder basisch ist: pH > 7: Basisch, pH = 7: Neutral, pH < 7: Sauer

Polyene: Alkene mit 2 oder mehreren Doppelbindungen. Man unterscheidet zwischen kumulierten, konjugierten und isolierten Polyenen.

Polysaccharide: Saccharide, welche durch Kondensation mehrerer Monosacchariden entstehen. Beispiele dafür sind Stärke und Cellulose.

p-Orbital: Hantelförmiges Orbital mit den Ausrichtungen x,y,z. Daher existieren 3 p-Orbitale

Primärstruktur: Abfolge der Aminosäuresequenz innerhalb eines Proteins

Proteine: Polyamide, bestehen aus Verbindungen der 23 proteinogenen Aminosäuren über eine Peptidbindung. Werden als Strukturproteine, Biokatalysatoren, Hormone, Antikörper oder Transportmittel verwendet.

Protolyse: Protonenübertragungsreaktion, dabei wird die Säure zu ihrer konjugierten Base und die Base zu ihrer konjugierten Säure. Je stärker die Säure, desto schwächer ihre konjugierte Base

Puffer: Stoffgemisch, dessen pH-Wert sich durch Zugabe von wenig Säure oder Base nur kaum ändert

Quartärstruktur: Verbindungen mehrerer Tertiärstrukturen innerhalb eines Proteins

Racemate: Mischungen beider Enantiomere-Paare

Radikale: Alleinstehende Elektronen, die das Orbital einfach besetzen, Radikale gehen leicht Bindungen ein

Radikalische Substitution: SR-Reaktion, eine Kettenreaktion. Bei Alkanen handelt es sich dabei hauptsächlich um Halogenierungen

Radioaktiver Zerfall: Die spontane Spaltung eines instabilen Kerns in zwei oder mehrere andere Partikel unter Freigabe von Energie (Strahlung).

Reaktionsenergie: Bezeichnet die Gesamtenergie ΔU einer Reaktion, die sich aus der Differenz der Energien der Produkte und der Edukte zusammensetzt

Reaktionsenthalpie: Der Wärmeinhalt ΔH, der angibt, ob eine Reaktion exotherm oder endotherm verläuft. Bei exothermen Prozessen besitzen die Produkte eine geringere Enthalpie als ihre Reaktanden.

Reaktionsgleichung: Wird wie folgt angeschrieben: Reaktanden → Produkte, dabei wird die chemische Formel für die Reaktanden, sowie die Produkte verwendet. Der dazwischen liegende Reaktionspfeil zeigt, ob und in welche Richtung eine Reaktion abläuft

Redoxreaktion: Eine chemische Reaktion, welche aus den beiden Teilschritten der Oxidation und der Reduktion besteht
Reduktion: Aufnahme von Elektronen; Stoffe, die reduziert werden können, nennt man Oxidationsmittel

RNA: Einzelstrang, ähnlicher Aufbau wie bei der DNA, mit Ausnahme, dass die Base Uracil die Base Thymin ersetzt

Säurekonstante: K_A=(c (H_3O^+)*c (A^-))/(c(HA)), Je höher der Gleichgewichtszustand, desto stärker die Säure. Die Säurekonstante wird hauptsächlich in ihrer logarithmischen Form pKA verwendet

Säuren-/Basenhärte: Ist Teil des Lewis-Säure/Base-Modells und beschreibt die Polarisierbarkeit eines Moleküls, wobei sich harte Säuren/Basen schwerer polarisieren lassen als weiche. Harte Säuren reagieren lieber mit harten Basen, während weiche Säuren analog dazu lieber mit weichen Basen reagieren

Säurestärke: Größe der Tendenz Protonen abzugeben, wird beeinflusst durch die Elektronegativität EN und der Atomgröße

Schalen/Perioden: Gruppen von Energiezuständen der Elektronen, Zeile im PSE

Schalenmodell: Ist zusammen mit dem Orbitalmodell das bis heute verwendete Modell zur Erklärung des Atomaufbaus. Man stellt sich dabei die Elektronenhülle als Schalen vor, wobei die Schalen unterschiedliche energetische Niveaus besitzen, um die darin befindlichen Elektronen vom Kern abgrenzen, so dass diese nicht in den Kern fallen können. Die Schalen werden von innen weg nummeriert mit K, L, M, N, O, P und Q

Sekundärstruktur: Faltung der Primärstruktur innerhalb eines Proteins

s-Orbital: Kugelförmiges, energieärmstes, einfaches Orbital.

Steroide: Derivate des Kohlenwasserstoffs Steran, welche zur Klasse der Lipide gehören und natürlich im glatten endoplasmatischen Retikulum synthetisiert werden

Stoffmenge: Die Stoffmenge n wird in der Einheit Mol angegeben. Sie ist die Maßeinheit für die Teilchenanzahl eines Stoffes.

Stoffmengenkonzentration: Wurde früher Molarität genannt und ist die Menge eines gelösten Stoffes in einem Liter Lösung. Die Einheit der Konzentration c ist mol/l.

Suspension: Ein heterogenes Gemisch aus einem Feststoff in einer Flüssigkeit, wie beispielsweise Fruchtfleisch in Orangensaft

Tertiärstruktur: Räumliche Lage der Sekundärstruktur innerhalb des Proteins

Unschärferelation: Ein Prinzip, das von Heisenberg geprägt wurde und besagt, dass es prinzipiell unmöglich ist, Ort und Impuls eines Teilchens zugleich exakt anzugeben

Van-der-Waalskräfte: Schwächste Nebenvalenzkraft, kommt nur in apolaren Verbindungen vor, wobei durch Ladungsverschiebungen ein momentaner Dipol entsteht, welcher in der Umgebung weitere Dipole induziert

Verbindung: Reinstoff, besteht aus mindestens 2 Elementen

Wasserstoffbrückenbindung: Stärkste Nebenvalenzkraft aufgrund von Ausbildung einer Bindung zwischen einem polarisierten Wasserstoff und einem freien Elektronenpaar

Welle-Teilchen-Dualismus: Beschreibt, dass Licht nicht nur Teilcheneigenschaften besitzt und damit aus Photonen (Lichtquanten), also Energieportionen, besteht, sondern auch Welleneigenschaften, wodurch Licht Interferenzfähig ist. Dadurch kann Licht an verschiedenen Orten gleichzeitig mit unterschiedlicher Stärke wirken

Wertigkeit: Unterteilungen der Alkohole nach OH-Anzahl, einwertige Alkohole haben beispielsweise nur eine Hydroxylgruppe

Wirkungsquantum: $h=6{,}63*10^{(-34)}$ Js

Sachverzeichnis

I

J

K

L

M

N

O

P

Lösungen

Übung Reinstoffe und Gemische - Seite 9

Reinstoffe	Gemische
Aluminium (Element)	Polystyrol (Fester Schaum, Heterogen)
Schwefelsäure (H_2SO_4, Verbindung)	Messing (Kupfer/Zink-Legierung, Homogen)
Ammoniak (NH_3, Verbindung)	Milch (Emulsion, Heterogen)
Diamant (Element, Modifikation v. Kohlenstoff)	Schaumgummi (Fester Schaum, Heterogen)
Destilliertes Wasser (H_2O, Verbindung)	Orangensaft (Suspension, Heterogen)
	Wein (Ethanol/H_2O, Homogen)
	Mineralwasser (Gas (CO_2) in Flüssig (H_2O), Heterogen)
	Wolken (Aerosol (Nebel), Heterogen)
	Löschschaum (Schaum, Heterogen)

Übung Kern-Hülle-Modell - Seite 17

1.				2.	
Element	Protonen	Elektronen	Neutronen	Isotopen	Nicht-Isotopen
$^{32}_{16}S$	16	16	16	$^{33}_{16}S$ und $^{34}_{16}S$	$^{147}_{62}Sm$
$^{31}_{15}P$	15	15	16	$^{121}_{51}Sb$ und $^{123}_{51}Sb$	$^{31}_{15}P$
$^{13}_{6}C$	6	6	7		
$^{40}_{20}Ca$	20	20	20		
$^{63}_{29}Cu$	29	29	34		
$^{66}_{30}Zn$	30	30	36		

Übung Das Orbitalmodell - Seite 35

1.		2.		3.				
Mn	[Ar] $4s^2\ 3d^5$	Mg	|Mg	Element	OZ	H^+	e^--Gesamt	e^--Valenz
As	[Ar] $4s^2\ 3d^{10}\ 4p^3$	N	|Ṅ·	Ag	47	47	47	11
P	[Ne] $3s^2\ 3p^3$	Ne	|Ne|	Ni	28	28	28	10
W	[Xe] $6s^2\ 4f^{14}\ 5d^4$	Na	Na·	Sn	50	50	50	14
Sn	[Kr] $5s^2\ 4d^{10}\ 5p^2$	B	|B·	Zr	40	40	40	4
O	[He] $2s^2\ 2p^4$	H	H·	Ce	58	58	58	4
Cl	[Ne] $3s^2\ 3p^5$			Rb	37	37	37	1
Xe	[Kr] $5s^2\ 4d^{10}\ 5p^6$			Kr	36	36	36	18

Übung Stoffmenge - Seite 57	
1.	15 %
2.	180,16 g/mol
3.	0,2046 g

Übung Gasgesetze - Seite 60	
1.	0,431 mol
2.	65,37 l
3.	24,79 l

Übung Verbrennungsprozesse - Seite 64		
1.	$15\ C_4H_{10} + 105/2\ O_2 \rightarrow 60\ CO_2 + 75\ H_2O$	52,5 mol O_2
2.	$15\ H_2 + 7,5\ CO \rightarrow 7,5\ CH_3OH$	7,5 mol CH_3OH
3.	a) $2\ CH_4 + 3\ O_2 + 2\ NH_3 \rightarrow 2\ HCN + 6\ H_2O$	
	b) $2\ CaSO_4 \rightarrow 2\ CaO + 2\ SO_2 + O_2$	
	c) $4\ FeS_2 + 11\ O_2 \rightarrow 2\ Fe_2O_3 + 8\ SO_2$	
	d) $3\ CuO + 2\ NH_3 \rightarrow 3\ Cu + 3\ H_2O + N_2$	

Übung Ionenbindung - Seite 80			
1.		2.	
Kupfer(II)Chlorid	Ammoniumchlorid	PbAc	$NaCO_3$
Calciumcarbonat	Kaliumpermanganat	KNO_3	$K_2Cr_2O_7$
Magnesium(II)Chlorid	Bleichromat	K_2HPO_4	Na_3PO_4
Eisen(II)Sulfid			

Übung pH-Wert Berechnungen - Seite 105											
1.		2.		3.		4.		5.		6.	
a)	1,40	a)	9,25	a)	$H_2PO_4^-$	a)	HNO_2	a)	HBr	a)	P^{3-}
b)	1.70	b)	4,57	b)	NH_2^-	b)	H_3O^+	b)	H_2SO_4	b)	F^-
c)	6,50	c)	3,87	c)	S^{2-}	c)	HF	c)	$HClO_3$	c)	NH_3
d)	11,29										

Übung Oxidationszahlen- Seite 117		
1.		**2.**
H_2O	H: +I, O: -II	a) $2\ Fe^{3+} + 2\ I^- \rightarrow 2\ Fe^{2+} + I_2$
Cl_2	0	b) $2\ H_2Cr_2O_7 + 6\ I + 10\ H^+ \rightarrow 4\ Cr^{3+} + 3\ I_2 + 14\ H_2O$
NH_3	N: -III, H: +I	c) $H_2O + H_2SO_3 + 2\ I_2 \rightarrow H_2SO_4 + 2\ HI$
H_2SO_4	H: +I, S: -VI, O:-	
$Cr_2O_7^{2-}$	Cr: +VI, O: -II	
SO_2^{2-}	S: +II, O: -II	
NH_4^+	N: -III, H: +I	

Übung Alkane - Seite 134

1.

a)	3-Ethyl-2-Metyhl-Pentan
b)	3-Ethyl-2,5-Dimetyhl-Hexan
c)	1,3-Dietyhl-2,4-Dimethyl-Cyclopentan

2.

a)

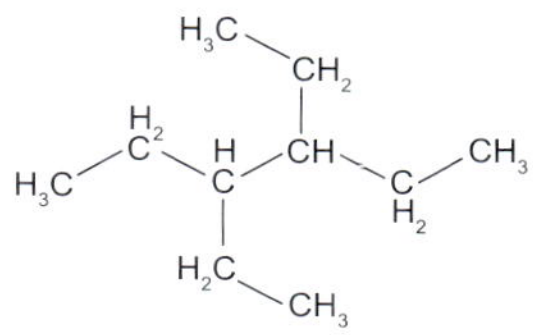

b)

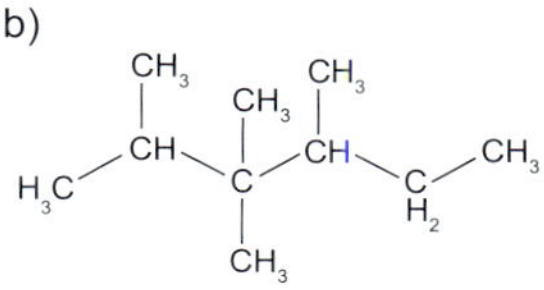

c)

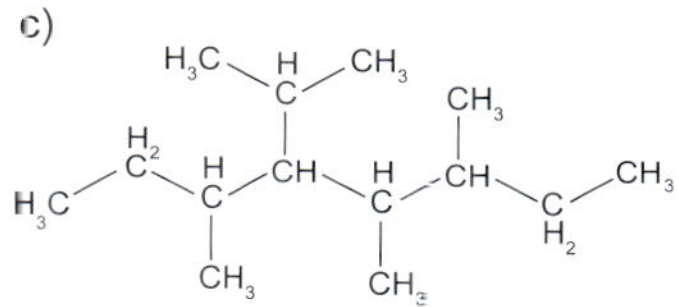

d)

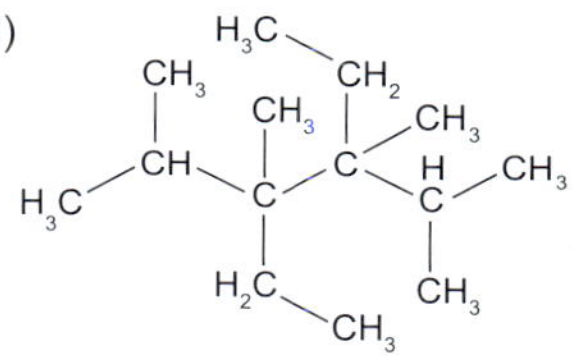

e)

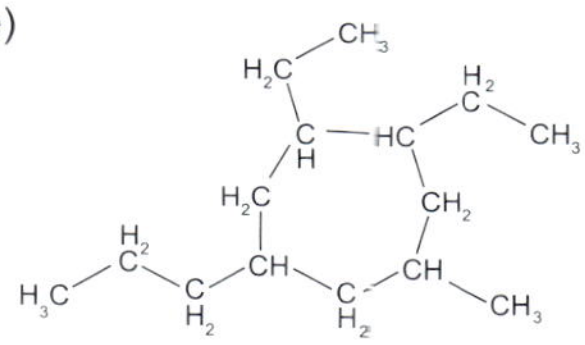

f)

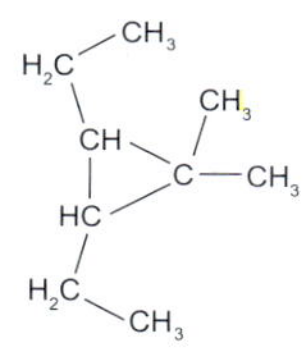

Übung Alkene/Alkine - Seite 139

1.

a)	(E) - 3,4-Dimethyl-2-Penten
b)	(Z)-2,4-Dimethyl-3-Hexen
c)	4,5,6-Trimethyl-1-Octin

2.

a)

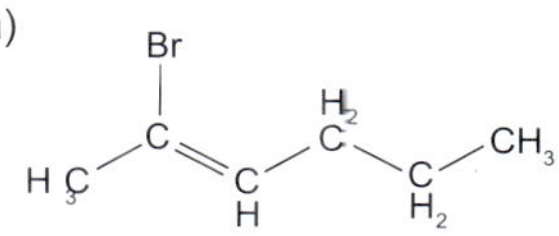

b)

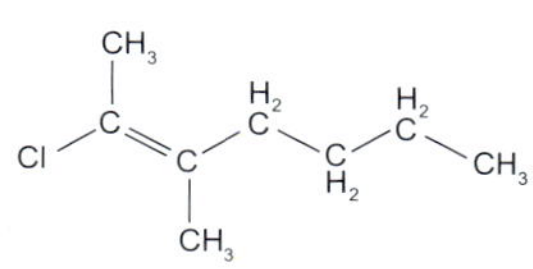

c)

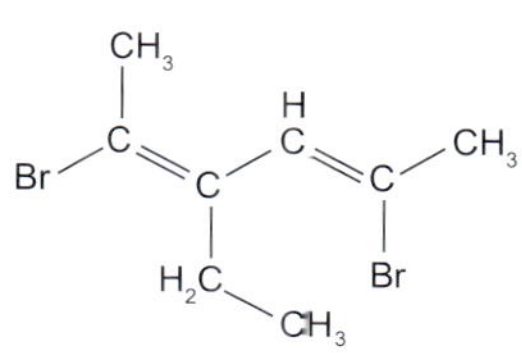

d)

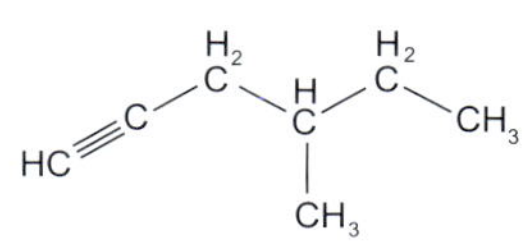

Übung Aromaten - Seite 145

	1.
a)	Ethyl-Benzen
b)	1-Brom-4-Ethyl-Benzen
c)	(Z)-1-Brom-1,2-Diphenyl-Ethen

2.

a)

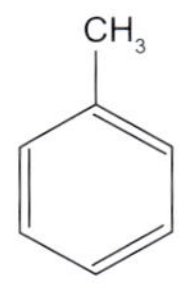

b)

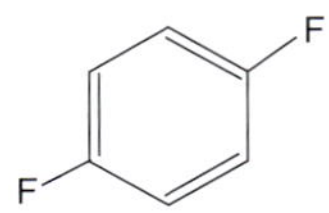

c)

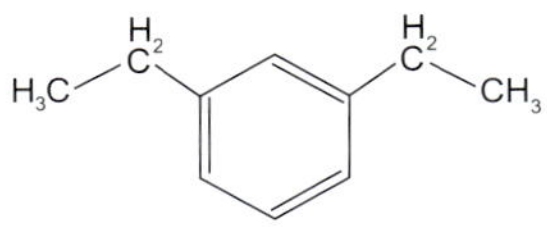

d)

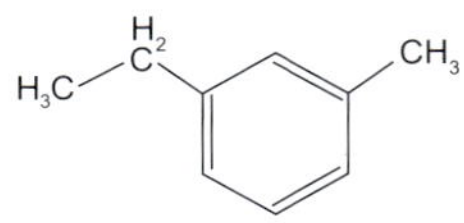

Übung Alkohole - Seite 150

	Struktur	Wertigkeit	Stellung
1.	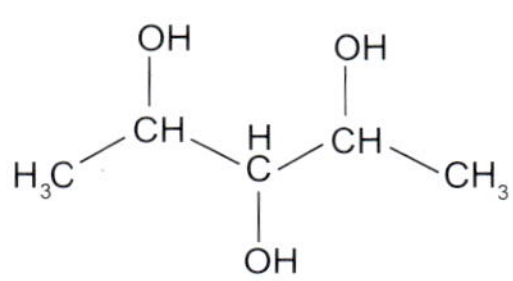	Dreiwertig	Sekundärer Alkohol
2.	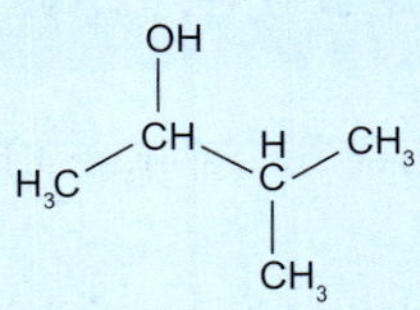	Einwertig	Sekundärer Alkohol
3.	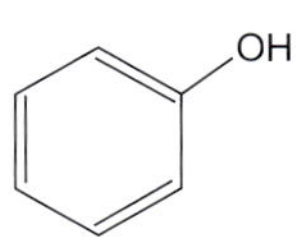	Einwertig	Sekundärer Alkohol
4.	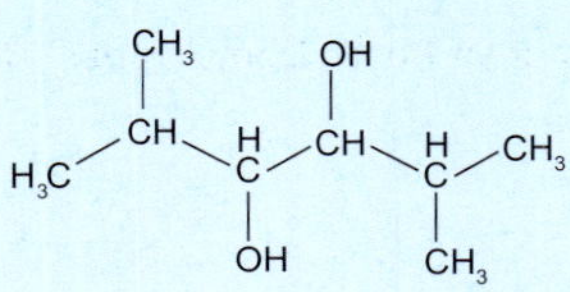	Zweiwertig	Sekundärer Alkohol

Quellenverzeichnis

Charles E. Mortimer, Ulrich Müller – *Chemie, Das Basiswissen der Chemie*,10.Auflage, 2010 Georg Thieme Verlag KG

John T. Moore - *Chemie für Dummies*, 2. Auflage. 2008 Wiley-VCH Verlag GmbH & Co.KGaA

Hubert Rehm, Friederike Hammar – *Biochemie light*, 4.Auflage, 2008 Wissenschaftlicher Verlag Harri Deutsch GmbH

Jürgen Schatz, Robert Tammer - *Erste Hilfe – Chemie und Physik für Mediziner*, 2007 Springer Verlag

Jürgen Blecker – *Chemie für jedermann*, 2012 Compact Verlag GmbH

Reinhard Demuth, Ilka Parchmann, Bernd Ralle – *Chemie im Kontext*, 2.Auflage, 2009 Veritas-Verlag

Robert Magyar, Wolfgang Liebhart, Gabriela Jelinek – *El-Mo*, 2011 Österreichischer Bundesverlag Schulbuch GmbH & Co. KG

Dvorak K., Schmut W., Schmut K. – *Rundum Chemie 1*, 2006 E. Dorner GmbH

Dvorak K., Schmut W., Schmut K. – *Rundum Chemie 2*, 2007 E. Dorner GmbH

Franz Neufingerl, Otto Urban, Martina Viehhauser – *Chemie 1*, Allgemeine und anorganische Chemie, 1998 Verlag Jugend & Volk GmbH

Franz Neufingerl, Otto Urban, Martina Viehhauser – *Chemie 2*, Organische Chemie, 1999 Verlag Jugend & Volk GmbH

Pribas, Hagenauer, Markl, Zadrazil – *Chemie aktuell 1*, Allgemeine und anorgan. Chemie, 2008 Naturwissenschaftliche VerlagsgesmbH.

Pribas, Hagenauer, Markl, Zadrazil – *Chemie aktuell 2*, Organische Chemie, 2008 Naturwissenschaftliche Verlagsges. m.b.H.

Thomas Wenisch - *Kurzlehrbuch Physik Chemie Biologie*, 2005 Urban & Fischer

Verlag/Elsevier GmbH / http://www.wikipedia.org / http://www.chemgapedia.org

Bilder: Abbildung 1 **A** *Demokrit - Ölgemälde von Agostino Carraci* - Lizenziert unter public domain über Wikimedia Commons
B *Leukipp - von Unbekannt* - Lizenziert unter Public Domain über Wikimedia Commons

Periodensystem

Oxidationszahl — 20; Elektronennegativität (Pauling) — 1,0; Elementsymbol — Ca; Elementname — Calcium; relative Atommasse — 40,078

☢ radioaktiv

● Feststoff
● Flüssigkeit
● Gas

- Alkalimetalle
- Erdalkalimetalle
- Übergangsmetalle
- Lanthanoide
- Actinoide
- Metalle
- Nichtmetalle
- Edelgase

	1	2	3	4	5	6	7	8	9	10	11	12	13	14	15	16	17	18
1	1 H 2,2 Wasserstoff 1,00794																	2 He Helium 4,002602
2	3 Li 1,0 Lithium 6,94ª	4 Be 1,6 Beryllium 9,012182											5 B 2,0 Bor 10,811	6 C 2,6 Kohlenstoff 12,0107	7 N 1,7 Stickstoff 14,0067	8 O 3,4 Sauerstoff 15,9994	9 F 4,0 Fluor 18,9984032	10 Ne Neon 20,1797
3	11 Na 0,9 Natrium 22,989769	12 Mg 1,3 Magnesium 24,3050											13 Al 1,6 Aluminium 26,9815386	14 Si 1,7 Silicium 28,0855	15 P 2,2 Phosphor 30,973762	16 S 2,6 Schwefel 32,065	17 Cl 3,2 Chlor 25,453	18 Ar Argon 39,948
4	19 K 0,8 Kalium 39,0983	20 Ca 1,0 Calcium 40,078	21 Sc 1,4 Scandium 44,955912	22 Ti 1,5 Titan 47,867	23 V 1,6 Vanadium 50,9415	24 Cr 1,7 Chrom 51,9961	25 Mn 1,6 Mangan 54,938045	26 Fe 1,8 Eisen 55,845	27 Co 1,9 Cobalt 58,933195	28 Ni 1,9 Nickel 58,6934	29 Cu 2,0 Kupfer 63,546	30 Zn 1,7 Zink 65,409	31 Ga 1,8 Gallium 69,723	32 Ge 2,0 Germanium 72,64	33 As 2,2 Arsen 74,92160	34 Se 2,6 Selen 78,96	35 Br 3,0 Brom 79,904	36 Kr Krypton 83,798
5	37 Rb 0,8 Rubidium 85,4678	38 Sr 0,9 Strontium 87,62	39 Y 1,2 Yttrium 88,90585	40 Zr 1,3 Zirconium 91,224	41 Nb 1,5 Niobium 92,90638	42 Mo 2,2 Molybdän 95,94	43 Tc ☢ 1,9 Technetium 97,90722	44 Ru 2,2 Ruthenium 101,07	45 Rh 2,3 Rhodium 102,90550	46 Pd 2,2 Palladium 106,42	47 Ag 1,9 Silber 107,8682	48 Cd 1,7 Cadmium 112,411	49 In 1,8 Indium 114,818	50 Sn 2,0 Zinn 118,710	51 Sb 2,1 Antimon 121,760	52 Te 2,1 Tellur 127,60	53 I 2,7 Iod 126,90447	54 Xe 2,6 Xenon 131,293
6	55 Cs 0,8 Cäsium 132,905452	56 Ba 0,9 Barium 137,327	57 - 71	72 Hf 1,3 Hafnium 178,49	73 Ta 1,5 Tantal 180,94788	74 W 2,4 Wolfram 183,84	75 Re 1,9 Rhenium 186,207	76 Os 2,2 Osmium 190,23	77 Ir 2,2 Iridium 192,217	78 Pt 2,3 Platin 195,084	79 Au 2,5 Gold 196,966569	80 Hg 2,0 Quecksilber 200,59	81 Tl 2,0 Thallium 204,3833	82 Pb 2,3 Blei 207,2	83 Bi ☢ 2,0 Bismut 208,9828	84 Po ☢ 2,0 Polonium 209,9828	85 At ☢ 2,2 Astat 209,9871	86 Rn ☢ Radon 222,0176
7	87 Fr ☢ 0,7 Francium 223,0197	88 Ra ☢ 0,9 Radium 226,0254	89 - 103	104 Rf ☢ Rutherfordium 261	105 Db ☢ Dubnium 262	106 Sg ☢ Seaborgium 266	107 Bh ☢ Bohrium 264	108 Hs ☢ Hassium 277	109 Mt ☢ Meitnerium 268	110 Ds ☢ Darmstadtium 271	111 Rg ☢ Röntgenium 272	112 Uub ☢ Ununbium 285	113 Uut ☢ Ununtrium 284	114 Uuq ☢ Ununquadium 289	115 Uup ☢ Ununpentium 288	116 Uuh ☢ Ununhexium 289	117 Uus ☢ Ununseptium 293	118 Uuo ☢ Ununoctium 294

Metalle ← → Nichtmetalle

57 La 1,1 Lanthan 138,90547	58 Ce 1,1 Cer 140,116	59 Pr 1,1 Praseodym 140,90765	60 Nd 1,1 Neodym 144,242	61 Pm ☢ Promethium 146,9151	62 Sm 1,2 Samarium 150,36	63 Eu 1,2 Europium 151,964	64 Gd 1,2 Gadolinium 157,25	65 Tb 1,2 Terbium 158,92535	66 Dy 1,2 Dysprosium 162,500	67 Ho 1,2 Holmium 164,93032	68 Er 1,2 Erbium 167,259	69 Tm 1,3 Thulium 168,93421	70 Yb 1,3 Ytterbium 173,04	71 Lu 1,3 Lutetium 174,967
89 Ac ☢ 1,1 Actinium 227,0277	90 Th ☢ 1,3 Thorium 232,03806	91 Pa ☢ 1,5 Protactinium 231,03588	92 U ☢ 1,7 Uran 238,02891	93 Np ☢ 1,3 Neptunium 237,0482	94 Pu ☢ 1,3 Plutonium 244,0642	95 Am ☢ 1,3 Americium 243,0614	96 Cm ☢ 1,3 Curium 247,0703	97 Bk ☢ 1,3 Berkelium 247,0703	98 Cf ☢ 1,3 Californium 251,0796	99 Es ☢ 1,3 Einsteinium 252,0830	100 Fm ☢ 1,3 Fermium 257,0951	101 Md ☢ 1,3 Mendelevium 258,0984	102 No ☢ 1,3 Nobelium 259,1011	103 Lr ☢ Lawrencium 262,110